- DIPLOMICA -
BAND 28

Herausgegeben von Björn Bedey

Das System des Leistungssports in der DDR

Struktur und Aufbau

von

Frank Reichelt

Tectum Verlag
Marburg 2006

Die Reihe *diplomica* ist entstanden aus einer Zusammenarbeit der
Diplomarbeitenagentur *diplom.de* und dem *Tectum Verlag*.
Herausgegeben wird die Reihe von Björn Bedey.

Reichelt, Frank:
Das System des Leistungssports in der DDR.
Struktur und Aufbau
diplomica, Band 28
/ von Frank Reichelt
- Marburg : Tectum Verlag, 2006
ISBN 3-8288-8965-4

Tectum Verlag
Marburg 2006

Inhaltsverzeichnis

Vorwort

Die Aufgabenstellung dieser Magisterarbeit umfasst ein breites Themengebiet und wird deskriptiv bearbeitet. Dargestellt wird die Palette der Förderungsmaßnahmen des DDR-Leistungssports anhand ausgewählter repräsentativer Beispiele. Eine vollständige Erfassung aller in den einzelnen Phasen der Sportförderung aufgetretenen Einzelphänomene und den Abweichungen von der Norm kann im Rahmen dieser Arbeit nicht geleistet werden. Dem Verfasser geht es darum, eine möglichst umfassende Übersicht der Sportförderung in der DDR zu geben und ihre generellen Strukturen aufzuzeigen. Die Auswahl der erwähnten Bereiche erfolgte nach deren Einstufung in der Literatur. Da dieses Verfahren subjektiv ist, ließ sich der Verfasser zusätzlich in persönlichen Gesprächen mit Experten die Auswahl der behandelten Gebiete und deren Relevanz für die Darstellung der Gesamtthematik bestätigen. Die Wahl des Arbeitsthemas lässt sich aus mehreren Gründen erklären: Da der Verfasser während seines Studiums bereits mehrmals mit dem Leistungssport in der DDR konfrontiert wurde, wuchs ein reges Interesse an den Personen und Institutionen, die für eine solche Leistungsdichte im Sport verantwortlich waren. Zum anderen ist es eine reizvolle Aufgabe, eine bis jetzt nicht vollständig erfasste Struktur zu analysieren. Dass die Arbeit eines Einzelnen bei der Komplexität und Breite des behandelten Gebiets an qualitative und quantitative Grenzen stößt, ist einsichtig. Bereits während der Literaturrecherche zeichneten sich gewisse Schwierigkeiten ab, da in der westlichen Literatur zumeist keine exakten Aussagen zu bestimmten Instituten oder Themengebieten gemacht werden konnten und in der Ostliteratur diese Aussagen nicht gemacht wurden. Bei der Suche nach der entsprechenden Literatur wurde der Verfasser ins besonders in der Bibliothek des Instituts für Angewandte Trainingswissenschaften (IAT), dem ehemaligen Forschungsinstitut für Körperkultur und Sport (FKS), und in der Bibliothek des Sportinstituts der Universität Leipzig, der ehemaligen Deutschen Hochschule für Körperkultur (DHfK), fündig. Die Suche nach Originalbelegen wie Statuten, Belegungsplänen von Instituten usw. erwies sich als äußerst schwierig. Die Akten des Deutschen Turn- und Sportbundes (DTSB) sind zwar im Bundesarchiv in Potsdam abgelegt, sie befinden sich allerdings noch in der Außenstelle des Archivs in der Ruschestraße in Berlin und sind nicht geordnet. Die Akten des Sportmedizinischen Dienstes (SMD) sind ebenfalls in Potsdam archiviert. Auf Anfragen des Verfassers wurde von dort die Auskunft erteilt, dass der Aktenbestand so dezimiert sei, dass es kaum wahrscheinlich wäre, dort interessante Fakten in Erfahrung zu bringen. Der Verfasser sah daher von der geplanten Akteneinsicht im Bundesarchiv ab, da der zeitliche Aufwand in keiner Relation zum zu erwartenden Ergebnis gestanden hätte.

Die Akten des FKS befinden sich noch in Leipzig, jedoch ebenfalls stark dezimiert. Das Defizit an belegbaren Fakten versuchte der Verfasser durch persönliche Gespräche zu kompensieren. Die Gespräche wurden unter anderem mit folgenden Personen geführt:

Rudolf Dannhauer, ehemaliger Trainer im Skilanglauf in der Kinder- und Jugendsportschule (KJS) Zella-Mehlis und Oberhof, am 23.02.1994 in Zella-Mehlis.

Prof. Dr. Gottfried Stark, ehem. Leiter Technische/akrobatische Sportarten FKS, am 08.09.1994 in Leipzig.

Prof. Dr. Günter Thieß, ehem. Leiter Abt. Kinder- und Jugendsport am FKS, am 30.03.1994 in Schönebeck bei Magdeburg.

Dr. Ulrich Wille, Mitbegründer der Spartakiadebewegung, am 15.06.1994 in Berlin/Grünau.

Dipl. Ing. Kurt Debus, langjähriger Leiter der Forschungs- und Entwicklungsstelle für Sportgeräte (FES) am 16.06.1994 in der Außenstelle der FES in Berlin/Grünau.

Des weiteren war ein Gespräch mit Prof. Dr. Alfons Lehnert vorgesehen, ehemaliger stellvertretender Direktor des FKS, das dieser aber ablehnte.

Die Gespräche mit Rudolf Dannhauer und Gottfried Stark wurden transkribiert und im Anhang dieser Arbeit beigefügt. Die Gesprächsauswertungen wurden von den Befragten gelesen, und der Verfasser wurde autorisiert, sie als Beleg im Rahmen der Arbeit zu verwenden. Die Auswahl der wiedergegebenen zwei Gespräche geschah aus der Überlegung heraus, die Sichtweise sowohl eines in den Trainingsbetrieb eingebundenen als auch die eines führenden Mitarbeiters aus dem Bereich der Sportwissenschaften darzustellen.

Bei der Erstellung der Arbeit wurde zu einem großen Teil Literatur aus der DDR verwandt, da diese trotz ihrer ideologischen Einfärbung exaktere Fakten liefert. Der Terminus *ehemalige DDR* wird nicht benutzt, da die DDR in dem in dieser Arbeit zu behandelnden Zeitraum noch bestand. Darüber hinaus werden in der Mehrzahl die in der DDR üblichen Fachtermini wie bspw. *Unmittelbare Wettkampfvorbereitung, Volkssport* etc. benutzt, um den sachlichen Zusammenhang zu gewährleisten.

Abkürzungsverzeichnis

AK:	Altersklassen
BA-L:	Bundesausschuss für Leistungssport
BLZ:	Bundesleistungszentrum
BRD:	Bundesrepublik Deutschland
BSG:	Betriebssportgemeinschaft
DDR:	Deutsche Demokratische Republik
DHfK:	Deutsche Hochschule für Körperkultur
DS:	Deutscher Sportausschuss
DSB:	Deutscher Sportbund
DTSB:	Deutscher Turn- und Sportbund
EDV:	Elektronische Datenverarbeitung
ESA:	Einheitliche Sichtung und Auswahl
FB:	Forschungsbereich
FDGB:	Freier Deutscher Gewerkschaftsbund
FDJ:	Freie Deutsche Jugend
FES:	Forschungs- und Entwicklungsstelle für Sportgeräte
FKS:	Forschungsinstitut für Körperkultur und Sport
GST:	Gesellschaft für Sport und Technik
GTP:	Gruppentrainingsplan
IAT:	Institut für Angewandte Trainingswissenschaften
IOC:	Internationales Olympisches Komitee
ITP:	Individueller Trainingsplan
KJS:	Kinder- und Jugendsportschule
LSK:	Leistungssportkommission
NOK:	Nationales Olympisches Komitee
NVA:	Nationale Volksarmee
OZ:	Olympiazyklus
RTP:	Rahmentrainingsplan
SC:	Sportklub
SED:	Sozialistische Einheitspartei Deutschlands
SHB:	Sportmedizinische Hauptberatungsstelle
SMD:	Sportmedizinischer Dienst
SG:	Sportgemeinschaft
SSG:	Schulsportgemeinschaft
TMGK:	Trainingsmethodische Grundkonzeption
TS:	Trainingsstützpunkt

TZ:	Trainingszentrum
UdSSR:	Union der sozialistischen Sowjetrepubliken
UNESCO:	Organisation der Vereinten Nationen für Erziehung, Wissenschaft und Kultur
USA:	Vereinigte Staaten von Amerika
UWV:	Unmittelbare Wettkampfvorbereitung
VEB:	Volkseigener Betrieb
ZK:	Zentralkomitee

1. Einleitung

Über die DDR herrscht in der Bundesrepublik ein sehr unterschiedliches Meinungsbild, das unter anderem durch die Medien und von den politischen Interessenkonflikten zwischen den damaligen zwei Teilen Deutschlands entscheidend geprägt ist. Dies bezieht sich auch auf den Leistungssport, ein Gebiet, in dem die DDR bis zur Wende im September 1989 eine starke Präsenz besaß. Bei der publizierten Informationsflut und dem derzeitigen Stand der Erforschung der DDR-Geschichte ist es für den einzelnen Betrachter schwierig, sich ein objektives Bild über die Ursachen der Leistungsstärke der DDR-Sportler zu machen. Die sportlichen Erfolge der DDR wurden von den bundesrepublikanischen Medien oftmals mit einer geschickten Anwendung von unterstützenden Mitteln und dem hohen Motivationsgrad der Athleten begründet. Die Motivation wurde auf zwei Faktoren zurückgeführt: zum einen auf den vom Staat selbst ideologisch begründeten Kampf gegen die kapitalistischen Länder und zum anderen auf die dem Athleten bei einem Erfolg in Aussicht gestellten materiellen Privilegien. Wenn man allein die Höhe der Einwohnerzahlen der DDR und deren wirtschaftliche Voraussetzungen mit denen anderer im sportlichen Bereich erfolgreicher Nationen wie z.b. den USA vergleicht, sind deren sportliche Erfolge nicht allein durch das Doping und die Motivation erklärbar, sondern sind nur durch eine genauere Analyse der Teilstrukturen des DDR-Sportsystems zu erklären.

Nachdem die DDR 1965 in das Internationale Olympische Komitee (IOC) aufgenommen wurde und 1968 bei den Olympischen Spielen in Mexiko mit einer eigenen Mannschaft starten konnte, wurden 1969 auf staatlichen Beschluss die Ressourcen für den Breitensport und die Mannschaftssportarten gekürzt und der frei werdende Etat für die Förderung der medaillenträchtigen olympischen Einzeldisziplinen wie zum Beispiel Schwimmen, Leichtathletik, Turnen, Rudern und Radsport benutzt. Durch diese Konzentration erzielte die DDR beachtliche Erfolge, die durch zunehmenden finanziellen und materiellen Einsatz kontinuierlich gesteigert wurden. Bei den olympischen Winter- und Sommerspielen 1988 in Calgary und Seoul, bei denen zuletzt Sportler unter der DDR-Flagge starteten, errangen die Athleten des DTSB 127 Medaillen. Erfolgreicher war nur die Mannschaft der Sowjetunion mit 161 Medaillen, die Mannschaft der USA erreichte eine Gesamtmedaillenzahl von 100, die der Bundesrepublik Deutschland 47. Insgesamt siegten DDR-Sportler seit dem Bestehen des Staats bei Olympischen Spielen, Europa- und Weltmeisterschaften über 4000 mal und rangierten damit meist im oberen Teil der Medaillenspiegel.

"Nirgendwo in der Welt ist etwas Vergleichbares zustande gekommen, und es wird auch künftig nie zustande kommen," resümierte Prof. Dr. Ernst Jokl von der Kentucky-Universität, USA, langjähriger Präsident des Forschungskomitees für Sport und Körpererziehung bei der UNESCO und Kenner des DDR-Sports, zum Ende der DDR über das dort praktizierte Leistungssport-System in einem Interview.[1]

Der Leistungssport in der DDR war für das Ansehen der Parteiführung von immenser Bedeutung und wurde dementsprechend behandelt. Weil die ausgeführten Maßnahmen zur Förderung des Hochleistungssportes unter einer vom Staat ideologisch begründeten Prämisse standen, erlangte dieser durch ein enges Zusammenwirken von Wissenschaftlern, Technikern, Trainern und Sportlern eine weit höhere Bedeutung als in anderen Nationen. Durch die offenkundige Überlegenheit auf einem international renommierten Gebiet wollte die SED-Führung innenpolitisch eine höhere Akzeptanz ihrer vorgegebenen gesellschaftlichen und wirtschaftlichen Strukturen erreichen und das System außenpolitisch besser repräsentieren. Dass dieses nur über einen begrenzten Zeitraum möglich war, hat die jüngere Geschichte bereits gezeigt. Die Identifikation der Menschen in der DDR mit den Erfolgen ihrer Sportler konnte von der Partei zwar bis zum Zusammenschluss fast uneingeschränkt aufrechterhalten werden. Als die wirtschaftliche Lage sich jedoch extrem verschlechterte, reichten auch die Siege der Sportler nicht mehr aus, um eine Akzeptanz der politischen Führungsspitze der DDR zu erreichen.

Dem Verfasser erscheint es notwendig, die organisatorischen, institutionellen und exekutiven Maßnahmen, die für die Leistungskonstanz der DDR-Sportler ausschlaggebend waren, zu untersuchen. Die innen- und außenpolitischen Auswirkungen der in der DDR betriebenen Sportpolitik stehen nicht im Vordergrund dieser Arbeit, werden aber in dem Maß berücksichtigt, das für die Aufgabenstellung relevant ist.

Die zu erörternde Fragestellung umfasst die Kooperation zwischen den staatlichen und gesellschaftlichen Organen und den Wissenschaftlern und Technikern an den einzelnen Instituten sowie den Nutzen, den Trainer und Sportler daraus zogen. Im einzelnen werden die wichtigsten Komponenten des Leistungssports in der DDR wie zum Beispiel das Sichtungssystem, die sportmedizinische Betreuung, die Trainingsmethodik und die interdisziplinäre wissenschaftliche Arbeit an den Instituten behandelt.

Der Verfasser stellt den DDR-Hochleistungssport und seine Funktionen in der ihm am sinnvollsten erscheinenden Reihenfolge dar. Zuerst werden die staatlichen und gesellschaftlichen Organe, ihre Funktionsweise und hierarchische Struktur beschrieben.

---

[1]   Denz, Artikel des Sportinformationsdienstes, 9 (1990), S. 1.

Als nächster Schritt erfolgt eine nähere Betrachtung der wissenschaftlichen Funktionsträger:

Die ausführenden Institutionen und deren methodische Vorgehensweise werden am Beispiel der Deutschen Hochschule für Körperkultur (DHfK), dem Forschungsinstitut für Körperkultur und Sport (FKS) in Leipzig und dem Sportmedizinischen Dienst (SMD) erklärt. An der DHfK erfolgte die Ausbildung der meisten, später als Trainer im Hochleistungssport tätigen Studenten. Am FKS wurde intensive Forschung unter hohem materiellen und finanziellen Aufwand zum größten Teil unter Ausschluss der Öffentlichkeit betrieben. Der SMD trug mit der breitflächigen sportmedizinischen Versorgung und Betreuung ebenfalls erheblich zu den Erfolgen der DDR-Sportler bei.

Bei der Beschreibung der Institute werden auch die interdisziplinäre wissenschaftliche Arbeit und weitere Aspekte wie die wissenschaftlich begründete Trainingsmethodik genauer beschrieben.

Die Thematik der unterstützenden Mittel wird in einem Exkurs erläutert, da sich die Dopingpraxis und -forschung nicht ausschließlich einem einzelnen Institut zuordnen lässt.

Die staatlich gesteuerten und durch mehrere Instanzen realisierten Förderungsmaßnahmen - wie das System der einheitliche Talentsichtung und die kontinuierliche Weiterförderung im Seniorenbereich - werden folgend dargestellt. Da der Talentsichtung und -förderung ein wesentlicher Anteil an den Erfolgen des DDR-Sports zukommt, wird diese in ihren einzelnen Stadien in der Schule, den Trainingszentren (TZ), den Kinder- und Jugendsportschulen (KJS) und der Förderung im Erwachsenenbereich geschildert. Eine Betrachtung der Spartakiadebewegung ist in den Themenbereich integriert.

Im vorletzten Kapitel zu den Problemen und der Situation des deutschen Sports nach dem Zusammenschluss der beiden deutschen Staaten versucht der Verfasser, aktuelle Bezüge herzustellen.

Abschließend erfolgt eine Wertung der Bestandteile des Leistungssports und ihrer Effektivität für das Sportsystem der DDR.

2. Staatliche Organisationen der Leistungssportförderung

Das Lenkungs- und Leitungssystem des Sports in der DDR umfasste formal eine Vielzahl staatlicher und gesellschaftlicher Institutionen.[2] Diese waren in unterschiedlicher Weise an der realen Entscheidungsfindung und Ausführung der Leistungssportförderung beteiligt.

Die hierarchische Struktur war offiziell nach dem Prinzip des "demokratischen Zentralismus" gegliedert,[3] welches die Wahl der leitenden Organisationen durch ihre untergeordneten Instanzen vorgab und sowohl eine straffe Parteidisziplin als auch die unbedingte Verbindlichkeit der Beschlüsse der höheren für seine untergeordneten Organe propagierte.[4]

Die Sozialistische Einheitspartei Deutschlands (SED) bzw. das Politbüro erließ als höchste Instanz die entsprechenden Leistungsvorgaben für den Sport,[5] die durch eine kollektive Umsetzung auf den exekutiven Ebenen eine dynamische Entwicklung des Leistungssports gewährleisten sollten. Für die Realisierung der Gesamtzielstellung - der Errichtung eines leistungsstarken Sportsystems - war als Grundvoraussetzung die komplexe Zusammenarbeit von staatlichen und gesellschaftlichen Organisationen notwendig.[6] Die Umsetzung, Organisation und Planung im Sektor Leistungssport wurde weitaus effektiver gestaltet als in anderen Bereichen der Planwirtschaft.

"Die Erfolge der DDR auf sportlichem Gebiet wollen deshalb gar nicht in die Vorstellung einer nach Plänen geleiteten Organisation passen," resümierte Gieseler über die Flexibilität in der Gestaltung der Leistungssportförderung im institutionellen Bereich.[7]

Bei der folgenden Betrachtung der Macht- und Entscheidungsverhältnisse sind die Gremien von besonderem Interesse, die den Leistungssport und seine Entwicklung entscheidend geprägt haben. Als oberste Instanz ist das Politbüro für die Priorität der Entwicklung des Leistungssports einzuordnen. Die zu Beginn der sechziger Jahre aus der Arbeitsgruppe Sport entstandene *Abteilung Sport des Zentralkomitees* (ZK) der SED hatte, wie auch das *Nationale Olympische Komitee* (NOK) der DDR, keine unmit-

---

[2]   Vgl. Anlage 1.

[3]   Vgl. Verfassung der DDR, Art. 47, Abs. 2, 1968.

[4]   Vgl. Gieseler in Sportwissenschaft, 2 (1983), S. 120.

[5]   Diese Vorgaben manifestierten sich zu Beginn der sechziger Jahren in der konkreten Form der Leistungssportbeschlüsse, die exakte Zielstellungen und Maßnahmen für den Leistungssport enthielten. siehe dazu Kap. 2.1.2.

[6]   Vgl. Simon/Wonneberger in Wissenschaftliche Zeitschrift der DHfK, 3 (1982),S. 11.

[7]   Gieseler in Sportwissenschaft, 2 (1983), S. 119.

telbare Verantwortung für den Leistungssport oder die Erarbeitung und Ausführung von Förderungsmaßnahmen. Die Abteilung Sport des ZK der SED war ein Kontrollgremium der Partei, dessen Einflussbereich sich weitestgehend auf den sport- und kaderpolitischen Sektor beschränkte. Ewald schätzte deren Einfluss sogar als teilweise schädlich ein, da die Abteilung nach seiner Meinung durch ihre Einflussnahme notwendige Entscheidungen verzögerte.[8]

Staats- und Ministerrat der DDR sowie die einzelnen Ministerien (z.B. das Ministerium für Volksbildung) hatten ausführende Funktionen inne, waren aber in den Entscheidungs- und Erarbeitungsprozess nur wenig eingebunden.[9]

Die wichtigsten staatlichen Organisationen waren das *Staatssekretariat für Körperkultur und Sport* und die *Leistungssportkommission* (LSK).

Das Staatssekretariat war bereits bei seiner Gründung unter der Bezeichnung *Staatliches Komitee für Körperkultur und Sport* mit den entsprechenden Kompetenzen ausgestattet worden. Ihm unterstanden die maßgeblichen Forschungs-, Ausbildungs- und Produktionsstätten des DDR-Leistungssports.[10]

Die LSK war nach der Partei die höchste staatliche Instanz im Leistungssport und hatte in ihrer Funktion als koordinierendes Bindeglied zwischen staatlichen und gesellschaftlichen Trägern der Sportförderung einen entscheidenden Anteil an der flexiblen und effektiven Gestaltung des Kooperationsprozesses.[11]

Das Staatsekretariat und die LSK werden aufgrund ihrer zentralen Bedeutung einer eingehenden Betrachtung unterzogen. Als Vorstufe erachtet der Verfasser es als unerlässlich, den Führungsanspruch der SED zu charakterisieren, der den politischen Ausgangspunkt für die forcierte Entwicklung des Leistungssports in der DDR bildete.

---

8   Ewald, 1994, S. 66.
9   Vgl. Schumann, 1992, S. 110 ff.
10   Vgl. Verordnung über die Errichtung von Staatlichen Komitees für Körperkultur und Sport vom 02.08.1952 in Frost, Heise, Liebold u.a. (Hg.), 1991, S. 101 ff .
11   Vgl. Gieseler in Sportwissenschaft, 2 (1983), S. 127.

2.1 Der Führungsanspruch der Sozialistischen Einheitspartei Deutschlands (SED)

Eine Erläuterung des Führungsanspruchs der SED und der daraus resultierenden Konsequenzen für den Sport leitet die Darstellung der staatlichen Organisationen der Sportförderung ein. Da die Bedeutung des Leistungssports in der DDR in einem hohen Maße von systemimmanenten Faktoren abhing, kann eine Beurteilung der politischen Gegebenheiten nicht vollständig ausgeklammert werden.

Die Parteiführung sah den Sport als geeignetes Medium zur innen- und außenpolitischen Interessenvertretung an. Eine der ersten Aufgaben der Sportbewegung in der DDR war "die Überwindung der trügerischen Theorie vom unpolitischen Sport."[12]

"Die Erfahrungen beim Aufbau des Sozialismus in der UdSSR weisen mit außerordentlichem Nachdruck darauf hin, dass die weitere Stärkung der Staatsmacht eine unerlässliche Bedingung für den Aufbau des Sozialismus ist. Die Staatsmacht ist das Hauptinstrument der Arbeiterklasse und ihrer marxistisch-leninistischen Partei beim Aufbau des Sozialismus."[13]

Der Machtanspruch der Partei resultierte aus der marxistisch-leninistischen Vorstellung von der führenden Rolle, welche die Partei der Arbeiterklasse bei der Gestaltung einer sozialistischen Gesellschaft einnehmen sollte.

"Auf der Grundlage des Marxismus - Leninismus, seiner schöpferischen Anwendung und Weiterentwicklung lenkt und leitet die Partei die Gestaltung der entwickelten sozialistischen Gesellschaft, mit den grundlegenden Voraussetzungen für den allmählichen Übergang zum Kommunismus in der Deutschen Demokratischen Republik geschaffen werden."[14]

Die Durchsetzung dieses Führungsanspruchs, der folgerichtig auch in der Verfassung der DDR verankert war,[15] bestimmte die realen politischen Verhältnisse in der DDR.

Die Führung der SED war folgendermaßen gegliedert:

---

[12]   Simon/Wonneberger in Theorie und Praxis des Leistungssports, 10 (1988), S. 143.
[13]   Simon/Wonneberger in Wissenschaftliche Zeitschrift der DHfK, 3 (1982), S. 6.
[14]   Statut der SED vom Mai 1976, 1988, S. 6.
[15]   Vgl. Verfassung der Deutschen Demokratischen Republik vom 06.04.1968, Art. 1.

Der Parteitag als höchstes Organ der Partei wählte das Zentralkomitee der SED als kollektives Führungsorgan.[16] Das ZK wählte seinerseits das Politbüro und das Sekretariat des ZK der SED.[17] Das Politbüro hatte die Aufgabe, ausgehend vom Parteiprogramm den Beschlüssen des Parteitages Rechnung zu tragen, in Übereinstimmung mit dem Statut die politische Linie zu bestimmen und strategische Entscheidungen zu treffen. Das Sekretariat des ZK war für die konkrete Arbeit der Partei verantwortlich.[18]

Das Politbüro und das Sekretariat des ZK entwickelten sich zu den machtausübenden Organen der Partei und des Staates. Sie trafen die maßgeblichen politischen Entscheidungen. Die verfassungsrechtliche Gewaltenteilung war faktisch in der politischen Praxis nicht gegeben. Die Verfügungsgewalt über Legislative, Exekutive und Judikative konzentrierte sich im Politbüro, in dem die höchsten Partei- und Staatsfunktionäre, die teilweise mehrere Ämter in Personalunion innehatten, vertreten waren.[19]

Die Funktion des Politbüros als ein dem ZK der SED formal rechenschaftspflichtiges Gremium verkehrte sich in eine Position, in der sich die uneingeschränkte und unkontrollierte staatliche und politische Macht manifestierte.

> "Das Politbüro hat, obwohl immer von innerparteilicher Demokratie die Rede war, letztlich die inneren Vorgänge in der Partei, aber auch in der Gesellschaft total bestimmt."[20]

Das Politbüro und das Sekretariat des ZK der SED beschäftigten sich vielfach nicht nur mit den allgemeinen gesellschaftspolitischen Hauptrichtungen, sondern auch mit Einzelfragen der Politik, Wirtschaft, Kultur, Wissenschaft und anderer Bereiche. Die Entscheidungen, die im Politbüro und im Sekretariat getroffen wurden, bestimmten die Prioritäten des Handelns der staatlichen und gesellschaftlichen Organe. Die Partei-

---

16   Vgl. Statut der SED vom Mai 1976, 1988, Abs. 38.
17   Vgl. ebenda, Abs. 42.
18   Vgl. ebenda, Abs. 42.
19   Gieseler erläutert den allgegenwärtigen Führungsanspruch der Partei, indem er als ein Beispiel für die Synchronisation von Staat, Partei und Gesellschaft die Person Manfred Ewalds anführt. Der damalige Präsident des Deutschen Turn- und Sportbunds (DTSB) war gleichzeitig Mitglied des ZK der SED und der Volkskammer der DDR. Die Vereinigung von mehreren hohen Ämtern in einer Person symbolisiert, dass "durch die SED alle Staatsämter und Behörden okkupiert" waren. Die dirigistischen Strukturen des SED-Regimes sollten als eine Maßnahme in Auslegung der marxistisch-leninistischen Ideologie gesehen werden und so die reale Parteidiktatur legitimieren. Vgl. Gieseler in Sportwissenschaft, 2 (1983), S. 119.
20   Schabowski, 1990, S. 162.

führung degradierte den Staatsapparat, die anderen Parteien und gesellschaftlichen Organisationen letztlich zu Vollzugsorganen.[21]

2.1.1 Die Bedeutung des Sports für die SED

Die Bedeutung der Körperkultur ergab sich aus diesen dirigistischen Strukturen. Der Leistungssport wurde zu einem ideologischen Instrument. Er gewann, erstmalig in der Geschichte eines deutschen Staates durch die Verfassung als fester Bestandteil in das gesellschaftliche Leben integriert,[22] eine wachsende Bedeutung für die Parteiführung.[23] 1949 erläuterte der stellvertretende Ministerpräsident Walter Ulbricht ein ausführliches Förderungsprogramm der Regierung für den Sport, in dem die ersten konkreten Vorgaben eine umfangreiche finanzielle Unterstützung durch den Staat gewährleisteten. Weiterhin legte die SED den Turn- und Schwimmunterricht als obligatorischen Bestandteil des Unterrichts in allen Schulen fest und beschloss, erste Kontakte zu sowjetischen Sportwissenschaftlern, Trainern und Sportlern aufzunehmen.[24] Die Interaktion mit sowjetischen Experten prägte die Entwicklung des DDR-Leistungssports sportwissenschaftlich und strukturell erheblich.[25]

In den fünfziger und sechziger Jahren stand der Aspekt im Mittelpunkt, den Alleinvertretungsanspruch der Bundesrepublik bei den Olympischen Spielen zu unterbinden, respektive die westdeutschen Sportler bei internationalen Wettkämpfen zu übertreffen.

"Wenn die Überlegenheit der neuen Gesellschaftsordnung in der Deutschen Demokratischen Republik gegenüber den imperialistischen Verhältnissen in der Westzone bewiesen werden soll, so

---

21   Vgl. Welzel, 1992, S. 29 ff Vgl. Neugebauer in Spittmann (Hg.), 1987, S. 65 ff.
22   Vgl. Verfassung der DDR von 1949, Art. 39, Abs. 1 in Frost, Heise, Liebold u.a. (Hg.), 1991, S. 72. Vgl. Verfassung der DDR von 1968, Art. 18, Abs. 3 und Art. 25, Abs. 3.
23   Simon/Wonneberger heben als Grundlage für die Entwicklung eines leistungsfähigen Sportsystems das 1.Jugendgesetz der DDR hervor, das im Februar 1950 von der Volkskammer verabschiedet wurde und den kontinuierlich folgenden Bestrebungen, den Leistungssport zu fördern, als gesetzliche Basis diente. Vgl. Simon/Wonneberger in Theorie und Praxis des Leistungssports, 10 (1988), S. 143. Vermehrte und präzisierte Ansätze für die Entwicklung des Leistungssports finden sich im Beschluss des Ministerrats über die weitere Entwicklung der Körperkultur und des Sports in der Deutschen Demokratischen Republik vom 09.02. 1956. Vgl. dazu Erbach (Hg.), 1979, S. 116 ff. Eine chronologische Darstellung der wichtigsten Beschlüsse, Fakten und Daten des DDR-Sports befinden sich in Anlage 2. Vgl. Anlage 2.
24   Vgl. Ulbricht in Frost, Heise, Liebold u. a., (Hg.), 1991, S. 72 ff.
25   Vgl. Honecker, 1981, S. 227. Vgl. Gieseler in Sportwissenschaften 13 (1983), S. 113.

genügt es jedoch nicht, die Westzone nur auf ökonomischem Gebiet zu übertreffen."[26]

Die Heftigkeit der damaligen politischen Auseinandersetzungen zwischen den beiden deutschen Staaten, in der der sportliche Erfolg als Gradmesser der jeweiligen Ideologie diente, ist an folgendem Zitat zu ermessen:

"Und wer gar unsere Republik verläßt, um im klerikalfaschistischen Adenauer-Staat unterzukriechen, hilft der Nato und begeht schnöden Verrat. Ihn wird die Arbeiterklasse zur Rechenschaft ziehen."[27]

Das NOK der DDR, das sich im April 1951 konstituierte, wurde 1955 vom IOC anerkannt. 1956 nahmen Sportler der DDR erstmals in einer gesamtdeutschen Mannschaft an den Olympischen Spielen teil. 1968 startete die DDR mit einer eigenen Mannschaft und belegte bei den Winterspielen in Grenoble den zehnten, bei den Sommerspielen in Mexiko-City den fünften Platz. Vier Jahre später erreichten DDR-Sportler bereits den zweiten (Winterspiele) bzw. den dritten (Sommerspiele in München) Rang in der Nationenwertung.[28] Der Leistungssport der DDR hatte damit der staatlichen Vorgabe entsprochen, die westdeutsche Vertretung in der Platzierung zu übertreffen.

"Die Zielsetzung für die Olympischen Spiele 1972 in München besteht darin, in der Nationenwertung [...] den Platz von 1968 zu bestätigen und eine Platzierung vor Westdeutschland zu erreichen."[29]

Ein entscheidendes Kriterium für die Weiterentwicklung des Leistungssports war die Beschränkung der staatlichen Förderung auf die medaillenträchtigsten Sportarten bei den Olympischen Spielen.[30]

Diese Konzentration trug als ein wesentlicher Faktor zur kontinuierlichen Steigerung der sportlichen Erfolge der DDR bei, sie zog im Rückschluss allerdings auch eine erhebliche Kürzung der finanziellen Mittel für die als nicht förderungswürdig erachteten Sportarten wie z.b. Eishockey und ebenfalls für den Bereich des Breitensports nach sich. Dass diese Maßnahmen im Leistungssportbeschluss für den Olympiazyklus (OZ) 1968 bis 1972 ihren Niederschlag fanden, ist mit der Tatsache zu erklären, dass die Spiele in München von der Partei- und Sportführung zu ei-

---

26   Nitschke, 1961, S. 19.
27   Entschließung der VII. Plenartagung des Wissenschaftlichen Rates, 1958, in Frost, Heise, Liebold u.a. (Hg.), 1991, S. 126.
28   Vgl. Kluge (Hg.), 1981, S. 279 ff.
29   Beschluss des Präsidiums des DTSB vom 22.04.1969 in Frost, Heise, Liebold u.a. (Hg.), 1991, S. 170.
30   Vgl. ebenda, S. 170.

nem besonderen Politikum stilisiert wurden.[31] Das schlug sich in besagtem Leistungssportbeschluss in entsprechender Form nieder. Als einen gesonderten Punkt hob man die Fähigkeit der Sportler hervor, "Haß gegen den Imperialismus" [32]entwickeln zu können.

Schumann stellt in seiner Dissertation nach einer eingehenden Dokumentenanalyse und der Befragung von Experten besonders drei Aspekte für die weitere Bedeutung des DDR-Leistungssports nach dem Erfolg in München heraus:

- Der Leistungssport der DDR sollte neben der Repräsentation des Landes nun verstärkt die Überlegenheit des sozialistischen Entwicklungsweges unter Beweis stellen.
- Die DDR betrachtete den Leistungssport als einen bedeutenden Faktor in der weltweiten Auseinandersetzung zwischen Kapitalismus und Sozialismus.
- Die Bundesrepublik Deutschland war nur noch ein formaler Hauptgegner unter anderen für den Leistungssport der DDR.[33]

Seit Beginn der achtziger Jahre wurde auch die UdSSR in leistungssportlichen Vergleichen zunehmend als Gegner betrachtet, was eine Verschlechterung der sportlichen Beziehungen zwischen der DDR und der Sowjetunion zur Folge hatte.[34]

Der Fakt, dass man im DDR-Leistungssport auch die UdSSR nicht mehr als "unantastbar" ansah, fand allerdings in den offiziellen Dokumenten dieser Zeit keinen Eingang. Schuster, langjähriger Direktor des FKS, sprach in einem Referat auf der Vollversammlung des Instituts bspw. nur davon, "einen angemessenen Beitrag zum Gesamtergebnis der sozialistischen Länder zu erreichen." Der "politische Auftrag des DDR-Leistungssports" neben der Behauptung einer Position unter den führenden Sportländern ist, "die BRD in der Mehrzahl der olympischen Sportarten zu distanzieren und in der sportlichen Auseinandersetzung mit den USA zu bestehen."[35]

In den achtziger Jahren schritt die innenpolitische Instrumentalisierung des Sports mit dem Auftreten wirtschaftlicher Engpässe und systemimmanenter Mängel voran. Der Breitensport, anfänglich unter dem Ideal der "vollständigen Ausprägung der sozialistischen Persönlichkeit" propagiert[36], degenerierte aus sportpolitischer Sicht zu einer Basiseinrichtung

---

31   Vgl. Seifert, 1990, S. 127 ff.
32   Vgl. Beschluss des Präsidiums des DTSB vom 22.04.1969 in Frost, Heise, Liebold u.a. (Hg.), 1991, S. 170.
33   Vgl. Schumann, 1992, S. 89.
34   Vgl. ebenda, S. 91 ff: Vgl. Seifert, 1990, S. 175 f.
35   Schuster in Referat zur Vollversammlung des FKS am 07.02.1985, S. 5.
36   Verfassung der DDR von 1968, Art. 25, Abs. 3.

der Talentsuche für den Leistungssport.[37] Der Großteil der finanziellen Mittel wurde für die immer schwieriger werdende Förderung des Leistungssports benötigt, dessen Entwicklung sich bei den auftretenden materiellen Mängeln in der DDR auf internationalem Gebiet immer schneller vollzog. Langfristige Pläne zur Förderung des Breitensports scheiterten zumeist bereits im Ansatz aus ökonomischen Gründen. Seifert betont, dass bereits seit 1976 in der Bevölkerung und unter Sportlern vermehrt die Auffassung vertreten wurde, der Leistungssport hätte seine wesentliche Funktion - das internationale Ansehen der DDR zu verbessern - erfüllt.

> "Die Sportführung hörte diese Stimmen, ließ sich jedoch durch das SED-Politbüro immer wieder die Richtigkeit ihres Kurses bestätigen."[38]

2.1.2 Die Leistungssportbeschlüsse des Politbüros der SED

Die entscheidende Größe auf allen Gebieten des gesellschaftlichen Lebens in der DDR war wie in Kap. 2.1 dargestellt das Politbüro des ZK der SED. Das galt auch für den Bereich der Leistungssportförderung. Um ein planvolles, zielgerichtetes und organisiertes Handeln aller im Leistungssport Tätigen zu gewährleisten, benötigte die Parteiführung eine Grundlage, die nicht nur die auszuführenden Maßnahmen und die Ausführenden bestimmte, sondern die Konzeptionierung auf einen sinnvollen zeitlichen Rahmen limitierte. Diese Grundlage musste konkrete wissenschaftlich begründete Perspektiven, Realisierungskonzepte, Zuweisungen an die ausführenden Organe und Finanzierungsmöglichkeiten enthalten, die bezogen auf den zeitlichen Rahmen eine Ist/Soll-Angleichung ermöglichen sollte. Aus diesen Überlegungen heraus entstanden die Leistungssportbeschlüsse, die in ihrer endgültigen Version jeweils vom Politbüro beschlossen wurden. Ansätze zu einer langfristigen Planung der Leistungssportentwicklung waren bereits in den fünfziger Jahren vorhanden wie z.b. im *Beschluß des Ministerrats über die weitere Entwicklung der Körperkultur und des Sports in der DDR,*[39] in dem der Abschnitt über den Leistungssport bereits präzise Angaben über Aufgabenstellungen und Möglichkeiten zur Realisierung enthält. 1961 wurde erstmals ein Leistungssportbeschluss vom Politbüro verabschiedet. Die zeitliche Bezugsgröße war der jeweilige OZ, also die vier Jahre vor den folgenden Olympischen Spielen. Die Beschlüsse wurden bis einschließ-

---

37 Den Effekt der Leistungssportförderung auf der Basis des Breitensports erwähnt bereits Nitschke. Vgl. Nitschke, 1961, S. 25.

38 Seifert, 1990, S. 174.

39 Vgl. Beschluss des Ministerrats über die weitere Entwicklung der Körperkultur und des Sports in der Deutschen Demokratischen Republik vom 09.02.1956 in Erbach (Hg.), 1979, S. 116 ff.

lich des Zyklus für die Olympischen Spiele 1992 in Barcelona regelmäßig ausgearbeitet und vom Politbüro bestätigt.[40]

Die Erarbeitung vollzog sich im wesentlichen in drei Abschnitten:

1. Im ersten Erarbeitungsabschnitt erfolgte eine Analyse des Erreichten und eine Bestimmung der im Perspektivzeitraum zu erreichenden Ziele sowie die dafür nötigen Aufgabenlösungen als die Grundlage des Beschlusses. Dabei ging man in mehreren Schritten vor. Zunächst wurde gesichert, dass die Analyse- und Planvorgaben durch den Planungs- und Wirtschaftsbereich des DTSB vorbereitet wurden und termingerecht den folgenden Bearbeitungsstellen zur Verfügung standen.

2. Der zweite Schritt war die Ausarbeitung der Analysen und Perspektivpläne durch die Sportverbände, die Sportklubs und die Bezirksvorstände des DTSB. Schon vor dem Beginn der Olympischen Spiele wurde aufgrund der Leistungsvorgaben des letzten Beschlusses mit den Analysen für den neuen Zyklus begonnen. Auf diese Weise wurde auch die Ursachenerkennung für den sportlichen Erfolg oder Misserfolg des letzten Beschlusses anhand der Platzierungen bei den Spielen erleichtert.

3. Im dritten Schritt wurden die Materialien, die beim DTSB entstanden waren, durch spezielle Analysen ergänzt. Das Staatssekretariat für Körperkultur und Sport z.b. war für die Leistungen der Sportwissenschaft verantwortlich, die Arbeitsgruppe Wissenschaft der Leistungssportkommission koordinierte die Festlegung der Forschungsaufgaben. Der letzte Schritt war die Erstellung von ergänzenden wissenschaftlichen Expertisen, die zumeist von den Forschungsgruppen des FKS erstellt wurden. Die DHfK und die FES waren unter einer Vielzahl von anderen zuarbeitenden Instituten gemäß ihrer Forschungsaufträge mitbeteiligt.[41]

Im zweiten Abschnitt der Erarbeitung erfolgte eine Zusammenfassung und Verallgemeinerung der bis dahin gesammelten Materialien. Diese Aufgabe wurde von Abteilungen und Forschungsgruppen des DTSB bewältigt. Daraufhin folgte ein erster Entwurf des Leistungssportbeschlusses, der von circa 20 bis 30 Mitarbeitern aus DTSB-Abteilungen wie Sommer-, Wintersport und Sportmethodik unter Leitung des Vizepräsidenten des DTSB für den Bereich Leistungssport erstellt wurde. Hieran waren auch ausgewählte Sportwissenschaftler des FKS und ein Mitarbeiter der Abteilung Sport des ZK der SED beteiligt. Der fertige Entwurf lag circa sechs bis acht Wochen nach den Olympischen Sommerspielen vor und wurde den ausführenden Organen wie dem Staats-

---

40   Vgl. Schumann, 1992, S. 58.
41   Vgl. ebenda, S. 63 ff.

sekretariat, den Ministerien für Volksbildung, Bauwesen und Finanzen vorgelegt. Durch deren Mitarbeit entstand die endgültige Version. Der letzte Abschnitt umfasste die Bestätigung der Vorlage durch das Politbüro. In der Regel nahmen bei der Verabschiedung der Leistungssportbeschlüsse der Präsident des DTSB, der Leiter der Abteilung Sport des ZK der SED und der Staatssekretär für Körperkultur und Sport teil. Die Annahme des Beschlusses erfolgte in den meisten Fällen problemlos unter vereinzelten Diskussionen über die materiellen Konsequenzen.[42]

Aus dieser Arbeitsweise ergaben sich einige grundlegende Vorteile:

- Die Inhalte der Beschlüsse des Politbüros wurden weitgehend durch die Institutionen des Sports selbst bestimmt.
- Den Verantwortlichen für den Leistungssport verblieb somit ein relativ großer Handlungsspielraum, da die Verabschiedung der Beschlüsse normalerweise ohne gravierende Änderungen geschah.
- Die Vorgaben für die Leistungsportentwicklung und -förderung entstanden aufgrund der Zusammenarbeit von Trainern, Sportwissenschaftlern, Trainingsmethodikern und Sportfunktionären aus allen Bereichen und Ebenen.
- Auf diese Weise erreichte die Parteiführung einen hohen Identifikations- und Motivationsgrad aller Beteiligten.
- Hieraus ergab sich eine flexible Planungsgestaltung und -zuordnung auf dem Gebiet des Leistungssports, die eine dynamische Entwicklung durch die Erarbeitung der Vorgaben auf den Ebenen zuließ, die diese später auch realisieren mussten.

Die Leistungssportbeschlüsse bildeten mit exakten Angaben über die Charakterisierung der Tendenzen des internationalen Leistungssports, die Ziele für die Entwicklung des Leistungssports im jeweiligen OZ, die dafür notwendigen Maßnahmen wie zu fördernde Sportarten, materielle Anforderungen, trainingsmethodische Veränderungen, Aufgaben der Sportmedizin und -forschung das entscheidende Plandokument[43] für den Bereich des DDR-Leistungssports.[44]

---

42   Vgl. ebenda, S. 67. Vgl. Fuchs/Ullrich, 1990, S. 90.
43   Laut Schumann entstanden zur Ergänzung der Leistungssportbeschlüsse noch Perspektivpläne von längrer Laufzeit und Zwischenbilanzen zur Kontrolle des Entwicklungsstands, die alle vom Politbüro initiiert wurden. Am 27. 10. 1987 z.B. nahm das Politbüro eine Grundlinie für die perspektivische Entwicklung des Leistungssports der DDR bis zum Jahre 2000 an. Schreiter/Forchel bestätigen die Erstellung dieser "Stategiebeschlüsse", beurteilen deren Wirksamkeit besonders in den letzten Jahren aber kritisch, da ein erhebliches Manko zwischen den Vorgaben und ihrer Realisierung herrschte. Vgl. Schreiter/Forchel in Training und Wettkampf, 4 (1990), S. 197 f.. Vgl. Schumann, 1992, S. 61.
44   Vgl. ebenda, S. 58 ff. Da der DTSB federführend bei der Erarbeitung der Leistungssportbeschlüsse war, wurde die endgültige Version vom Präsidium des

"Die Sportpläne des DTSB der DDR machen gleichzeitig die eigene Struktur des Sports in der DDR deutlich. Sie ist nicht mit der im anderen Teil Deutschlands vergleichbar und untrennbar mit dem politischen System der DDR verbunden."[45]

Die Beschlüsse bildeten ebenso die Grundlage für eine vermehrte interdisziplinäre Zusammenarbeit der für den Sport wichtigen Wissenschaftsdisziplinen und die wissenschaftlich begründete Trainingsmethodik. Auf ihrer Basis wurden gemäß den Aufgabenstellungen für die einzelnen staatlichen und gesellschaftlichen Institutionen erweiterte Konzepte ausgearbeitet, die die Inhalte für die praktische Umsetzung noch präzisierten.[46]

2.1.3 Die Erläuterung und Vermittlung der Leistungssportbeschlüsse

Ein zusätzlicher positiver Effekt wurde durch die Erläuterung des Beschlusses an eine breite Masse von qualifizierten Sportlern, Trainern etc. erzielt. Laut Gieseler wurden Planvorgaben für die zu erreichenden Platzierungen und die Auswertungen der erzielten Ergebnisse auf einer zentralen Leistungssport-Konferenz erläutert. An diesen Konferenzen nahmen bis zu 2.500 Trainer und fast alle 500 Leiter der für den Hochleistungssport verantwortlichen Organisationen und Betriebe teil.[47] Schumann präzisiert diese Aussage. Seit 1961 wurde je ein Lehrgang unter der Verantwortung des Leiters der Abteilung Sport beim ZK der SED zur Auswertung des vorherigen OZ und des Leistungssportbeschlusses des Politbüros mit circa 320 bis 350 Teilnehmern durchgeführt. An diesem nahmen die Generalsekretäre der Sportverbände, Verbands- und Cheftrainer, Vorsitzende der Sportklubs, Direktoren der Kinder- und Jugendsportschulen, Bezirksvorsitzende des DTSB, Parteisekretäre der Leistungszentren, verantwortliche Mitarbeiter des Leistungssports im DTSB und im Staatssekretariat für Körperkultur und Sport sowie Verantwortliche aus dem Bildungswesen und der Sportwissenschaft, vornehmlich vom FKS, teil.

DTSB zur Verabschiedung an das Politbüro eingereicht. Vgl. Beschluss des Präsidiums des DTSB vom 22.04.1969 in Frost, Heise, Liebold u.a. (Hg.), 1991, S.169 ff.

[45]   Gieseler in Sportwissenschaft, 2 (1983), S. 132.
[46]   Auf der Grundlage der Leistungssportbeschlüsse entstanden für die Forschungsgruppen am FKS bspw. detaillierte Forschungspläne für den jeweiligen Olympiazyklus. Vgl. Anlage 4.
[47]   Vgl. Gieseler in Sportwissenschaft, 2 (1983), S. 130.

Der Leistungssportbeschluss wurde in der Abteilung Sport des ZK der SED mit den Mitarbeitern der entsprechenden Abteilungen der Bezirksleitungen der SED erörtert. Sowohl diese als auch die Kreisleitungen legten Maßnahmen zur Unterstützung des DTSB fest.

Der Präsident des DTSB war für die Erläuterung im Bundesvorstand zuständig, und dem Präsidium des Bundesvorstandes wurde der Beschluss zur Bestätigung vorgelegt. Dieser formelle Akt machte den Leistungssportbeschluss quasi zu einem Beschluss des DTSB, der ohnehin die Hauptarbeit bei der Erarbeitung zu tragen hatte. Konsequenterweise wurde auch Mitarbeitern, die im Teilsystem des Leistungssports Verantwortung trugen und in unmittelbarer Beziehung zu diesem standen, ein Überblick über für sie relevante Aspekte gegeben. Auf diese Weise ergab sich eine hohe Feedback-Qualität, die auf die Umsetzung des Beschlusses mit großer Wahrscheinlichkeit einen positiven Einfluss hatte. Als weiterer Gesichtspunkt ist die Verbesserung der Identifikation und der Motivation der Beteiligten zu nennen, denen zumindest formal das Gefühl der Integration vermittelt wurde.[48]

2.2 Das Staatssekretariat für Körperkultur und Sport

2.2.1 Die Gründung des Staatlichen Komitees für Körperkultur und Sport

Die Grundlage für eine entscheidende Veränderung der Strukturen im DDR-Sport wurde auf dem III. Parteitag gelegt, auf dem die SED in einem Fünfjahresplan unter anderem Investitionsvorhaben von 400 Millionen Mark für Sportbauten und ähnliches bewilligte.[49] Auf der zweiten Parteikonferenz im Juli 1952 beschloss man die Umsetzung der Direktiven des Parteitages zum "planmäßigen Aufbau des Sozialismus in der DDR" im sportlichen Bereich,[50] indem durch eine Verordnung des Ministerrates vom 24.07.1952 das Staatliche Komitee für Körperkultur und Sport gegründet wurde. Als gesetzliche Grundlage diente das erste Jugendgesetz, auf das sich der Ministerrat in seiner Verordnung direkt berief.[51]

---

48   Vgl. Schumann, 1992, S. 70 ff..

49   Vgl. Der III. Parteitag zur weiteren Entwicklung des Sports vom 20. bis 24. 07. 1950 in Frost, Heise, Liebold u.a. (Hg.), 1991, S. 79 ff.

50   Vgl. Simon/Wonneberger in Wissenschaftliche Zeitschrift der DHfK, 3 (1982), S. 5.

51   Vgl. Gesetz über die Teilnahme der Jugend am Aufbau der Deutschen Demokratischen Republik und die Förderung der Jugend in Schule und Beruf, bei

Als ersten Vorsitzenden berief der Ministerrat den 26 Jahre alten Staatssekretär Manfred Ewald. Eine von Ewalds ersten Amtshandlungen war am 12.08.1952 der Erlass der Anweisung Nr. 5, in dem die einzelnen Sportarten Betriebssportgemeinschaften zugeordnet wurden. Diese Schwerpunktbildung führte zu einer intensiven personellen und materiellen Unterstützung der Leistungssportler.[52] Bereits 1950, circa anderthalb Jahre bevor das Komitee ins Leben gerufen wurde, war dessen Gründung nach dem Besuch der ersten Studiendelegation der DDR in der Sowjetunion beschlossen. Die "Entmachtung" der bis dahin führenden gesellschaftlichen Sportorganisation, des Deutschen Sportausschusses (DS), stand ebenfalls fest:

> "Das Allunionskomitee für Körperkultur und Sport der UdSSR ist ein staatliches Organ. Dadurch ist eine einheitliche Leitung mit allen politischen und materiellen Vorteilen gewährleistet. Der DS hingegen ist der Kopf einer Massenorganisation, deren politische Träger die Freie Deutsche Jugend und der Freie Deutsche Gewerkschaftsbund sind."[53]

Das Sportsystem der Sowjetunion lieferte die Beispiele für die Gestaltung der frühen Strukturen und Vorgehensweisen im Sport der DDR. Das Sportsystem der DDR war über Jahre hinweg ein Analogon zu dem der Sowjetrepubliken.

Mit der Bildung des Komitees bezweckte die Parteiführung eine Zentralisierung der Sportführung auf staatlicher Ebene nach sowjetischem Vorbild.

> "Das Staatliche Komitee für Körperkultur und Sport [...] ist die oberste Instanz auf allen Gebieten der Körperkultur und des Sports in der Deutschen Demokratischen Republik."[54]

Sport und Erholung vom 08.02.1950 in Theorie und Praxis der Körperkultur, Beiheft (1969), S. 67 ff.

52   Folgend auf den Beschluss gründeten sich Betriebssportgemeinschaften im Fußball, Handball, in der Leichtathletik, , Schwimmen, Radsport, Boxen, Volleyball, Basketball, im Geräteturnen, der Gymnastik, im Ringen, Rudern und Eiskunstlauf. Die Anweisung Nr. 5 wurde unter der Bezeichnung Beschluss über die Bildung von Betriebssportgemeinschaften zur Hebung des Leistungsniveaus in den wichtigsten Sportarten veröffentlicht. Vgl. Simon/Wonneberger in Theorie und Praxis des Leistungssports, 10 (1988), S. 145.

53   Bericht über die Tätigkeit und die Ergebnisse der 1. deutschen Studiendelegation in der Sowjetunion vom 30.10.1950 bis 14.12.1950 in Frost, Heise, Liebold u.a. (Hg.), 1991, S. 84. Weiterhin war vorgesehen, den DS in ein Komitee umzuwandeln, da er sonst "zu einem Hemmschuh der Entwicklung der Sportvereinigungen und Sektionen wird." Ebenda, S. 84.

54   Verordnung über die Errichtung von Staatlichen Komitees für Körperkultur und Sport vom 24.07.1952, § 3in Theorie und Praxis der Körperkultur, Beiheft (1969), S. 69.

Der DS wurde durch die neu entstandene Institution aus der Leitung des Sports verdrängt und übernahm lediglich noch die Verwaltung und Organisation von nationalen und internationalen Wettkämpfen.[55] Die dem Ausschuss noch 1948 durch parteiliche Richtlinien[56] zugeordneten Führungsbereiche gingen an das Staatliche Komitee über.[57] Die Monopolstellung des Komitees erklärte sich für Simon/Wonnberger "aus dem revolutionstheoretischen Grundsatz vom Staat als dem Hauptinstrument der Arbeiterklasse und ihrer marxistisch-leninistischen Partei beim Aufbau des Sozialismus."[58]

Dem Staatlichen Komitee gehörten Vertreter gesellschaftlicher und staatlicher Organisationen, Mitglieder der wichtigsten Betriebssportgemeinschaften, Sportwissenschaftler und Trainer an.[59] Die Mitglieder der staatlichen und gesellschaftlichen Gremien rekrutierten sich aus der Freien Deutschen Jugend (FDJ), dem Freien Deutschen Gewerkschaftsbund (FDGB), dem DS, den Ministerien des Inneren, - der Volksbildung, - des Gesundheitswesens sowie Mitgliedern der Staatssekretariate für Berufsbildung und Hochschulwesen, der Gesellschaft für Sport und Technik (GST) und der wichtigsten Bezirkskomitees für Körperkultur und Sport. Die Delegierten dieser Instanzen wurden dem Komitee in Form eines Rates angegliedert, der als beratendes und unterstützendes Organ fungierte. Die umfangreichen Kompetenzen des Komitees "zur Hebung des ideologischen, organisatorischen und fachlichen Niveaus von Körperkultur und Sport"[60] verdeutlichen sowohl den gesellschaftspolitischen Stellenwert des Sports als auch die von der Partei angestrebte Kontrolle über das Leistungssportsystem von einer autorisierten und steuerbaren Institution.

Das Komitee koordinierte und steuerte:

- die Schulung und den Einsatz von Fachkräften in allen Sportarten.
- die Herausgabe von Richtlinien für den Sportunterricht in allen Schulformen.

---

55 Die Herausgabe der Zeitschrift Theorie und Praxis der Körperkultur übernahm ab der sechsten Ausgabe das Staatliche Komitee vom Deutschen Sportausschuss·

56 Vgl. 11. Tagung des Parteivorstandes am 29./30.06.1948 in Frost, Heise, Liebold u.a. (Hg.), 1991, S. 54.

57 Vgl. Kühnst, 1982, S. 55.

58 Simon/Wonneberger in Wissenschaftliche Zeitschrift der DHfK, 3 (1982), S. 7.

59 Vgl. Verordnung über die Errichtung von Staatlichen Komitees für Körperkultur und Sport vom24.07.1952, § 6 in Theorie und Praxis der Körperkultur, Beiheft (1969), S. 70.

60 Ebenda, § 1, S. 69.

- zusammen mit dem Ministerium für Gesundheit das Sportärztewesen die gesamte Arbeit der Sportforschung.[61]
- die Leitung aller Abteilungen für Körperkultur und Sport in Ministerien und Staatssekretariaten.
- die Auswertung der sportlichen Erkenntnisse der Sowjetunion für die Belange des DDR-Sports.[62]

Ein weiterer Schritt war die Bildung von Komitees auf Bezirks-, Kreis- und Stadtebene.[63] Die dortigen Gremien entsprachen in ihrer Zusammensetzung dem staatlichen Pendant. Bis 1957 vollzog sich diese Zentralisation hauptsächlich unter Leitung des Staatlichen Komitees für Körperkultur und Sport bis auf die unteren Ebenen des Sportsystems. Kühnst führt einige der relevantesten Veränderungen in der Struktur des Leistungssports der DDR auf das Wirken des Staatlichen Komitees zurück:

1. Die Bildung des NOK der DDR.
2. Die Errichtung der KJS.
3. Die terminliche Planung zur Erreichung von DDR-, deutschen- und internationalen Rekorden in bestimmten Disziplinen.
4. Die Schaffung einer einheitlichen Klassifizierung im DDR-Sport.[64]

Die Leitung des Komitees war allein auf den ersten Vorsitzenden ausgelegt, der direkt vom Ministerrat eingesetzt wurde. Er berief oder entließ die Mitarbeiter des Komitees und die aller dem Komitee unterstellten Institutionen. Der Vorsitzende hatte bei zu fällenden Entscheidungen ein Vetorecht, musste aber seinerseits Entscheidungen nur vor dem Ministerrat verantworten. Dem Sekretariat des Komitees, dem der Vorsitzende mit eigenem Geschäftsbereich vorstand, sollten anfänglich vier stellvertretende Vorsitzende angehören.[65]

Bei der Realisierung berief der Ministerrat neben Ewald allerdings nur drei Stellvertreter.[66] Die SED war ihrer Zielsetzung, der Konkretisierung

---

[61] Die in Kap. 4 beschriebenen wissenschaftlichen Funktionsträger unterstanden alle dem Staatlichen Komitee bzw. dessen Nachfolgeorganisation, dem Staatssekretariat für Körperkultur und Sport.
[62] Ebenda, § 7, S. 71.
[63] Ebenda, § 11, S. 72.
[64] Vgl. Kühnst, 1982, S. 85.
      Vgl. Gieseler, 1992, S. 8.
[65] Vgl. Verordnung über die Errichtung von Staatlichen Komitees für Körperkultur und Sport vom 24.07.1952, § 3 - 5 in Theorie und Praxis der Körperkultur, Beiheft (1969), S. 70. Vgl. auch Verordnung über das Statut des Staatlichen Komitees für Körperkultur und Sport vom 23.03.1961 in Theorie und Praxis der Körperkultur, Beiheft (1969), S. 93. In § 5 der Verordnung wird die zentrale Bedeutung des Vorsitzenden deutlich hervorgehoben.
[66] Neben Ewald, der seit 1948 die Hauptabteilung Kultur und Bildung im Deutschen Sportausschußgeleitet hatte, wurden R. Weißig, A. B. Neumann und G.

und Zentralisierung der sportlichen Belange durch die Schaffung des leistungsstarken Lenkungs- und Kontrollorgans einen entscheidenden Schritt nähergekommen. Als ein weiterer Aspekt kann die Möglichkeit angesehen werden, dass die Führung des Komitees, die faktisch allein auf den Vorsitzenden ausgelegt war, durch personelle Veränderungen relativ schnell und leicht manipulierbar war.

> "Die SED erwirkte über das Staatliche Komitee eine sofortige Prä-
> zisierung der organisatorischen und ideologischen Aufgaben."[67]

Diese von Kühnst angesprochene Präzisierung des Sportsystems ist in der Direktive vom 01.02.1960 deutlich nachzuvollziehen. Für den Bereich des Leistungssports forderte das Komitee:

> "In den Sportarten Leichtathletik, Schwimmen, Turnen, Radsport,
> Boxen, Gewichtheben, Ringen, Skisport und anderen wichtigen
> Sportarten sollen die Sportler der DDR in die Weltspitze vordrin-
> gen bzw. die errungenen Positionen weiter festigen."[68]

Hier ist bereits die Vorstufe einer Förderungsbeschränkung zu erken-nen, die im Leistungssportbeschluss des DTSB von 1969 explizit formu-liert wurde. Bei den Olympischen Spielen und internationalen Meister-schaften sollten Höchstleistungen angestrebt werden, "damit sich die Deutsche Demokratische Republik würdig in die Reihen der besten Sportnati-onen einreiht."[69]

Für Wissenschaft und Forschung legte das Komitee die Aufgabenstel-lungen der ihm unterstellten Institute und exakte Zahlen über die bis 1965 im Rahmen des Siebenjahresplans auszubildenden Trainer, Sport-lehrer und Übungsleiter fest. Außerdem waren präzise Vorgaben für die Entwicklung der Sportmedizin, über Investitionen und Bauvorhaben in der Direktive enthalten.[70]

In der Führungsstruktur des Staatlichen Komitees erfolgten bis zur Um-bildung in das Staatssekretariat keine erheblichen Umformungen. Bereits 1957 erfolgte im beratenden Gremium wahrscheinlich aufgrund der wachsenden Koordinationsaufgaben eine personelle Erweiterung.[71] Die

---

Hoffmann ins Sekretariat berufen. Mit der leitenden Funktion im Staatlichen Komitee zeichnete sich bereits die Karriere des späteren DTSB- Präsidenten Ewald ab. Vgl. dazu Gieseler, 1992, S. 7.

67 Kühnst, 1982, S. 56.

68 Direktive des Staatlichen Komitees für Körperkultur und Sport zur Entwick-lung der sozialistischen Körperkultur bis zum Jahre 1965 vom 01.02.1960 in Frost, Heise, Liebold u.a. (Hg.), 1991, S. 134.

69 Ebenda, S. 134.

70 Vgl. ebenda, S. 134 ff.

71 Der Rektor der DHfK und der Vorsitzende des am 20.03.1950 auf Anregung des DS gegründeten Wissenschaftlichen Rats (vgl. Kap. 2.2.3) wurden in das Staatliche Komitee aufgenommen. In der Verordnung über das Staatliche Ko-

finanzielle Unterstützung bezog das Komitee seit der Gründung des Volkseigenen Betriebs (VEB) Sport-Toto am 12.12.1953 zu großen Teilen aus dieser Institution. Von Beginn an war der Sport-Toto dem Komitee unterstellt, das dass Gründungsstatut für die Organisation erließ.

> "Der Reinertrag aus dem Sporttoto wird zur Förderung des Sports in der Deutschen Demokratischen Republik und im demokratischen Sektor von Groß-Berlin, insbesondere zum Ausbau und Aufbau von Sportanlagen und zur Entwicklung des Sportes in den Betriebssportgemeinschaften verwendet."[72]

Das Staatliche Komitee leitete den VEB und verteilte die Erträge, die 45 Prozent der Gesamteinnahmen ausmachten,[73] gemäß den jeweiligen Beschlüssen.[74] Die Unterstellung des VEB Sport-Toto an das Staatliche Komitee bzw. Staatsekretariat für Körperkultur und Sport blieb bis 1967 erhalten. 1967 erfolgte eine Angliederung des Sport-Toto an das Finanzministerium.[75]

Die laut der Gründungsverordnung vom 24.07.1952 gebildeten Bezirks-, Kreis- und Stadtkomitees wurden aufgelöst und durch Sportreferate bei den Bezirks- und Kreisräten ersetzt. Diese waren sowohl dem Komitee als auch den örtlichen staatlichen Organen unterstellt und sollten die Förderung und die staatlichen Belange in bezug auf den Sport wahren.[76] Die Lenkungs-, Leitungs- und Kontrollmechanismen des Organs beim Ministerrat wurden durch diese Doppelfunktion weiter intensiviert.

---

mitee findet sich unter § 2 eine genaue Aufstellung der Mitglieder. Vgl. Verordnung über das Staatliche Komitee für Körperkultur und Sport vom 06.06.1957 in Theorie und Praxis der Körperkultur, Beiheft (1969), S. 87 ff.

[72] Verordnung über die Errichtung des Sport-Toto vom 12.12.1953, § 3 in Frost, Heise, Liebold u.a. (Hg.), 1991, S. 113.

[73] Vgl. ebenda, § 3, S. 113

[74] Vgl. Verordnung über das Statut des Staatlichen Komitees für Körperkultur und Sport vom 23.03.1961, § 2, in Theorie und Praxis der Körperkultur, Beiheft (1969), S. 92.

[75] Erbach erläutert, dass der VEB Sport-Toto auf Betreiben Manfred Ewalds bei einer Unterredung von verantwortlichen Funktionären am 26.12.1967 aus dem Bereich des Staatlichen Komitees herausgelöst und dem Finanzministerium unterstellt wurde. "Ewald ging es nicht um bessere ökonomische Regelungen, sondern um mehr Einfluß, denn für den Sport war die Veränderung in der Unterstellung von Sport-Toto und Zahlenlotto von großem Nachteil." Erbach in Neues Deutschland, 14./15.01.1995.

[76] Vgl. Verordnung über das Staatliche Komitee für Körperkultur und Sport vom 06.06.1957, § 6/7, in Theorie und Praxis der Körperkultur, Beiheft (1969), S. 89.

2.2.2 Die Umbildung zum Staatssekretariat für Körperkultur und Sport

Am 17.06.1970 wurde das Staatssekretariat für Körperkultur und Sport als Nachfolgeorganisation des Staatlichen Komitees gegründet. Das Komitee blieb weiterhin bestehen und wurde in eine gesellschaftliche Organisation umgewandelt. 1974 wurde es unter dem Vorsitz Manfred Ewalds neu konstituiert. Gieseler misst dem gesellschaftlichen Komitee große Verdienste im Freizeit- und Erholungssport bei, im Leistungssportbereich blieb es ohne Belang.[77]

Die Befugnisse des Staatlichen Komitees gingen auf das Sekretariat über. Im weiteren Verlauf war dessen Tätigkeit vermehrt in der Koordination des Sports zu sehen, beispielsweise in der "konsequenten Verwirklichung der in langfristigen Plänen, Fünfjahres- und Jahresplänen festgelegten Ziele zur ständigen Verbesserung der Bedingungen für Körperkultur und Sport, insbesondere der materiell-technischen Bedingungen." [78]

Zumindest formal wird in der Verordnung über das Statut des Staatssekretariats die Doppelfunktion der Förderung des Breiten- und Spitzensports aufrechterhalten. Das Staatssekretariat sollte den DTSB bei der Gewinnung der Bürger für die "regelmäßige sportliche Betätigung im Übungs-, Trainings- und Wettkampfbereich" und das gesellschaftliche Komitee "aktiv und allseitig" unterstützen.[79]

Ein Hauptaugenmerk lag immer noch auf der Kooperation mit der UdSSR.[80] Die Zusammenarbeit mit den Bezirksräten wurde intensiviert und ein gegenseitiger Erfahrungsaustausch unter den Bezirken motiviert.[81] In der Führungsstruktur änderte sich nichts. Der Staatssekretär, der den ersten Vorsitz innehatte, leitete das Sekretariat nach dem "Prinzip der Einzelleitung."[82]

Die Tragweite der Kompetenzen des Staatssekretariats wird anhand der ihm mittlerweile unterstellten Institutionen deutlich. Die DHfK, das FKS, der SMD, die FES, das Büro für Sportbautenprojektierung und die Zentrale Aufbauleitung sowie das Generalsekretariat des Wissenschaftlichen Rats waren direkt dem jeweilig führenden Staatssekretär unterstellt,[83] der damit Zugriff auf die für den Leistungssport maßgeblichen Funkti-

---

[77] Vgl. Gieseler in Sportwissenschaft, 2 (1983), S. 128.
[78] Erbach (Hg.), 1979, S. 124.
[79] Verordnung über das Statut des Staatssekretariats für Körperkultur und Sport vom 17.06.1970, § 2 in Harmel/Heise/Melchert, 1986, S. 74.
[80] Ebenda, § 9, S.75.
[81] Ebenda, § 10, S. 75 f.
[82] Ebenda, § 11, S. 76.
[83] Ebenda, § 13, S. 76.

onsträger hatte (siehe Kap. 4). Durch die Häufung der Befugnisse und die Art der ihm unterstellten Institutionen ist die Orientierung des Staatssekretariats a priori auf dem Gebiet der Leistungssportförderung zu sehen.[84] Die Förderung des Breitensports, die selbst in der westdeutschen Literatur als Funktion akzeptiert wird,[85] hatte einen untergeordneten Stellenwert. Die Vormachtstellung des Staatssekretariats bzw. des Staatlichen Komitees in der Leitung des Sports wurde mit der Gründung des DTSB und der Leistungssportkommission vornehmlich auf die Koordinationsaufgaben im sportlichen Sektor reduziert (siehe Kap. 2.3 und Kap. 3.).

2.2.3 Der Wissenschaftliche Rat beim Staatssekretariat

Am 20.03.1952 regte der Deutsche Sportausschuss (DS) auf der ersten sportwissenschaftlichen Konferenz der DDR in Leipzig die Bildung eines Wissenschaftlichen Rats (WR) an. Nach seiner Gründung beim DS wurden Fachkommissionen für verschiedene sportwissenschaftliche Gebiete formiert, unter anderem für die Aufarbeitung der Ergebnisse der ersten Studiendelegation des DS in die UdSSR Ende 1950.[86]

Der Präsident des Gremiums wurde der Sekretär des DS Roland Weißig. Mit Bildung des Staatlichen Komitees für Körperkultur und Sport ging die Leitung des WR an dieses über.[87] Kühnst räumt dem Rat, bestehend aus 52 Ärzten, Trainern und Leistungssportlern, zu dieser Zeit einen hohen Wirkungsgrad ein. Durch eine große Anzahl geheimer Fachtagungen und ergänzender sportwissenschaftlicher und -politischer Kongresse setzte der WR zwischen 1952 und 1955 "in enger Zusammenarbeit mit dem Staatlichen Komitee die Beschlüsse zur konsequenten Entwicklung des Leistungssports durch."[88]

---

84   Gräßler unterstreicht, dass als eine Folge dieser einseitigen Ausrichtung auf den Leistungssport das Staatliche Komitee einen wesentlichen Faktor für die "Deformierung der kulturell-sportlichen Fördermaßnahmen" darstellt. Als charakteristisches Beispiel führt er die Direktive des Komitees zur Ausarbeitung der Perspektivpläne für die Entwicklung der Körperkultur bis 1970 an, die 1965 erstellt wurde. In der Direktive wurde festgelegt, "den Leistungssport im weitesten Sinne gegenüber allen Bereichen der Körperkultur vorrangig zu fördern." Gräßler in Wissenschaftliche Zeitschrift der DHfK, 1 (1990), S. 42.

85   Vgl. Bundesministerium für innerdeutsche Beziehungen (Hg.), 1975, S. 805. Vgl. Langenbucher/Rytlewski/Weyerfrag (Hg.), 1983, S. 653.

86   Vgl. Skorning, 1975, S. 18.

87   Weißig wurde stellvertretender Vorsitzender des Komitees (siehe Kap. 2.2.1).

88   Kühnst, 1982, S. 64. Laut Kühnst wurden im Wissenschaftlichen Rat in dieser Zeit die ersten Individuellen Trainingspläne(ITP) erarbeitet. Vgl. ebenda, S. 64

1961 erfolgte nach einem personellen Wechsel an der Spitze des Komitees eine Umstrukturierung in den *Wissenschaftlich-Methodischen Rat*.[89] Damit wurde der Versuch eingeleitet, die sportwissenschaftliche Arbeit noch effektiver und praxisnäher zu gestalten.[90]

> "Der Wissenschaftlich-Methodische Rat beim Komitee ist das zentrale beratende Gremium für die Entwicklung der Sportwissenschaften in der DDR. Er unterstützt das Komitee beim Aufbau der sozialistischen Körperkultur in den Fragen der Sportwissenschaft und der Kaderausbildung."[91]

Zu diesem Zweck erfolgte eine Neuaufteilung des Rats in folgende Bereiche:

* Sektion Leistungssport
* Sektion Kinder- und Jugendsport
* Sektion Volkssport
* Sektion Theorie, Geschichte und Organisation der Körperkultur
* Sektion Kaderaus- und Weiterbildung
* Sektion Sportmedizin
* Sektion Forschungskommission.[92]

Diese Umstrukturierung geht auf den neuerlichen Besuch einer Studiendelegation in der UdSSR zurück, der 1959 erfolgte.

> "Im Zusammenhang mit dem Studienaufenthalt und seiner Auswertung stand ein breites Spektrum wissenschaftspolitischer und sportwissenschaftlich-theoretischer Fragestellungen zur Diskussion. [...] Auf der Grundlage der sowjetischen Erfahrungen wurde auch in der DDR deutlicher die Rolle der Sportwissenschaften für die Herausbildung sportlicher Spitzenleistungen erkannt."[93]

Im weiteren war die Hauptfunktion des Rats die Unterstützung des DTSB bei der "Planung und Koordination aller wissenschaftlichen Fragen," da sich dieser zum "Hauptträger und Organisator der sozialistischen Körperkultur und insbesondere auch des Leistungssports" entwickelt hatte.[94]

---

[89] Neuer Vorsitzender des Komitees wurde Alfred B. Neumann, der bereits seit 1952 einer der drei Stellvertreter Ewalds war (siehe Kap. 2.2.1).

[90] Vgl. Skorning, 1975, S. 35.

[91] Verordnung über das Statut des Staatlichen Komitees für Körperkultur und Sport vom 23.03.1961 in Theorie und Praxis der Körperkultur, Beiheft (1969), S. 94.

[92] Vgl. Gründungskonferenz des Wissenschaftlich-methodischen Rats vom 28.4. 1961 in Theorie und Praxis der Körperkultur, Beiheft (1969), S. 44.

[93] Steger, 1975, Kap. 3.2.2., ohne Seitenangabe.

[94] Ebenda, Kap. 3.2.2..

Buggel[95] stellt als gravierenden Wirkungsbereich des Rats die Erörterung der für Forschung und Wissenschaft wichtigen Fragestellungen heraus, um ein "hohes theoretisches Niveau" der Forschung und deren Praxiswirksamkeit zu gewährleisten. Ebenso nennt er die fachspezifische Ausbildung der Sportkader, des weiteren die sportwissenschaftliche Propaganda und "die Profilierung der Disziplinen der Sportwissenschaft" sowie ihre fortschreitende "Verflechtung und Kooperation mit anderen Wissenschaften."[96]

Eine weitere Vertiefung der Interdisziplinarität der Wissenschaftsbereiche wurde für den Fünfjahresplan von 1980 bis 1985 angestrebt. Der Rat erarbeitete eine inhaltliche Grundorientierung für diesen Zeitraum, für die die Forschungspläne sämtlicher sportwissenschaftlicher Institute aufeinander abgestimmt werden sollten. Diese Maßnahme umfasste alle Institutionen, gleich welchem Ministerium sie unterstellt waren. Als vorrangige Entwicklungstendenz wurde für die Forschung die stärkere Integration der Körperkultur in die Gesellschaft festgelegt. Die Einbeziehung des Sports in die sozialistische Lebensweise sollte "tiefgründiger und umfassender" dargestellt und die Sportorganisationen bei der kommunistischen Erziehung der Sportler unterstützt werden.[97] Der WR war gemäß seinem Auftrag in den fünfziger und sechziger Jahren das entscheidende Gremium zur anfänglichen Entwicklung der Sportwissenschaft. Seine spätere hauptsächliche Vakanz kann ähnlich der der Abteilung Sport des ZK der SED im sportpolitischen bzw. im ideologischen Sektor angesiedelt werden. Ob er einen Einfluss auf gravierende Entscheidungen der jüngeren Entwicklung im Leistungssport der DDR hatte, muss bezweifelt werden. Laut Steger wurde der Einfluss des WR mit der Bildung der Leistungssportkommission erheblich verringert, da "die Verbindung der Anforderungen der Praxis des Leistungssports und die wissenschaftliche Arbeit im Leistungssport auf ein höheres Niveau gehoben" werden musste,[98] welches trotz der Umgestaltung des Rats eine neue Institution erforderlich machte.

Die LSK übernahm unter dem Gesichtspunkt dieses neuen Niveaus die Aufgaben der Sektion Leistungssport des Wissenschaftlich-methodischen Rats.[99]

---

[95]   Edelfrid Buggel war von 1975 bis 1990 stellvertretender Vorsitzender des Staatssekretariats.
[96]   Buggel in Theorie und Praxis der Körperkultur, 9 (1979), S. 716.
[97]   Ebenda, S. 719.
[98]   Steger, 1975, Kap. 3.2.2. ohne Seitenangabe.
[99]   Ebenda, Kap. 3.2.2..

2.3 Die Leistungssportkommission (LSK)

Die Literaturlage über die LSK steht in keiner Relation zu ihrer zentralen Bedeutung für den Leistungssport der DDR. Die meisten Autoren stufen sie zwar als eine führende Einrichtung des Sports ein, eine genauere Betrachtung in bezug auf ihre Zusammensetzung und die Aufgabenbereiche ist kaum auffindbar.[100] Der Verfasser stützt sich deswegen in diesem Kapitel vorrangig auf die Aussagen von Steger und Schumann, die in ihren Dissertationen exaktere Angaben über die Leistungssportkommission machen. Des weiteren hat der Verfasser versucht, deren Aussagen durch persönliche Gespräche mit Experten zu überprüfen. Diese waren einhellig derselben Meinung in bezug auf die zentrale Bedeutung der LSK, eine zufriedenstellende Auskunft über deren Zusammensetzung und Aufgaben konnte in der Mehrzahl der Gespräche nicht erteilt werden.[101]

2.3.1 Die Gründung der Leistungssportkommission und ihre frühen Aufgaben

Simon/Wonneberger erläutern die Gründung der LSK als eine Folge der Umstrukturierung des Wissenschaftlich-methodischen Rats beim Staatlichen Komitee für Körperkultur und Sport.[102]

> "Zur einheitlichen Führung aller Prozesse wurde im Zusammenhang mit der Umstrukturierung des Wissenschaftlich-Methodischen Rates beim Staatlichen Komitee für Körperkultur und Sport 1962 die Leistungssportkommission gebildet. In den Bezirken und Kreisen wurden später Kommissionen mit analogen Aufgaben berufen."[103]

---

[100] Die Tatsache resultiert aus der Geheimhaltung der Existenz bzw. der Arbeitsergebnisse der Kommission. Vgl. Pickenhain in Sports, 3 (1990), S. 48.

[101] Es erfolgten dazu unter anderem Gespräche mit G. Stark (vgl. Anlage 4), G. Thieß (ehemaliger leitender FKS-Mitarbeiter der Abt. Kinder- und Jugendsport und Mitbegründer des Sichtungssystems) und R. Dannhauer (vgl. Anlage 3). Stark und Thieß bestätigten weitgehend die Angaben von Schumann und Steger zur Zusammensetzung der Kommission, wollten sich aber nicht exakt festlegen, da ihr Wissen nur aus Gesprächen mit Kollegen herrührte. Dannhauer macht einige Angaben zu den Aufgabenbereichen der Bezirks-Leistungssportkommissionen, die von der LSK im Verlauf ihres Wirkens gebildet wurden.

[102] Vgl. Kap. 2.2.3.

[103] Simon/Wonneberger in Theorie und Praxis des Leistungssports, 10 (1988), S. 149.

Steger beurteilt die Gründung als eine Maßnahme, die als Folge der fortschreitenden Entwicklung im Leistungssport, speziell im Zuge der Auswertung der Olympischen Spiele 1960 und der Vorbereitung der Spiele
von 1964, erforderlich wurde.[104] Schumann unterstützt und präzisiert
diese Aussage. Die Bildung der Kommission ging auf einen Beschluss
des Politbüros des ZK der SED vom 17.01.1962 über weitere Maßnahmen
zur Vorbereitung auf die Olympischen Spiele 1964 zurück.[105]

Die LSK war bei ihrer Gründung ein gemeinsames Organ des Präsidiums des Deutschen Turn- und Sportbundes und des Staatlichen Komitees für Körperkultur und Sport. In ihr waren die leitenden Leistungs-
sportkader des DTSB, des Staatlichen Komitees, des Ministeriums für
Gesundheit und der DHfK zusammengefasst. Zu den Hauptaufgaben
gehörte es, die Zusammenarbeit zwischen Trainern, Sportwissenschaftlern und Sportärzten zu organisieren, die Wissenschaft in den Trainingsbetrieb einzugliedern und eine einheitliche Planung, Leitung und Kontrolle der Forschung im Bereich des Leistungssports durchzusetzen. Im
weiteren Verlauf erfolgte eine Ergänzung aufgrund der wachsenden
Aufgabenbereiche durch weitere Sportwissenschaftler, Sportmediziner,
Trainer und Funktionäre.[106] Die Kommission war mit dem Leistungssportbeschluss des Politbüros vom 11.09.1965 der alleinigen Führung des
Präsidiums des DTSB unterstellt und wurde 1967 unter der Bezeichnung
Zentrale Leistungssportkommission der DDR neugebildet.[107]

Es erfolgte eine Erweiterung der Aufgabenstellungen: Die LSK sollte die
Grundrichtungen für die gesamte Leistungssportforschung erstellen und
für ihre schnelle Umsetzung in die Trainingspraxis sorgen. Folgerichtig
entschied die Kommission über die Jahrespläne im Leistungssportbereich und berief zentrale wissenschaftliche Konferenzen und Seminare.
Ebenso entschied sie über die Veröffentlichungen in wissenschaftlichen
Schriften.[108]

Zur Unterstützung der LSK wurde am 18.01.1966 ein Rat für Leistungssportforschung gebildet, dessen Arbeitsbereiche sich wie folgt gliederten:

---

104 Vgl. Steger, 1975, Kap. 3.2.2., ohne Seitenangabe. siehe auch Kap. 2.2.3.
105 Vgl. Schumann, 1992, S. 115.
106 Vgl. Steger, 1975, Kap. 3.2.2., ohne Seitenangabe.
107 Vgl. Schumann, 1992, S. 115.
108 Was z.B. zur Folge hatte, das Artikel, die für die Zeitschrift Theorie und Praxis
der Körperkultur zur Veröffentlichung vorgesehen waren, der Vorlage und
Erlaubnis der LSK bedurften. Da die Zeitschrift keine Verschlusssache wie z.B.
die Theorie und Praxis des Leistungssports war, wurden dort keine neuen Erkenntnisse der Leistungssportforschung publiziert. Mündliche Auskunft von
G. Thieß in einem persönlichen Gespräch mit dem Verfasser vom 30.03.1994 in
Schönebeck bei Magdeburg.

- Ausarbeitung von Konzeptionen zur perspektivischen Entwicklung des Leistungssports.
- Ausarbeitung der Forschungspläne und Kontrolle der Durchführung.
- Koordination aller Leistungssportforschungseinrichtungen und des schwerpunktmäßigen Einsatzes der wissenschaftlichen Kapazitäten.
- Inhaltliche Anleitung der wissenschaftlich-methodischen Leitungsgremien der Sportverbände und Koordination der sportartspezifischen Forschung.
- Organisation eines effektiven Informations- und Dokumentationssystems und der internen Wissenschaftspropaganda.
- Planung des zentralen Forschungsfonds.[109]

Der Rat arbeitete für die Realisierung dieser Aufgabenstellungen mit Leitinstitutionen der Leistungssportforschung wie der Forschungsstelle und dem Institut für Sportmedizin der DHfK sowie mit den Sportverbänden zusammen.[110]

Bereits vor der erwähnten Neubildung zur Zentralen Leistungssportkommission war die Situation einer fast vollständigen Zentralisation der sportlichen Leitung und Planung durch die Unterstellung der LSK an das Präsidium des DTSB entstanden.

2.3.2 Die Bedeutung der Leistungssportkommission in den siebziger und achtziger Jahren

"Das oberste Organ des Leistungssports der DDR ist die Zentrale Leistungssportkommission der DDR. In dieser Kommission werden [...] alle den Leistungssport betreffenden Leitungsentscheidungen getroffen."[111]

Schumann bezeichnet die LSK als eine Parteiorganisation, die vom Präsidenten des DTSB, der gleichzeitig Mitglied des ZK der SED war, nach deren Neubildung geleitet wurde. Nach der Modifikation wurde auch der personelle Rahmen der Kommission erweitert. Als Mitglieder sind der DTSB-Präsident und der stellvertretende Präsident für Leistungssport des DTSB, der Staatssekretär für Körperkultur und Sport sowie seine Stellvertreter, der Leiter der Abteilung Sport beim ZK der SED, die Vorsitzenden der Sportvereinigungen der Exekutivorgane (SV Dynamo und ASV Vorwärts), der Direktor des FKS, der Rektor der DHfK, der Leiter des SMD und Vertreter der Ministerien für Volksbildung, Bauwe-

---

109   Vgl. Steger, 1975, Kap. 3.3.2., ohne Seitenangabe.
110   Aus der Forschungsstelle der DHfK entstand das Forschungsinstitut für Körperkultur und Sport (FKS).
111   Gieseler in Sportwissenschaft, 2 (1983), S. 127/128. Im übrigen bestätigt Gieseler die von Schumann geschilderte Zusammensetzung der LSK.

sen, Finanzen und der Staatlichen Plankommission sowie Mitglieder gesellschaftlicher Organisationen wie dem FDGB und der FDJ zu nennen.[112] Zwei Arbeitsgruppen (AG) unterstützten die LSK, von der eine für Wissenschaft und die andere für Technik zuständig war. Die AG Wissenschaft entstand Ende der sechziger Jahre aus dem Rat für Leistungssportforschung und übernahm dessen Aufgabengebiete.

Die AG Wissenschaft bestand aus ausgewählten Mitgliedern verschiedenster sportwissenschaftlicher Bereiche, Verantwortlichen für die wissenschaftliche Arbeit im DTSB und beim Staatssekretariat für Körperkultur und Sport sowie ausgewählten Trainern. Sie leitete die wissenschaftlich-methodischen Gremien der Sportverbände.

Die AG Wissenschaft koordinierte die Aufgaben aller Einrichtungen der Leistungssportforschung und sicherte die Praxisnähe der Sportwissenschaften.[113]

Beide Arbeitsgruppen wurden von den stellvertretenden Vorsitzenden des Staatssekretariats für Körperkultur und Sport geleitet.

Sowohl die LSK als auch ihre Bezirksvertretungen tagten einmal monatlich, um kontinuierliche und schnelle Entscheidungen treffen zu können.

Dannhauer charakterisiert die Aufgaben der Leistungssportkommissionen auf kommunaler Ebene als hauptsächlich organisatorischer Natur.

Die Bezirkskommissionen für Leistungssport, die der LSK rechenschaftspflichtig waren, koordinierten bspw. den Einsatz von Trainern und materielle Bereiche wie den Neubau von Hallen und Sportstätten.

In die Gestaltung von Trainingsprozessen griffen sie in der Regel nicht ein.

> "Die Bezirks-Leistungssportkommission war für die Leistungsentwicklung in den einzelnen Bezirken zuständig, allerdings nicht von der methodischen Seite."[114]

Holzweißig beschreibt die Tätigkeit der kommunalen Leistungssportkommissionen weitgehend als die Umsetzung der Vorgaben durch die Leistungssportbeschlüsse des Politbüros der SED in den drei Förderstufen (vgl. Kap. 2.1.3.).[115]

Da die Entwicklung eines trainingsmethodischen Systems mit entsprechender effektiver Einbindung der Wissenschaft in den siebziger und

---

112   G. Stark bezweifelt das Mitentscheidungsrecht sämtlicher in die LSK eingegliederter Vertreter. Er beurteilt die Funktion der meisten Mitglieder außer der der führenden staatlichen Organisationen und des DTSB eher als beratend. Vgl. Anlage 4.
113   Vgl. Schumann, 1991, S. 137.
114   Siehe Anlage 3.
115   Vgl. Holzweißig, 1988, S. 50 f..

achtziger Jahren im wesentlichen als abgeschlossen betrachtet werden kann, gingen von der LSK speziell in den letzten Jahren keine entscheidenden Impulse mehr aus. Die Leitung des Leistungssports hat sich innerhalb der Kommission weiter auf einen geringen Personenkreis konzentriert.[116]

Der Weg der Leitungsspitze in den letzten Jahren des DDR-Sports war durch eine extreme Zentralisation, eine "Tilgung jeglichen Problembewußtseins" und durch "nahezu völlige Ausschaltung demokratischer Spielregeln" geprägt. In diesem Sinn gab es für die Entscheidungen der Leistungssportkommission kaum Spielraum zu deren Umsetzung. Sie waren "ausschließlich auf Erfolgszwang orientiert."[117]

---

[116] Vgl. ebenda, S. 116.
[117] Schreiter/Forchel in Training und Wettkampf, 4 (1990), S. 197.

3. Gesellschaftliche Organisationen der Leistungssportförderung

Bei den gesellschaftlichen Organisationen sind sowohl die *Gesellschaft für Sport und Technik* (GST) als auch der *Freie Deutsche Gewerkschaftsbund* (FDGB), die *Freie Deutsche Jugend* (FDJ) und der *Deutsche Turn- und Sportbund* (DTSB) zu nennen. Der FDGB und die FDJ waren zunächst die Träger der demokratischen Sportbewegung der DDR, deren Grundorganisationen die Betriebssportgemeinschaften waren.[118] Ullrich führt die Entstehung der Sportbewegung auf das Wirken der FDJ zurück.

> "In Mecklenburg gab es FDJ-Funktionäre, die die Bedeutung des Sports sehr bald erkannt hatten und ihn tatkräftig organisierten. Das bewog die sowjetische Militäradministration, am 11. Mai 1948 in einer Beratung mit der FDJ zu entscheiden, daß von nun an in den fünf Ländern nach diesem Beispiel verfahren werden sollte."[119]

Die Betriebssportgemeinschaften schlossen sich entsprechend der Organisationsstruktur des FDGB zu Sportvereinigungen zusammen.[120] Auf die Initiative von FDGB und FDJ entstand der Deutsche Sportausschuss (DS).[121] Der FDGB hatte im Verlauf von beiden Organisationen die engere Bindung zum Sport durch dessen Anschluss an die Betriebe.[122] Mit dem Verlust wesentlicher Befugnisse des DS durch die Konstituierung des Staatlichen Komitees für Körperkultur und Sport ging auch der Einfluss der zwei Organisationen auf den Aufbau und die Ziele des Sports in der DDR zurück. Die direkte Trägerschaft wurde mit dem Beschluss des ZK der SED vom 17.03.1951 aufgehoben.[123] Der FDGB und die FDJ waren fortan an der Organisation und Durchführung von Massensportfesten zur Repräsentation der sportlichen Begeisterung in der DDR, bei der Ausarbeitungen von Sportprogrammen etc. beteiligt.[124]

---

[118]   Vgl. Aufruf der FDJ und des FDGB zur Gründung einer demokratischen Sportbewegung vom 01.08.1948 in Frost, Heise, Liebold u.a. (Hg.), 1991, S. 55.

[119]   Fuchs/Ullrich, 1990, S. 23. Erbach weist in diesem Zusammenhang darauf hin, das die sowjetischen Erfahrungen einen dominanten Einfluss auf die anfängliche Entwicklung des Sportsystems der DDR hatten. Vgl. Erbach in Neues Deutschland, 14./15.01.1995.

[120]   Vgl. Langenbucher/Rytlewski/Weierfrag (Hg.), 1983, S. 652.

[121]   Vgl. Resolution zur Gründung des Deutschen Sportausschusses vom 01.10.1948 in Frost, Heise, Liebold u.a. (Hg.), 1991, S. 56.

[122]   Vgl. Simon in Theorie und Praxis der Körperkultur, 8 (1984) , S. 623.

[123]   Vgl. ebenda, S. 623.

[124]   FDGB und FDJ waren zwar in der Leistungssportkommission vertreten (vgl. Kap. 2.3.2), hatten abervermutlich keine wesentliche Funktion bei der Entschlussfassung. Hier stimmt der Verfasser mit der bereits erwähnten Meinung von G. Stark überein. Vgl. Anlage 4.

"Aufgabe der Freien Deutschen Jugend ist es, [...] in enger Zusammenarbeit mit dem Deutschen Sportausschuß große sportliche Massenwettbewerbe der deutschen Jugend zu organisieren und alle Mitglieder und Funktionäre zum Erwerb des Sportleistungsabzeichens "Bereit zur Arbeit und zur Verteidigung des Friedens" zu verpflichten."[125]

Sie stellten keinen wesentlichen Faktor für die Entwicklung des Leistungssports dar und hatten tendenziell eine größere Orientierung zum Breitensport. Der DTSB erstellte mehrfach in Kooperation mit dem FDGB und der FDJ gemeinsame Sportprogramme für den Freizeit- und Breitensport.[126] Ihre Präsenz bei der ideologischen Darstellung des "Sportwunderlands DDR"[127] lässt sich allerdings nicht absprechen.

Die am 07.08.1952 gegründete GST hatte aufgrund ihrer Konstellation einen höheren Stellenwert für den DDR-Leistungssport.

Der "sozialistischen Wehrorganisation"[128] waren die Reit- und Schießsportarten[129] angegliedert. 1961 übernahm der DTSB den Deutschen Pferdesportverband und den Verband Moderner Fünfkampf von der GST.[130]

Weiterhin gab es in der GST Sektionen für den Militärischen Mehrkampf, Motor-, Flug-, Nachrichten-, See-, Tauch- und Modellsport.[131] Dannhauer verweist in diesem Kontext auf die Ausweichmöglichkeit für Sportler, die "in einer Sportart nicht ganz nach vorne gekommen" sind.

"Diejenigen, die den Sprung zur KJS nicht schafften, sind vielleicht bei der GST im militärischen Mehrkampf gestartet."[132]

Er räumt aber ein, dass das "nur ein geringer Anteil" der Sportler war.[133] Die Präsenz der GST beschränkte sich im leistungssportlichen Bereich

---

[125]   Beschluss des Sekretariats des Zentralrats der FDJ über die Aufgaben auf den Gebieten der Körperkultur und des Sports vom 04.04.1951 in Frost, Heise, Liebold u.a. (Hg.), 1991, S. 85. Am 25.08.1958 erging ein Aufruf der FDJ, der GST und des DTSB an Sportler, Funktionäre und Trainer am Treffpunkt Olympia teilzunehmen. In allen Städten und Dörfern sollten bekannte Sportler vor Ort ihr Können demonstrieren, "damit die Jugend ihre Interesse in allen Sportarten wahrnehmen kann." Aufruf der FDJ, des DTSB und der GST zum Treffpunkt Olympia vom 25.08.1958 in Frost, Heise, Liebold u. a. (Hg.), 1991, S. 128.
[126]   Vgl. Gieseler in Sportwissenschaft, 2 (1983), S. 115. Vgl. Erbach (Hg.), 1979, S. 132 u. 134.
[127]   Fuchs/Ullrich, 1990, S. 42.
[128]   Erbach (Hg.), 1979, S. 131.
[129]   Diese verblieben auch größtenteils in der GST.
[130]   Vgl. Gräßler in Wissenschaftliche Zeitschrift der DHfK, 1 (1990), S. 43.
[131]   Vgl. Verordnung über die Gesellschaft für Sport und Technik vom 10.09.1968 in Staatssekretariat für Körperkultur und Sport (Hg.), 1984, S. 27.
[132]   Siehe Anlage 3.

entsprechend ihrer paramilitärischen Ausrichtung vorrangig auf die Schießsportarten, welche zum Teil olympisch waren.[134]

Den ungleich größten Anteil an der leistungssportlichen Entwicklung hatte der DTSB, dem alle wesentlichen Sportarten angegliedert waren.

Die Gründung, die Entwicklung und die Aufgabenbereiche des DTSB prägten den Leistungssport bis zum Ende der DDR erheblich.

3.1 Der Deutsche Turn- und Sportbund (DTSB)

3.1.1 Die Gründung des Deutschen Sportausschusses (DS)

Der am 01.10.1948 gegründete DS war der Vorgänger des Deutschen Turn- und Sportbundes. Im Vorfeld wurde auf einer Tagung des ZK der SED im Juni 1948 beschlossen, den Gewerkschaften und der FDJ die Gründung einer neuen, demokratischen Sportbewegung zu übertragen, da man bis dahin keine einheitlichen Trägerorganisationen für den Sport hatte.[135]

> "Feststehen aber dürfte, daß man das Durcheinander beenden wollte und eine Lösung darin gefunden zu haben glaubte, daß FDJ und Gewerkschaften eine [...] Sportbewegung gründen sollten."[136]

Aus dem Zentralrat der FDJ und dem Bundesvorstand der FDGB entstand als Dachorganisation der DS.[137] Circa ein halbes Jahr später, am 02.02.1949, entstand ein zusätzlicher Sportausschuss für Ost-Berlin. Die Errichtung einer leistungsstarken Infrastruktur mit den entsprechenden

---

133   Siehe ebenda.

134   Die Sektion Biathlon war der GST anfangs angeschlossen, wurde aber 1969 mit dem Leistungssportbeschluss des Präsidiums des DTSB an den Deutschen Skisportverband der DDR (DSLV) und damit dem DTSB angegliedert, so dass nur die Schießsportarten bei der GST verblieben. Vgl. Beschluss des Präsidiums des DTSB vom 22.04.1969 in Frost, Heise, Liebold u.a. (Hg.), 1991, S. 183.

135   Vgl. 11. Tagung des Parteivorstandes der SED am 29./30.06.1948 in Frost, Heise, Liebold u.a. (Hg.), 1991, S. 53 ff. Dort wird in den Richtlinien zum Aufbau einer demokratischen Sportbewegung deren Bildung und die Trägerorganisationen definiert. In diesem frühen Stadium werden als Aufgabengebiete bereits die sportliche Aus- und Fortbildung, sportärztliche Untersuchungen und Betreuung und die Anlage von Statistiken über Einzel- und Gruppenleistungen festgelegt.

136   Fuchs/Ullrich, 1990, S. 24.

137   Vgl. Resolution zur Gründung des Deutschen Sportausschusses vom 01.10.1948 in Frost, Heise, Liebold u.a. (Hg.), 1991, S. 56.

räumlichen und materiellen Bedingungen war die erste Aufgabe des DS. Die Bildung der ersten 24 Betriebssportgemeinschaften wurde angestrebt, deren Gründung und Entwicklung den Landessportausschüssen übertragen wurde.[138] In der Folgezeit wurden die entstandenen Betriebssportgemeinschaften in Sportvereinigungen zusammengefasst, deren Leiter folgerichtig die Vorsitzenden der Sportabteilungen der Gewerkschaften wurden. Auf diese Weise entstanden 18 Betriebssportvereinigungen:

SV Aktivist (Bergbau), SV Aufbau (Bauindustrie), SV Chemie (Chemische Industrie), SV Dynamo (Staatssicherheitsdienst, Volkspolizei), SV Einheit (Staatliche und kommunale Verwaltungen), SV Empor (Handel und Versorgung), SV Fortschritt (Textil- und Lederindustrie), SV Lokomotive (Reichsbahn), SV Medizin (Gesundheitswesen), SV Motor (Metallverarbeitende Industrie), SV Post (Postwesen), SV Rotation (Presse, graphische Betriebe, Bühne, Film und Funk), SV Stahl (Hütten-, Industrie- und Maschinenbau), SV Traktor (Land- und Forstwirtschaft), SV Turbine (Energiebetriebe), SV Vorwärts (Nationale Volksarmee), SV Wismut (Wismut-Erzbergbau), SV Wissenschaft (Hochschulen und Universitäten).[139]

Simon/Wonneberger bezeichnen die Entwicklung des Betriebssports als das "Rückgrat der Sportbewegung." Ebenso relevant für die Leistungsentwicklung war die "Entfaltung des Wettkampfsystems."[140] Die Schaffung neuer respektive die Sanierung vorhandener Sportanlagen und die Bereitstellung von Sportgerät und -material oblagen ebenfalls dem DS. Sowohl in der Gründungsresolution als auch während der konstituierenden Sitzung des Gremiums wies man darauf hin, dass es notwendig sei, "sofort Sportschulen einzurichten, unverzüglich einheitliche Lehrpläne für diese Schulen aufzustellen und die besten Lehrkräfte zu verpflichten."[141]

Der Leistungssport hatte mit der Gründung des DS eine Institution, die Ziele und Aufgaben konkret formulierte. Dass bis zu dem Zeitpunkt noch keine nennenswerten Bestrebungen zu einem leistungssportlich orientierten System vorhanden waren, resultierte aus den vorherrschenden Umständen nach dem Kriegsende und den Vorgaben durch die Besatzungsmächte. Als ein Kulminationspunkt für die forcierte Strukturierung des Sports ist ohne Zweifel die situative Beurteilung der ersten internationalen Wettkämpfe zu sehen. Im August 1949 nahm eine 115köpfige Delegation des DS an den II. Weltfestspielen der Jugend und

---

138   Vgl. ebenda, S. 57
139   Vgl. Bundesministerium für innerdeutsche Beziehungen (Hg.), 1975, S. 804.
140   Simon/Wonneberger in Theorie und Praxis des Leistungssports, 10 (1988), S. 143.
141   Resolution zur Gründung des Deutschen Sportausschusses vom 01.10.1948 in Frost, Heise, Liebold u.a. (Hg.), 1991, S. 57.

Studenten in Budapest teil. Die spätere DDR hatte damit erste internationale Beziehungen angeknüpft. Anfang 1950 vermehrte sich die Zahl der internationalen sportlichen Vergleiche, und die Verantwortlichen arbeiteten zudem auf die internationale Akzeptanz der DDR und deren Teilnahme an Olympischen Spielen hin. Dazu war eine entsprechende Leistungsdichte im Sport unerlässlich. Die Gründung des DS kann als der erste Schritt zur Förderung des Leistungssports angesehen werden. Die folgende enge Zusammenarbeit mit der am 22.10.1950 gegründeten DHfK und die weitere Konzentration der Aufgaben durch die Bildung des Staatlichen Komitees für Körperkultur und Sport waren die notwendigen Konsequenzen der frühen sportlichen Leistungsentwicklung in der DDR. Diese wurde durch die Reamateurisierung einiger Sportarten des noch in der DDR existierenden Profisports beschleunigt.[142]

3.1.2 Die Gründung und der allgemeine Aufbau des DTSB

"Der Deutsche Turn- und Sportbund als die Organisation der Turner und Sportler der Deutschen Demokratischen Republik sieht seine vornehmste Aufgabe darin, unsere gesamte Bevölkerung, vor allem die Jugend, für Körperkultur und Sport zu gewinnen, die allseitige Bildung und Erziehung gesunder und lebensfroher Menschen zu fördern, um damit den Aufbau unserer sozialistischen Gesellschaftsordnung verwirklichen zu helfen."[143]

Unter dieser Prämisse vollzog sich die Gründung des DTSB am 27. und 28.04.1957 in Berlin unter dem Vorsitz Rudi Reicherts[144] als die "einheitliche sozialistische Sportorganisation der DDR," die "auf freiwilliger Grundlage alle Sportler vereint."[145] Mit der Konstituierung der gesellschaftlichen Organisation vollzog sich eine einschneidende Leitungs- und Strukturänderung im DDR-Leistungssport.

---

[142] Vgl. Schumann, 1992, S. 79 Waldemar Borde, der erste Präsident des DS, äußerte sich auf der konstituierenden Sitzung des DS sehr kritisch zu diesem Gebiet. Er wies auf die Notwendigkeit zur Erarbeitung von Richtlinien für die Ausübung des Profisports hin, "damit Klarheit und Ordnung im Berufssport geschaffen wird." Aus dieser eher vagen Aussage kann zumindest eine Tendenz gegen den Profisport abgeleitet werden. Ob der Urheber der Reamateurisierung letztlich Borde war, ist nicht exakt nachvollziehbar. Deutscher Sportausschuss (Hg.): Protokoll der konstituierenden Sitzung des Deutschen Sportausschusses vom 01.10.1948, S. 23.

[143] Gründungsurkunde des DTSB vom 27./28.04.1957 in Frost, Heise, Liebold u.a. (Hg.), 1991, S. 124.

[144] Reichert war bereits seit 1952 Vorsitzender des Deutschen Sportausschusses. Vgl. Bundesministerium für innerdeutsche Beziehungen (Hg.), 1975, S. 804.

[145] Erbach (Hg.), 1979, S. 118.

46

Der DTSB wurde in 15 Regionalorganisationen (DTSB-Bezirke) und diese in 214 Kreisorganisationen gegliedert.

14 von 18 bestehenden Sportvereinigungen wurden aufgelöst und damit die Trägerschaft des Sports von den Betrieben, die diese bis dato innehatten, auf den DTSB übertragen.[146] Die Betriebssportgemeinschaften wurden zu Grundorganisationen des DTSB.

Die Sportvereinigungen der Nationalen Volksarmee (NVA), der Polizei bzw. des Staatssicherheitsdienstes, der Reichsbahn (Lokomotive) und des Erzbergbaus (Wismut) blieben wegen der besonderen Struktur und Bedeutung ihrer Träger bestehen.[147] Sie erhielten den gleichen Status wie die Bezirksorganisationen.[148]

Die Armeesportklubs (ASK), im Oktober 1956 gebildet, und die Sportklubs der Sicherheitsorgane (SC Dynamo), die bereits seit 1953 bestanden, hatten ein hohes Leistungspotential, da ein erheblicher Teil der Spitzensportler dort trainierte. Gilbert verweist in diesem Zusammenhang auf die Bedeutung der Elitesportklubs der NVA und der Staatssicherheitskräfte für die soziale Sicherheit der Athleten und die Effizienz ihrer Ausbildung durch die Konzentration von Leistungsträgern und etablierten Trainern in den Klubs.[149]

In den Sportklubs der Sicherheitsorgane wurden vor allem die olympischen Sportarten Leichtathletik, Schwimmen, Boxen, Geräteturnen, Radsport, Volleyball, Eisschnell- und Eiskunstlauf gefördert. Die Sportvereinigung Dynamo zählte zu den stärksten Bezirksorganisationen der DDR und brachte wie auch die SV Vorwärts eine Vielzahl namhafter Spitzensportler hervor.[150]

Mit der Umwandlung der Sektionen des DS in die 35 Sportverbände wurde die Organisationsänderung 1958 abgeschlossen. Lediglich der Schießsport war nicht beim DTSB, sondern bei der GST organisiert.[151] Der DTSB war somit bis auf die untersten kommunalen Ebenen organisiert. Seine Struktur umfasste die Sportgemeinschaften der Betriebe, der Verwaltungen, der NVA und der Sicherheitsorgane, der Universitäten und Hochschulen sowie die Sportgemeinschaften in städtischen und ländlichen Wohngegenden.[152] Diese waren in Sektionen für die einzelnen Sportarten und allgemeine Sportgruppen aufgeteilt. Sie bildeten die

---

146   Vgl. Simon/Wonneberger in Theorie und Praxis des Leistungssports, 10 (1988), S. 146.
147   Vgl. Bundesministerium für innerdeutsche Beziehungen (Hg.), 1975, S. 804.
148   Vgl. Gieseler in Sportwissenschaft, 2 (1983), S. 121.
149   Vgl. Gilbert, 1980, S. 97 ff..
150   Vgl. Erbach (Hg.), 1979, S. 130.
151   Vgl. Bundesministerium für innerdeutsche Beziehungen (Hg.), 1975, S. 804.
152   Der weitaus größte Anteil der Sportgemeinschaften bestand in den Betrieben.

massensportliche Basis des DTSB.[153] Um eine optimale Überführung von sporttreibenden Kindern und Jugendlichen aus den Schulen in den Übungs- und Wettkampfbetrieb des DTSB zu gewährleisten, gingen die Sportgemeinschaften mit den Schulsportgemeinschaften Patenschaften ein. Auf dem Stand von 1985 hatten 88 % der Sportgemeinschaften des DTSB eine Patenschaftsbeziehung zu einer Schulsportgemeinschaft.[154]

Hinzu kamen die DTSB-Organisationen von den Bezirken bis hin zu den Stadtbezirken. Die Sportvereinigungen der Exekutivorgane, die Sportklubs und die Sportverbände bildeten den Leistungsbereich.[155] Die Klubs kooperierten eng mit den Kinder- und Jugendsportschulen und den Trainingszentren.

Die Umwandlung der bisherigen Struktur geschah aus mehreren Gründen:

Das dem sowjetischen Modell angepasste System war nicht mehr leistungsfähig genug. Es sollte eine einheitliche Organisation geschaffen werden, die sowohl Breiten- als auch Leistungssport betreute. Davon versprachen sich die Verantwortlichen eine Verbesserung der Zusammenarbeit zwischen den einzelnen Wissenschaftsbereichen und der Sportpraxis unter einer zentralen Leitung, sowie eine verstärkte Förderung des Sports im Kinder- und Jugendbereich. Nicht zuletzt wurden die Verhandlungen für eine gesamtdeutsche Mannschaft durch eine Angleichung an die Strukturen des internationalen und westdeutschen Sports erleichtert.[156]

Das höchste Organ des DTSB und somit des DDR-Sports war der Turn- und Sporttag, der vom Bundesvorstand alle sechs Jahre einberufen wurde. Dieser nahm - analog zu den Parteitagen der SED - mit rund 1.100 Delegierten, bestehend aus den Vertretern der 35 Sportverbände, denen der 15 Bezirksdelegiertenkonferenzen und den Delegiertenkonferenzen der Sportvereinigungen Dynamo und Vorwärts, den Rechenschaftsbericht des amtierenden Bundesvorstandes und der Zentralen Revisionskommission entgegen und wählte den nächsten Bundesvorstand und die Revisionskommission. Der Bundesvorstand hatte einen Umfang von ca. 150 Personen und trat in der Zeit zwischen den Turn- und Sporttagen in der Regel zweimal jährlich zusammen. Der Präsident des DTSB, sein Vizepräsident und das Sekretariat, die die laufenden Organisationsarbeiten zu leisten hatten, wurden vom Bundesvorstand gewählt.[157] Die vom am-

---

153   Vgl. Holzweißig, 1988, S. 38.
154   Vgl. Röder in Theorie und Praxis der Körperkultur, Beiheft 2 (1985), S. 16.
155   Vgl. Statut des Deutschen Turn und Sportbundes der DDR vom 28.05.1978 in Harmel/Heise/Melchert, 1986, S. 206 ff..
156   Vgl. Anlage 4. Vgl. Holzweißig, 1988, S. 34.
157   Vgl. Holzweißig, 1988, S. 38.

tierenden Bundesvorstand am Ende seiner Legislaturperiode vorgeleg-
ten Planungsvorgaben für die folgenden sechs Jahre wurden vom Turn-
und Sporttag verabschiedet.[158]

Aus diesen Entschließungen gingen konkrete Jahrespläne hervor, die
Vorgaben für die folgenden Bereiche enthielten:

- Entwicklung des Massensports
- Kinder- und Jugendsport.
- Sportabzeichenprogramm der DDR.
- Lehrlings- und Studentensport.
- Übungs-, Trainings- und Wettkampfbetrieb.
- Freizeit- und Erholungssport.
- Organisationsentwicklung.
- Nachwuchsleistungssport.
- Leistungssport (dieser Planungsbereich galt nur für die Bezirksvor-
  stände, die zentrale Leitung der SV Dynamo, das Präsidium der
  ASV Vorwärts und dem Bundesvorstand des DTSB).
- Politisch-ideologische und kulturelle Arbeit.
- Internationaler Sportverkehr.
- Qualifizierung und Weiterbildung der Sportkader.
- Planung und Leitung.
- Materiell-technische Voraussetzungen für den Sport.[159]

Auf der Basis der Jahrespläne arbeiteten die Organisationen des DTSB
unter Kontrolle der Revisionskommissionen, die ebenfalls bis auf die
unteren kommunalen Ebenen bestanden. Am Ende jedes Jahres hatten
die Verantwortlichen Rechenschaft über die Tätigkeit ihres Bereichs ab-
zulegen. Auf diese Weise hoffte man, Schwachstellen in der Entwicklung
schnell zu entdecken und abzustellen.

3.1.3 Die interne und externe Leitungsstruktur und Funktion des DTSB im Leistungssport

Die Leitung im Leistungssport war nach den drei Förderstufen gegie-
dert. In der III. Förderstufe, dem Hochleistungsbereich, waren alle
Sportler zusammengefasst, die in den verschiedenen Sportklubs des
DTSB trainierten. Die Mitglieder besaßen in ihren Betrieben oder bei den
bewaffneten Organen sogenannte Kaderstellen, welche nochmals in drei
Abstufungen unterteilt waren. Inhaber der Kaderstufe III wurden nur
auf Anforderung vom Trainer zeitweise von der Arbeit freigestellt.

---

158   Vgl. Gieseler in Sportwissenschaft, 2 (1983), S. 120 ff..
159   Vgl. Planungsordnung des DTSB der DDR vom 03.04.1979 in Har-
       mel/Heise/Melchert, 1986, S. 247.

Sportler der Kaderstufe II erhielten eine wöchentliche Arbeitsfreistellung von 16 Stunden, solche der Stufe I waren von der Arbeit freigestellt.[160] Eine Vielzahl von Spitzensportlern waren aber auch Studenten, in der Mehrzahl an der DHfK.

Die II. Förderstufe umfasste den Bereich aller Kinder- und Jugendsportschulen. Förderstufe I schloss das Training der Kinder in den außerschulischen Trainingsgruppen, den Trainingszentren und -stützpunkten, ein. Diese drei Bereiche wurden vom Präsidium des DTSB, und zwar jeweils von einem Stellvertreter des Präsidenten, geleitet.[161]

Das oberste Gremium des DDR-Leistungssports war das Sekretariat des Bundesvorstands des DTSB, das alle maßgeblichen Entscheidungen auf der Grundlage der Leistungssportbeschlüsse traf und deren Ausführung kontrollierte. Im Sekretariat waren nicht nur der Präsident und die Vizepräsidenten des DTSB, sondern auch der Staatssekretär für Körperkultur und Sport und der Leiter der Abteilung Sport des ZK der SED integriert.[162] Die LSK, die wie erwähnt dem Präsidium des DTSB unterstellt war, leistete dem Sekretariat Zuarbeit in den Bereichen, die das Sekretariat nicht in alleiniger Verantwortung bewältigen konnte, z.b. bei der Koordination der Leistungssportforschung.

Entsprechend war das Staatssekretariat für Körperkultur und Sport in den Prozess mit eingebunden, dem die DHfK, das FKS, der SMD und die FES als maßgebliche Forschungseinrichtungen unterstanden.

DTSB-intern kooperierte das Sekretariat mit den Leitungen der Verbände, der Sportklubs und der Kinder- und Jugendsportschulen. Zusätzliche Beratungsgremien wie die wissenschaftlichen Zentren und die Trainerräte der einzelnen Verbände sowie die beim DTSB bestehenden Arbeitskreise der Sportartengruppen, die 1968 entstanden,[163] unterstützten die Leitung des DDR-Leistungssports. Die für den Leistungssport analog zum Breitensport existierenden kommunalen Einrichtungen des DTSB hatten neben Organisationsarbeiten als eine wesentliche Aufgabe die Sicherstellung einer reibungslosen Sichtung und Auswahl, einer effektiven Delegation von Kindern und Jugendlichen in die Trainingszentren, die KJS und die Sport- und Fußballklubs.[164]

Zur Realisierung zentraler Lehrgänge wurde ein großzügiges System von Sportschulen errichtet.

160   Vgl. Holzweißig, 1988, S. 39.
161   Vgl. Gieseler in Sportwissenschaft, 2 (1983), S. 122 f..
162   Vgl. Schumann, 1991, S. 117.
163   Vgl. Anlage 4.
164   Vgl. Ewald, 1994, S. 77.

Der DTSB schuf zur Lehrgangsbetreuung von Hochleistungssportlern, bspw. für die zentrale Vorbereitung einer Nationalmannschaft auf Wettkampfhöhepunkte, und zur Weiterbildung von Funktionären, Trainern, Übungsleitern und Kampfrichtern ein regelrechtes Netz von Sportschulen.

Diese befanden sich in Kienbaum bei Berlin (für Leichtathletik, Turnen, Fußball, Kanu, Rudern/Frauen, Radsport/Straße), in Lindow bei Berlin (für Schwimmen, Wasserspringen, Judo, Ringen, Gewichtheben, Boxen), in Rabenberg (für Fechten, Handball, Judo, Boxen, Ringen, Volleyball, Schwimmen, Skilanglauf, Leichtathletik/Lauf, Biathlon), in Oberhof (für Bobsport, Rennschlitten, Langlauf, Skisprung, Biathlon, Nordische Kombination), in Zinnowitz an der Ostsee (für Leichtathletik, Fußball, Volleyball), in Berlin-Grünau (für Rudern und Kanu) und in Warnemünde (Segeln). In Rerick bestand ein Ausbildungszentrum für die Übungselemente der großen Leipziger Sportfeste. Eine zentrale Ausbildungsstätte für Lehrgänge ausländischer Trainer, der Ausbildung der Sportlehrer im Fernstudium und der Übungsleiter der Stufe III war in Bad Blankenburg angesiedelt.

Zusätzlich gab es Bezirkssportschulen in Bad Blankenburg, Zella-Mehlis, Greiz, Werdau, Weißenfels, Forst, Frankfurt/Oder, Ost-Berlin, Osterburg, Prenzlau, Güstrow und Rerick.[165]

3.1.4 Die Finanzierung des DDR-Sports

Bei der Leistungsdichte und der Vielzahl der im Leistungssportsystem beschäftigten Mitarbeiter liegt die Vermutung nahe, dass der finanzielle Aufwand in Relation zu anderen Subsystemen der DDR ungleich höher gewesen sein muss. Eine vollständige Rekonstruktion des gesamten Umfangs der Finanzierung ist nach Ansicht des Verfassers nicht mehr möglich, da der Sport in der DDR neben der staatlichen Förderung weitere Gelder aus einer Vielzahl von Quellen erhielt. Im DDR-Handbuch, herausgegeben vom Bundesministerium für innerdeutsche Beziehungen, findet sich eine Einschätzung der Finanzierung des DTSB. Als Finanzierungsträger werden der Staat, Zuweisungen aus den Fonds der öffentlichen Volksvertretungen, Zuschüsse aus den Kultur- und Sozialfonds der volkseigenen Betriebe, Zuwendungen der Trägerbetriebe, der für massensportliche Aktionen zur Verfügung gestellte Anteil an den FDGB-Einnahmen, Mittel aus den Etats der NVA und des Ministeriums für Staatssicherheit, die dem Sport anzurechnenden Personalkosten aus den Verbindungsstellen in den verschiedenen Ministerien und Regionalbe-

---

[165]   Vgl. Gieseler in Sportwissenschaft, 2 (1983), S. 127.

hörden und die Überschüsse des VEB Sport-Totos genannt.[166] Die Summe der im DDR-Handbuch veranschlagten Kosten von jährlich zwei bis drei Milliarden Mark ist laut Aussage von Ewald zu hoch. Ewald schätzte die Kosten für die Finanzierung des gesamten DDR-Sports im Jahr 1988 auf ca. 1,5 Milliarden Mark einschließlich der Investitionen, von denen 60% für den Breitensport und 40% für den Leistungssport verwandt wurden.[167]

> "Wenn man die Erfolge angesichts dieser Summen sieht, waren wir auch hier Weltspitze, so effektiv war kaum jemand."[168]

In Relation zum insgesamt produzierten Nationaleinkommen von 268 Milliarden Mark im Jahr 1988 betrug die staatliche Zuwendung für den DDR-Sport 0,56% des nationalen Einkommens.[169] Geht man von den gemittelten Werten des Nationaleinkommens von 1960 bis 1988 aus, betrug die staatliche Förderung im Durchschnitt ab 1960 ca. 1,01 Milliarden Mark.

Diese Summe beinhaltet allerdings nicht die zusätzlichen Zuwendungen durch die eingangs erwähnten Finanzierungsträger, so dass die Beurteilung der Aufwendungen im DDR-Sport durch das DDR-Handbuch realitätsnäher als die Aussage Ewalds einzuschätzen sind.

Holzweißig verweist darauf, dass 1988 im Staatshaushaltsplan die Ausgaben für die Unterhaltung der Sportstätten, den Zuschuss an den DTSB und Investitionen für Einrichtungen des Sports mit einer Summe von 1,031 Milliarden Mark zuzüglich 105 Millionen Mark aus den Mitteln von Kombinaten und Betrieben beziffert werden. Diese Angabe enthält ebenfalls nicht die von den Sicherheitsorganen geleisteten finanziellen Zuwendungen.[170]

Bei der Bewältigung der hohen materiellen und technischen Anforderungen im Leistungssport fällt vor allem auf, dass die DDR im Vergleich zu anderen Ländern nicht über hochmoderne Sportanlagen verfügte. Die Sporteinrichtungen in den Sport- und Fußballklubs und den Trainingszentren, in denen die Leistungssportler in den einzelnen Förderstufen trainierten, sowie in den zentralen Sportschulen des DTSB, in denen Trainingslehrgänge stattfanden, wiesen gegenüber anderen leistungsstarken Ländern eher ein Defizit an moderner Technologie auf. Dieses

---

166   Vgl. Bundesministerium für innerdeutsche Beziehungen (Hg.), 1975, S. 806.
167   Dabei ist zu beachten, dass die angeblichen 60% der Förderungsmittel für den Breitensport durch den partiellen Einsatz im Kinder- und Jugendbereich dem Leistungssport indirekt zugute kamen.
168   Ewald, 1994, S. 196.
169   Vgl. Statistisches Amt der DDR (Hg.):Statistisches Taschenbuch der DDR, 1990, S. 21.
170   Vgl. Holzweißig, 1988, S. 39.

Manko, auch in bezug auf die Bereitstellung von hochwertigem Wett-
kampfgerät, wurde mit innovativen wissenschaftlich-technischen Lösungen kompensiert.

"Es wurde uns nachgesagt, daß die DDR-Forscher Meilen voran
waren. Wir waren es nicht im Bereich der Ausrüstung, aber im
Bereich des direkten Nutzens für die Trainingspraxis. Wir sind
fast alle selbst Leistungssportler gewesen, haben uns alle entsprechend weitergebildet und es war unser Streben, die Leistungssportpraxis mit neuen wissenschaftlichen Arbeitsweisen zu unterstützen. Es gab keinen Wissenschaftler, der nur theoretisch am
Schreibtisch gearbeitet hat."[171]

Die Entwicklung von qualitativ hochwertigen Sportgeräten oblag der
FES in Berlin. Dort wurden in Zusammenarbeit mit den entsprechenden
Sportlern hochwertige Sportgeräte für den Ruder-, Kanu-, Segel-, Schlit-
ten-, Bob und Radsport hergestellt. Aufgrund der Absprache mit Sportlern und Trainern sowie dem nötigen Fachwissen erreichten die Mitarbeiter der FES eine hohe Effizienz bei der Konzeptionierung neuer Tech-
nologien.

Teilweise wurden herkömmliche Verfahrensweisen durch die Sportwissenschaftler optimiert. Der erste in der DDR verwandte Strömungskanal
bspw. war kein Eigenprodukt der DDR, sondern wurde in Schweden
hergestellt. Nach der Installation bemühten sich die Wissenschaftler um
eine größtmögliche Ausnutzung dieser neuen Möglichkeit und erarbeiteten effektive Mess- und Trainingsmethoden.

Als ein weiterer Aspekt der Kostenminimierung ist die zentrale Gestaltung von Trainingslehrgängen, Vorbereitungslehrgängen auf wichtige
Wettkämpfe und ähnliches in den Sportschulen des DTSB zu sehen. Hier
konnte unter der staatlichen Prämisse der Vorrangigkeit des Leistungssports gezielt mit allen notwendigen Personen und Maßnahmen optimal
unter größtmöglichem Ausschluss von eventuellen Störfaktoren gearbeitet werden. Mit der Barokammer in Kienbaum und den Höhentrai-
ningslagern in Bulgarien und der Sowjetunion wurden zusätzliche Möglichkeiten für eine konzentrierte und kostengünstige Wettkampfvorbereitung der Nachwuchs- und Hochleistungskader geschaffen.[172]

---

[171]   Siehe Anlage 4.
[172]   Die Kosten für die Barokammer beliefen sich auf 16 Millionen Mark. Die bei-
         den Höhentrainingslager wurden wie auch die Barokammer kontinuierlich
         genutzt. Sie wurden in Zusammenarbeit mit bulgarischen bzw. sowjetischen
         Mitarbeitern erbaut und von den Landesverbänden nach Absprache benutzt.
         Vgl. Anlage 3. Die Auskunft über die Höhe der Kosten für die Erbauung der
         Barokammer erhielt der Verfasser in einem persönlichen Gespräch mit einem
         Mitarbeiter der Kienbaumer Anlage.

Ein weiterer entscheidender Faktor war die konzentrierte Arbeit von qualifizierten Trainern und Sportlern in den Klubs der Exekutivorgane. Gilbert hebt die finanziellen Vorteile dieser Vorgehensweise hervor. Er verdeutlicht diese am Beispiel des SC Dynamo Berlin und schätzt die Kosten einer adäquaten westlichen Einrichtung allein durch die Finanzierung der Trainer auf das Fünf- bis Zehnfache.

> "This high costs almost preclude a Western copy of any East European elite sports club unless we opt for tapping the military budget and state security budget as they have done."[173]

Die Leistungsdichte des DDR-Sports war nach Ansicht des Verfassers nicht allein abhängig von der Höhe des eingesetzten Kapitals, sondern entstand zu großen Teilen durch problem- und praxisorientierte Zusammenarbeit qualifizierter und motivierter Mitarbeiter aller im Leistungssport integrierter Institutionen.

3.1.4 Die Diskrepanz zwischen öffentlichem Auftrag und der realen Gestaltung von Breiten- und Spitzensport durch den DTSB in den sechziger Jahren

Die Entwicklung des DTSB in seiner Anfangszeit ist geprägt von den Bemühungen, als die zentrale Institution des DDR-Sports einen funktionsfähigen Breitensport mit den nötigen finanziellen und materiellen Ressourcen bei gleichzeitiger Favorisierung des Leistungssports durch die Parteiführung sicherzustellen. Diese Konstellation führte zwangsläufig zu Missverhältnissen zwischen der Zielsetzung und ihrer ökonomischen Realisierung.

Auf dem II. Turn- und Sporttag 1961 proklamierte der DTSB die Losung "Für eine sportlich interessante Freizeit der gesamten Bevölkerung!" zum Programm.[174]

Im selben Jahr zeigten sich bspw. aber schon interne Mängel in der Organisation. Gräßler spricht von einem Verlust des DTSB von 1,1 Millionen Mark durch mangelnde Kassierung in diesem Jahr. 1962 erläuterte Manfred Ewald auf einem sportwissenschaftlichen Kongress zum Thema "Körperkultur und Sozialismus" die Absichten des DTSB, "das System der Leitung, Planung und Führung der einzelnen Entwicklungsprozesse der Körperkultur" auszuarbeiten und "in der Praxis zu erproben." Er verweist darauf, dass sich nach dem VII. Parteitag die "bisherige Mitarbeit des FDGB,

---

[173]   Gilbert, 1980, S. 99.
[174]   Entschließung des II. Deutschen Turn- und Sporttages des DTSB vom 27./28.05.1961 in Frost, Heise, Liebold u.a. (Hg.), 1991, S. 140.

der FDJ und ihrer Pionierorganisationen besonders im Freizeit- und Breitensport" entwickeln würde.[175]

Diese Entwicklung trat in einer Form ein, die nicht den geäußerten Intentionen des DTSB-Präsidenten entsprach. Der DTSB delegierte seine Verantwortung für den Breitensport an andere staatliche und gesellschaftliche Organisationen und verlagerte sein Wirken immer mehr auf eine einseitige Produktion von sportlichen Höchstleistungen. Dies stand auch mit einer Direktive des Staatlichen Komitees für Körperkultur und Sport in Zusammenhang, in welcher 1965 eine vorrangige Förderung des Leistungssport gefordert wird. Gräßler spricht in diesem Zusammenhang von einer "Überbetonung des Leistungsaspekts, der bereits auf der unteren Ebene des DTSB vorzuherrschen begann."[176]

In den Jahren seit der Gründung der gesellschaftlichen Organisation bis zum Beginn der siebziger Jahre wurden einige gravierende Neuerungen initiiert, die sich für die Entwicklung des Leistungssports als positiv erwiesen. Zur effektiveren Entwicklung und Sichtung des sportlichen Nachwuchses entstanden Trainingsstützpunkte für den außerschulischen Sportbetrieb der Kinder. Die späteren Trainingszentren (TZ) erhielten den Status der Förderstufe I. Ab 1961 erarbeitete der DTSB zu großen Teilen die Leistungssportbeschlüsse, was zu einer Straffung des zielgerichteten Handelns im Leistungssport führte. Ende 1965 erfolgte die Herauslösung der Fußballsektionen aus den Sportklubs und die Bildung von eigenständigen Fußballklubs (FC), was allerdings zu keiner grundlegenden Leistungssteigerung im fußballerischen Bereich führte. Zu dem Zweck, Spitzenmannschaften zu erhalten, die sich auf internationalem Niveau bewegten, wurden die besten Spieler in bestimmte Klubs delegiert, vorzugsweise in die Mannschaften der Exekutivorgane, den ASK und SC Dynamo. Die Möglichkeit einer Delegation war in den Oberligaverträgen der Spieler in einer gesonderten Klausel fixiert.

Organisatorische Veränderungen dienten der Vereinheitlichung und fortschreitenden Zentralisation des Verbandssystems, wie die mit Wirkung vom 31.12.1962 erfolgte Reorganisation der Sportvereinigungen Lokomotive und Wismut.[177]

Wie bereits erwähnt, übernahm der DTSB den Deutschen Pferdesportverband und den Sportverband Moderner Fünfkampf von der GST. Letzterer wurde 1969 im Zuge der Förderungsbeschränkung durch den Leistungssportbeschluss des DTSB aufgelöst.

Die Förderungsbeschränkung führte die anfängliche Intuition des "Sports für alle" am deutlichsten ad absurdum. Die Sektionen der nicht mehr ge-

---

175   Ewald in Theorie und Praxis der Körperkultur, Beiheft (1968), S. 59.
176   Gräßler in Wissenschaftliche Zeitschrift der DHfK, 1 (1990), S. 41.
177   Vgl. Gräßler in Wissenschaftliche Zeitschrift der DHfK, 1 (1990), S. 43.

förderten Sportarten wurden aus den Kinder- und Jugendsportschulen und den Sportklubs herausgelöst und in Betriebssportgemeinschaften bzw. Sportgemeinschaften überführt.[178]

Die Förderungsbeschränkung entzog Sportarten wie Basketball, Hockey, dem Modernen Fünfkampf, Wasserball, dem alpinen Skisport, Eishockey, Tennis sowie dem Tischtennis und dem Breitensport nicht nur einen Teil der ökonomischen Basis, sondern durch Konzentration der Sportwissenschaften, der räumlichen Präferenzen wie Hallen- und Sportstättennutzung, der sportmedizinischen Betreuung etc. auf die im Beschluss fixierten Sportarten vor allem die Möglichkeit der Weiterentwicklung auf einem hohen bzw. normalen Niveau.[179]

Die Entstehung der Kinder- und Jugendspartakiaden gab dem Nachwuchssport entscheidende neue Impulse. Die Talentsichtung war dadurch nicht mehr auf die Schule und die Trainingszentren beschränkt. Die Spartakiade, die 1965 auf Initiative des DTSB entstand,[180] bot die Möglichkeit, Kinder und Jugendliche auf einer breiten Basis zur sportlichen Betätigung zu animieren und an den messbaren Kriterien der erzielten Ergebnisse Talente auszuwählen.

Die Gliederung in die drei Förderstufen (siehe Kap. 5.3 bis 5.5) des leistungssportlichen Bereichs ermöglichte konzentrierte trainingsmethodische und sportwissenschaftliche Förderung. Die Bestrebungen, das Training auf einer wissenschaftlich fundierte Basis aufzubauen, äußerten sich in konkreten Planvorgaben, den *Trainingsmethodischen Grundkonzeptionen* (TMGK). Auf deren Grundlage entstanden *Rahmen* (RTP) - und *Individuelle Trainingspläne* (ITP) sowie die sogenannte *Unmittelbare Wettkampfvorbereitung* (UWV). Ewald hebt diese Entwicklung als einen maßgeblichen Schritt für den Leistungssport hervor.

> "In den sechziger Jahren wurde eine völlig neue Trainingsqualität im Leistungssport eingeführt. Sie legte die Grundlagen für unsere späteren Erfolge."[181]

---

178   Vgl. Schumann, 1992, S. 152.
179   Ullrich führt die Förderungsbeschränkung und die Unterteilung in Sport eins (förderungswürdige Sportarten) und Sport zwei (nicht förderungswürdige Sportarten) vor allem auf das Bestreben Manfred Ewalds zurück. Die Verbände, die in Sport zwei organisiert waren, sollten sich verstärkt um den Volkssport kümmern, hatten aber im leistungssportlichen Bereich, z. B. auf den Bundesvorstandssitzungen des DTSB, kein Mitspracherecht. Vgl. Fuchs/Ullrich, 1990, S. 106 ff.. Vgl. Beschluss des Präsidiums des DTSB vom 22.04.1969 in Frost, Heise, Liebold u.a. (Hg.), 1991, S. 183.
180   Vgl. Beschluss der XII. Tagung des Bundesvorstandes des DTSB am 26.03.1964 in Frost, Heise, Liebold u.a. (Hg.), 1991, S. 151.
181   Ewald, 1994, S. 47.

Einige Ansätze zur Stabilisierung der Volkssportbewegung wie die Jahn-Festspiele 1961, Volkssporttage und Wettbewerbe in Vorbereitung und Durchführung hatten einen positiven Einfluss auf die Mitgliederwerbung des DTSB. Gräßler kennzeichnet diese Bemühungen aber als "von kurzzeitiger Wirkung", da sie häufig "Kampagnecharakter trugen und einer zentralen Organisation unterlagen."[182]

Andere Organisationsformen wie die Einführung einer regelmäßigen Ausgleichs- und Pausengymnastik in den Betrieben hatten mehr experimentellen Charakter und erwiesen sich als relativ kurzlebig.

Die endgültige Festlegung des DTSB auf die Prämisse des Leistungssports erfolgte auf der vierten Bundesvorstandstagung 1967, bei der sich die Verantwortlichen durchsetzten, die eine vorrangige Förderung des Hochleistungsbereichs vertraten. Simon/Wonneberger datieren diesen Vorgang bereits früher und konstatieren in diesem Sinn:

> "Die Leitungs- und Strukturänderungen in der sozialistischen Sportorganisation nach der 1957 erfolgten Gründung des DTSB [...] führten in Zusammenhang mit der nachdrücklichen Forderung des V. Parteitages der SED und mit den Forderungen der FDJ, den Massensport forciert zu entwickeln, zeitweilig zu gewissen Unsicherheiten bei der Förderung des Leistungssports. Diese wurden in Vorbereitung auf den II. Turn- und Sporttag des DTSB der DDR (Mai 1961) zielstrebig im Vorwärtsgehen diskutiert und danach praktisch überwunden."[183]

3.1.6 Der DTSB in den siebziger und achtziger Jahren

Die Entwicklungstendenz des DTSB in den folgenden Jahren schien formal im gesamtsportlichen Bereich positiv zu sein:

Die Entwicklung des Leistungssports hatte aufgrund der in den sechziger Jahren getätigten Strukturänderungen, der Verbesserung der sportwissenschaftlichen Arbeit und deren Kooperation mit der Praxis des Sports sowie der breitflächigen Sichtung und Auswahl von Talenten einen progressiven Verlauf, welcher seinen Höhepunkt gemessen an der Medaillenzahl bei den Olympischen Spielen 1980 mit 23 Medaillen bei den Winter- und 126 bei den Sommerspielen erreichte.

---

182   Gräßler in Wissenschaftliche Zeitschrift der DHfK, 1 (1990), S. 44. Manfred Ewald hingegen sah in der Veranstaltung von Massensportfesten und deren steigenden Teilnehmerzahlen eine positive Entwicklung des Breitensports. "Die regelmäßig stattfindenden Turn- und Sportfeste in Leipzig wurden zu gesellschaftlichen Höhepunkten. Ewald, 1994, S. 48.

183   Simon/Wonneberger in Theorie und Praxis des Leistungssports, 10 (1988), S. 146.

Die vormalig erwähnte Förderungspriorität auf die Sportarten Leichtathletik, Rudern, Boxen, Judo, Gewichtheben, Hallenhandball, Schwimmen, Ringen, Schießen, Wasserspringen, Turnen/Gymnastik, Segeln,
Fechten, Kanurennsport, Kanuslalom, Reiten, Radsport (Straße/Bahn)
und Volleyball bei den Sommersportarten sowie Eisschnelllauf, Eiskunstlauf, Biathlon, Skilanglauf, Rennschlittensport, Skisprung und
Nordische Kombination bei den Winterdisziplinen blieb bis auf wenige
Änderungen erhalten.

Im Olympiazyklus (OZ) 1972/76 wurde der Pferdesport und Kanuslalom aus der Förderung herausgelöst und Bobsport neu aufgenommen.
Im folgenden OZ zählte Eishockey wieder zu den geförderten Sportarten. Zwischen 1980 und 1984 wurden die Fördermittel für den Segelsport
auf bestimmte Bootsklassen konzentriert. Kanuslalom erhielt im OZ
1988/92 wieder eine verstärkte Förderung.[184]

Die Entwicklung der Mitgliederzahl des DTSB verlief laut den Statistiken
und den zu erfüllenden Plansöllen, die in den Entschließungen des Turn-
und Sporttages verabschiedet wurde, anscheinend kontinuierlich.[185]

Drei Jahre nach der Gründung des DTSB waren 1.439.100 Sportler in
6.013 Sportgemeinschaften (SG) aktiv. 1970 hatte sich die Anzahl auf
2.155.800 Mitglieder in 7.359 SG erhöht. Zehn Jahre später lagen die
Zahlen bei 3.139.300 Mitgliedern und 9.274 SG, 1988 hatte der DTSB sich
mit 3.658.700 Mitgliedern in 10.674 SG weiter gesteigert.[186]

Die Priorität der Förderung des DTSB lag allerdings unvermindert auf
dem leistungssportlichen Sektor und wurde durch eine zunehmende
Konzentration in der Leitung des Sports in enger Verbindung mit den
Repräsentationsansprüchen der Parteiführung forciert. Manfred Ewald
stellte die Aufgaben des Leistungssports in einem Interview folgendermaßen dar:

---

[184] Vgl. Schumann, 1992, S. 154.
[185] Die in der DDR publizierten Mitgliederstatistiken hatten in der Regel den
       durch die Vorgaben des DTSB ausgewiesenen Zuwachs. Karbe gibt z.B. laut
       der Entschließung des VI. Turn- und Sporttages eine vom DTSB vorgesehenen
       Mitgliederzunahme auf 3,5 Millionen bis zum Jahr 1985 an. Vgl. Karbe in The-
       orie und Praxis der Körperkultur, 6 (1980), S. 460. Diese Zahl schlug sich
       prompt in den offiziellen Statistiken nieder, die 1985 eine Mitgliederzahl von
       3.564.900 Millionen anführten. Vgl. Statistisches Amt der DDR (Hg.): Statisti-
       sches Taschenbuch der Deutschen Demokratischen Republik, 1990, S. 134. In
       bezug auf die nahezu exakte Erfüllung des Plansolls bestehen berechtigte
       Zweifel. Ullrich erklärt den Sachverhalt folgendermaßen: Einzelne Bezirksvor-
       stände hatten die Beiträge für Mitglieder bezahlt, die nur in den Karteien und
       Wettbewerbsberichten existierten, um andere Bezirke zu überbieten und das
       Plansoll zu erfüllen. Vgl. Fuchs/Ullrich, 1990, S. 117.
[186] Vgl. Statistisches Amt der DDR (Hg..): Statistisches Taschenbuch der Deut-
       schen Demokratischen Republik, 1990, S. 134.

"Selbstzufriedenheit ist nicht am Platze. Die vor uns liegenden Aufgaben erfordern- wenn wir in den nächsten Jahren, vor allem natürlich bei den Olympischen Spielen 1980, einen Platz unter den besten Sportländern behaupten wollen -, daß wir unseren kritischen Blick bewahren und Reserven und Schwachstellen in unserer Entwicklung aufdecken und überwinden."[187]

Der Rückgang der Medaillenzahlen in den Sommersportarten bei den Spielen 1988 im Vergleich zu 1980 lässt sich deshalb auch nicht aus einer Umstrukturierung der Förderungsmaßnahmen zugunsten des Breitensports erklären.

Dannhauer führt als hauptsächlichen Grund den Olympiaboykott von Los Angeles 1984 an.

"Man muß sagen, daß es immer schlecht war, wenn Olympische Spiele oder auch nur einzelne Disziplinen nicht beschickt wurden. Die Stagnation war dann so groß, daß der Leistungsaufschwung nur langsam vor sich ging. Bei der Sportförderung selbst hat es eigentlich keine Einschränkungen gegeben."[188]

Schmickler präzisiert diese Aussage durch die Anführung folgender Gründe:

• Es gab Unruhe, Motivationsverlust, Enttäuschung und Resignation bei Sportlern, Eltern und Trainern, Sportwissenschaftlern, Funktionären und Journalisten, die alle, auch finanziell, am Erfolg der DDR-Leistungssportler beteiligt waren.
• Die Eltern weigerten sich vielfach, ihre Kinder auf die Kinder- und Jugendsportschulen (KJS) zu schicken, da ihnen eine spätere soziale Absicherung zweifelhaft erschien.[189]

Da die Planungssicherheit, die Motivation und die erreichten Erfolge einen nicht unerheblichen Bestandteil des Leistungssportsystems der DDR darstellten, ergab sich ein Unsicherheitsfaktor, der negative Auswirkungen auf die Resonanz bei den Spartakiaden, den Zuwachs der KJS und somit letztlich auch auf die gesamte Nachwuchsentwicklung hatte. Die Delegierungsquoten in die KJS und die Sportklubs standen im Verhältnis zu der Entwicklung der sogenannten "Kaderpyramide", die sich in Abhängigkeit zu der Zahl der gesamt sporttreibenden Kinder und Jugendlichen entsprechend verbesserte oder verschlechterte.[190]

---

187   Sportecho, 30./31.12.1977, S. 3.
188   Siehe Anlage 3.
189   Schmickler begründet diese Aussage durch Spekulationen in der Gesellschaft der DDR, dass auch eine Teilnahme an den Spielen 1988 in Seoul gefährdet seien. Vgl. Schmickler in Sport im geteilten Deutschland, Akademieschrift der Führungs- und Verwaltungsakademie des DSB (Hg.), Bd. 36,1986, S. 34.
190   Vgl. ebenda, S. 34. Vgl. Anlage 3.

Die Folge waren eine Reihe von operativen Maßnahmen, die sowohl die ständige Optimierung des Leistungssportsystems als auch eine Verbesserung der Voraussetzungen der Basis des Leistungsports umfassten. Beispielhaft soll diese Entwicklung an der Übungsleiterausbildung für den Breitensport bzw. die Trainingszentren und die Bestrebung der Optimierung des Trainingssystems durch die Konzeptionierung eines zentralen Trainerrats dargestellt werden. Weiterhin wird die Umsetzung der staatlichen Planvorgaben in Form der Leistungssportbeschlüsse und die Charakteristika der zunehmenden Konzentration in der Leistungssportleitung als Folge der staatlichen Steuerung erläutert, welche massive Auswirkungen auf den Leistungssport der DDR hatte.

3.1.6.1 Die Bemühungen des DTSB zur Entwicklung und Erweiterung einer breiten Basis für den Leistungssport am Beispiel der Übungsleiterausbildung

Um ein entsprechendes Potential für die Gewährleistung einer breiten Kaderpyramide zu aktivieren, strebte der DTSB eine Verbesserung der Basisarbeit in den Kreisen und Bezirken an. Ein Ausdruck dieser Entwicklung waren die verstärkten Bemühungen um eine erhöhte Anzahl von qualifizierten Übungsleitern und deren effektive Weiterbildung. Zielstellung war eine Verbesserung der Trainingsqualität durch die Schulung und Ausbildung, die Verringerung des zahlenmäßigen Verhältnisses Sportler-Übungsleiter und damit eine höhere Motivation der Sporttreibenden und eine verbesserte Mitgliederwerbung für den DTSB.

> "Weitgehend gelang die Synchronisation von Leistungs-, Wettkampf- und Massensport sportorganisatorisch hauptsächlich durch die systematische Heranbildung von Übungsleitern, Kampf- und Schiedsrichtern."[191]

Die Ausbildung der Übungsleiter als "wichtige Organisatoren und Propagandisten"[192] des Sports erfolgte zunächst in drei Qualifikationsstufen, wobei für Stufe Eins und Zwei die Kreisvorstände des DTSB bzw. die jeweiligen Fachausschüsse zuständig waren. Die dritte und höchste Qualifikation wurde an den Sportschulen des DTSB absolviert.[193] In den achtziger Jahren wurde eine erweiterte vierte Qualifikationsstufe einge-

---

191 Bundesministerium für innerdeutsche Beziehungen (Hg.), 1975, S. 804.
192 Richtlinien und Hinweise zur Gestaltung der Ausbildung von Übungsleitern der Stufen I, II und III im Deutschen Turn- und Sportbund von 1974 in Harmel/Heise/Melchert, 1986, S. 215.
193 Arbeitsrichtlinien und Hinweise zur Qualifizierung von Übungsleitern im DTSB der DDR vom 01.09.1978 in Harmel/Heise/Melchert, 1986, S. 216.

führt, deren Inhaber ausschließlich in den Trainingszentren (TZ) eingesetzt wurden.[194] Die Übungsleiter sollten bereits auf den unteren Organisationsstufen vermehrt geschult werden. Die Weiterbildung für Stufe
Eins und Zwei erfolgte in Verantwortung der Sportgemeinschaften und
der Kreisvorstände. Für die Schulung der dritten Stufe, die vierteljährlich
auf der Grundlage eines vom DTSB herausgegebenen Lehrprogramms
erfolgte, zeichneten die Bezirksvorstände und die dortigen Fachausschüsse verantwortlich.[195]

Die Fortbildung der Übungsleiter der Stufe Vier erfolgte in einwöchigen
Lehrgängen im Vierjahresrhythmus zentral an den Sportschulen des
DTSB. Verantwortlich für die Lehrinhalte zeichneten die Bezirksvorstände und die Verbände des DTSB. Köhler bemängelt in diesem Kontext, dass der "Hauptteil der Arbeit in den TZ [...] nach wie vor von ehrenamtlichen Übungsleitern" geleistet wurde und sah in der Weiterbildung
vor allem eine "entscheidende Voraussetzung für die Erhöhung der Erziehung und Ausbildung in der 1. Förderstufe."[196]

Die zuständigen Bezirks- und Kreislehrkollektive hatten schon in den
vorhergehenden Jahren eine Verbesserung des Niveaus und eine Vergrößerung der Anzahl der ehrenamtlichen Mitarbeiter erreicht.[197] Die
Kollektive bestanden sowohl auf Bezirks- als auch auf Kreisebene aus
folgenden Mitgliedern:

Ein Vorsitzender, in der Regel ein Sportlehrer, koordinierte die Arbeit
von zwei Lektorengruppen. Eine Gruppe war für die sportwissenschaftlichen Grundlagen, die zweite für die Theorie und Praxis der Sportarten
verantwortlich. Die Lektorengruppe Sportwissenschaften bestand aus
Mitarbeitern der Bereiche Sportpolitik, -pädagogik und -biologie. Die
zweite Lektorengruppe setzte sich aus Vertretern für die Technik-, Tak-
tik- und Trainingsmethodikschulung sowie der Qualifizierung von
Kampf-, Schieds- und Preisrichtern zusammen. Zusätzlich lehrten Fachleute für verschiedene Alters- und Leistungsklassen, für den weiblichen
und männlichen Bereich und für sportartspezifische biologische Fragen.

Die formalen Anforderungen an die Übungsleiter im Übungs-, Trai-
nings- und Wettkampfbetrieb waren entsprechend hoch formuliert:

---

194 Vgl. Köhler, 1982, S. 3.
195 Vgl. Arbeitsrichtlinien und Hinweise zur Qualifizierung von Übungsleitern im
     DTSB der DDR vom 01.09.1978 in Harmel/Heise/Melchert, 1986, S. 217.
196 Köhler, 1982, S. 9.
197 Laut Gräßler erhöhte sich durch die regelmäßige Schulung die Anzahl der Ü-
     bungsleiter von 42.000 im Jahr 1961 auf 133.000 im Jahr 1970. Vgl. Gräßler in
     Wissenschaftliche Zeitschrift der DHfK, 1 (1990), S. 43.

"Das sportliche Üben und Trainieren darf sich nicht auf ein bloßes Nachvollziehen von vorgegebenen Trainingsaufgaben reduzieren."[198]

Bei einer Untersuchung, die Ende 1979 in 13 Bezirken zur Auswertung der erzielten Ergebnisse stattfand, wurde allerdings festgestellt, dass "noch nicht in allen Kreisen Lehrkollektive bestanden und die existierenden noch nicht in der Lage sind, die Aufgaben zu erfüllen."[199]

Den Bemühungen des DTSB um eine effektive Mitgliederwerbung und die attraktive Gestaltung des Breitensports, hier an einem Beispiel verdeutlicht, soll ihre Wirkung nicht vollständig abgesprochen werden. 1981 hatte sich die Zahl der ehrenamtlichen Übungsleiter von 133.000 im Jahr 1970 auf 209.000 erheblich erhöht. 127.000 Kampf- und Schiedsrichter waren im Wettkampfbetrieb tätig. 1988 betrug die Anzahl der Kampf- und Schiedsrichter 159.066, die Zahl der Übungsleiter war auf 264.689 angestiegen.[200]

Circa 3.000 hauptberufliche Trainer arbeiteten im Leistungssport. Ehrich spricht von einem "fast perfekten Organisationssystem."[201]

Die genannten Zahlen wie auch der kontinuierliche Zuwachs der Mitgliederzahlen des DTSB haben allerdings eine relative Aussagekraft. Gräßler führt den art- und qualifikationsfremden Einsatz der Kader und die hohe Fluktuationsrate, besonders bei den Kreissportlehrern, als Manko dieser Entwicklung an.[202] Es traten die generellen Mängel wie in allen Bereichen auf, in denen durch eine zentrale Planvorgabe konkrete Zuwachsraten vorgeschrieben waren (siehe Kap. 3.1.6.4).

Die Intention der Förderung des Spitzensports durch die Vergrößerung der Basis der Sporttreibenden, ins besonders bei den Kindern und Jugendlichen, durch eine Verbesserung der Trainingsqualität und -quantität lässt sich nicht verleugnen und war in diesem Sinne von den Verantwortlichen gedacht und geplant. Knecht benutzt als Gradmesser der Effektivität des Übungsleitersystems auf ein leistungsorientiertes Verhalten im Breitensport das Verhältnis der absolvierten Sportabzeichenprüfungen, das auf dem Stand von 1980 0,9% der Gesamtbevölkerung der BRD gegenüber 16,1% der Gesamtbevölkerung der DDR absolviert hatten und resümiert:

> "Das ungleich stärkere Streben des DDR-Durchschnittsaktiven
> nach sichtbaren Leistungsbeweisen steht sehr wahrscheinlich in

198   Karbe in Theorie und Praxis der Körperkultur, 6 (1980), S. 461.
199   Weiss in Theorie und Praxis der Körperkultur, 6 (1980), S. 434.
200   Vgl. Statistisches Amt der DDR (Hg.):Statistisches Jahrbuch der DDR, 1990, S. 361.
201   Ehrich in Riemer (Hg.), 1981, S. 24.
202   Vgl. Gräßler in Wissenschaftliche Zeitschrift der DHfK, 1 (1990), S. 44.

direktem Zusammenhang mit der besseren personellen Ausstattung des DTSB an Übungsleitern, Betreuern und sonstigen (ehrenamtlichen) Führungskräften."[203]

Erbach verweist auf die Notwendigkeit der Zusammenarbeit von haupt- und ehrenamtlichen Kräften, ohne die das Sportsystem der DDR nicht seine Leistungsstärke erreicht hätte:

"Es ist berechtigt, die Leistungen der ehrenamtlichen Übungsleiter, Funktionäre, Kampf- und Schiedsrichter, der rund 30.000 hauptamtlichen Kader, davon über 9.000 im DTSB, die als Übungsleiter, Trainer, Sportlehrer, Wissenschaftler, Ärzte und Funktionäre, aber auch als Fachleute in den Sportstättenbetrieben tätig waren, zu würdigen. Sie haben durch ihr tägliches Wirken den Leistungsstand des DDR-Sports hervorgebracht."[204]

3.1.6.2 Der Zentrale Trainerrat des DTSB

Der DTSB leitete ebenso Maßnahmen ein, die sich direkt auf die Optimierung des Leistungssports bezogen.

Zum Zweck einer systematischen Ergänzung und zentralen Leitung der Verbandstrainerräte und der Arbeitskreise der Sportartengruppen, die sich mit trainingsmethodischen Fragen wie bspw. den Konzepten für Rahmentrainingspläne beschäftigten, wurde 1981 im Auftrag der Leistungssportkommission ein *Zentraler Trainerrat* beim DTSB unter Leitung des Vizepräsidenten des DTSB Prof. Dr. Horst Röder geschaffen. In dem Rat waren neben allen Cheftrainern der Verbände einzelne Cheftrainer der Sportklubs und Bezirkstrainer als Praxisvertreter sowie die Leiter der Arbeitskreise der Sportartengruppen, die Abteilungsleiter Sportmethodik, Kinder- und Jugendsport und Wissenschaft des DTSB-Bundesvorstandes, leitende Mitarbeiter des FKS, der DHfK und des SMD.[205]

In den ersten Jahren bis 1985 wurden vorrangig Themen der Trainingsgestaltung für den Nachwuchsbereich und der effektiven Rückkopplung von den erzielten Leistungen auf die Gestaltung des Trainings erarbeitet.

In diesem Sinn arbeitete der Trainerrat in den folgenden Jahren unter folgenden Prämissen weiter, die vom Sekretariat des DTSB-Bundesvorstandes bestimmt wurden:

---

203   Knecht, 1980, S. 35.
204   Erbach in Neues Deutschland, 14./15.01.1995.
205   Vgl. Schulze in Theorie und Praxis des Leistungssports, 9/10 (1985), S. 264 f..

- Beratung grundlegender Probleme zur Weiterentwicklung des langfristigen Trainings- und Leistungsaufbaus im Hochleistungs- und Nachwuchsbereich.
- Erfahrungsaustausch zur Verallgemeinerung von optimalen Lösungen aus erfolgreichen Sportarten und entsprechende Diskussionen zur Beschleunigung der Leistungsentwicklung ausgewählter Sportartengruppen und Sportarten.
- Erstellung von inhaltlichen Empfehlungen für die Arbeit der Trainerräte, der Sportverbände und der Arbeitskreise der Sportartengruppen.
- Beratung von Grundfragen der Tätigkeit und Arbeitsweise der Trainer zu Problemstellungen der Arbeits- und Leistungsbewertung sowie deren Aus- und Weiterbildung.
- Erarbeitung zu inhaltlichen Aufgaben der Leistungssportforschung und der Sportmedizin aus trainingsmethodischer Sicht.[206]

In Anbetracht der Fachkompetenz des Gremiums und der Zusammensetzung aus Theoretikern und praxisorientierten Mitarbeitern bildete der Trainerrat ein maßgebliches Forum für die Diskussion und Erarbeitung trainingsmethodischer und wissenschaftlicher Fragestellungen innerhalb des DTSB. In ihm wurden Probleme diskutiert, die sich aus der Forschung und der Gestaltung des Trainings zwangsläufig ergaben, wie bspw. Ableitungen aus disziplinspezifischen Erkenntnissen einer Schnellkraftsportart auf deren allgemeine Verwendbarkeit in diesen Sportarten.

Die Verallgemeinerung von speziellen Erkenntnissen bildete einen wesentlichen Ausgangspunkt für Forschung und Praxis der Sportarten des DDR-Leistungssports in den letzten Jahren ebenso wie die Rückschlüsse der Ergebnisse eines Trainingsprogramms auf die Profilierung des folgenden.

3.1.6.3 Die praktische Umsetzung der Leistungssportbeschlüsse in den Verbänden des DTSB

Die Wirksamkeit der Leistungssportbeschlüsse des Politbüros war unter anderem von einer praktikablen trainingsmethodischen Umsetzung in den einzelnen Sportarten abhängig. Ausgehend von den Beschlüssen erarbeitete der DTSB Perspektivpläne für seine Sportverbände, die die bei den folgenden Olympischen Spielen zu erreichende Medaillenanzahl und die Punktzahl als Führungsgröße für die Arbeit in den Sportklubs,

---

[206]   Vgl. ebenda, S. 264/267.

Angaben über das Training, die Diagnose der Leistungen bzw. die Qualifikationen in Vorbereitungen der Wettkampfhöhepunkte festlegte.[207] Die Verbände erarbeiteten daraufhin *Trainingsmethodische Grundkonzeptionen* (TMGK). Diese Grundkonzeption, die Gültigkeit für einen Olympiazyklus hatte, wurde von den Verbandstrainern, den Chefverbandstrainern, den dortigen sportwissenschaftlichen Forschungsgruppen, dem wissenschaftlichen Zentrum des Verbandes, ausgewählten Trainern der Sportklubs bzw. Bezirks- und TZ-Trainern erarbeitet.

Das FKS lieferte für die geförderten Sportarten Weltstandsanalysen, an der sich die Verbände bei der Erarbeitung der TMGK orientierten. Von den einzelnen Auswahltrainern und dem Trainerrat des Verbandes wurden in Zusammenarbeit mit dem FKS auf dieser Basis die Rahmentrainingspläne erstellt, die verbindliche Richtlinien für die Entwicklung der Sportler in den einzelnen Etappen des Trainingsaufbaus enthielten.[208]

Das Trainingssystem war in die Bereiche Nachwuchstraining und Hochleistungstraining eingeteilt, wobei der Nachwuchsbereich zunächst in das Grundlagen- und das Aufbautraining unterteilt war.

Ab 1976 erfolgte eine zusätzliche Gliederung des Nachwuchssektors in die Trainingsbereiche Grundlagen-, Aufbau- und Anschlusstraining, um durch eine exaktere Zuordnung von Trainingskonzeptionierungen wie den Rahmentrainingsplänen (RTP) und individuell gestalteten Trainingsplänen (ITP) eine differenzierte Trainingsgestaltung in den einzelnen Alters- bzw. Leistungsstufen zu erhalten (siehe Kap. 3.1.6.3). In der Regel erfolgte das Grundlagentraining in den TZ und das Aufbautraining in den KJS. Anschluss- und Hochleistungstraining wurde von den Sportlern in den Sportklubs absolviert. Durch die starke Verschiebung des Spitzenniveaus in den Kinder- und Jugendbereich hatte diese Stufeneinteilung nicht für alle Sportarten Gültigkeit.

Rost definierte die einzelnen Etappen des Nachwuchstrainings wie folgt:

---

207   Vgl. Schumann, 1992, S. 119.

208   Laut Dannhauer waren die Auswahltrainer, die den Rahmentrainingsplan in die Praxis umsetzen mussten, in der Regel federführend. Die individuellen Möglichkeiten waren dabei abhängig vom Erfolg. Bei auftretenden Mängeln in der Entwicklung einer Sportart wurde versucht, die wissenschaftliche Komponente zur Kompensation stärker in die Gestaltung des Trainingsprozesses zu integrieren. Vgl. Anlage 3. Vgl. Schumann, 1992, S. 120. Günther verweist in diesem Zusammenhang darauf, das oftmals in den Verbänden nicht der gesamte Trainerrat, sondern nur als erfolgreich eingestufte Trainer zur Ausarbeitung der Rahmentrainingspläne hinzugezogen wurden. Vgl. Günther in Theorie und Praxis des Leistungssports, 4 (1987), S. 145.

1. Im Grundlagentraining findet eine vielseitige sportartgerichtete Grundausbildung statt.
2. Das Aufbautraining ist die Etappe der vielseitigen Entwicklung der sportlichen Leistung (Anfangsspezialisierung).
3. Das Anschluss-/Leistungstraining ist der Bereich der spezifischen Entwicklung der sportlichen Leistung (vertiefte Spezialisierung).[209]

Für den Hochleistungssektor erfolgte die Erarbeitung der RTP jährlich mit Abstimmung auf die Wettkampfhöhepunkte wie Welt- und Europameisterschaften oder Olympische Spiele. Auf Grundlage der Rahmentrainingspläne planten die Sportklubs ihre Vergleichswettkämpfe, die medizinischen Kontrollen, Klimatrainingslager usw..

Ausgehend von den Rahmentrainingsplänen wurden ITP von den verantwortlichen Trainern unter Mitarbeit des Sektionsarztes, der Sportwissenschaftler und Trainerkollegen ausgearbeitet,[210] ebenfalls mit der Gültigkeit von einem Jahr. Diese ITP enthielten exakte Angaben über Leistungsstand und Zielstellung des Athleten, eine Persönlichkeitsanalyse und die Einschätzung der sportlichen Leistung, trainingsmethodische Kennziffern wie z.b. zu absolvierende Gesamttrainingsstrecke bei Ausdauersportarten, Gesamttrainingszeit im Gültigkeitszeitraum des ITP, Besonderheiten in der sportmedizinischen Betreuung etc..

In bestimmten Sportarten erfolgte die Erarbeitung von *Gruppentrainingsplänen* (GTP).

ITP und GTP waren in den Sportklubs die bindende Vorgabe für das Training der Spitzenathleten.

Vor wichtigen Wettkämpfen wie den Olympischen Spielen erfolgte die Konzeptionierung einer *Unmittelbaren Wettkampfvorbereitung* (UWV), die in der Regel eine Dauer von zwei Monaten hatte. Sie setzte nach den Qualifikationswettkämpfen ein und wurde mit einem Wettkampf zur Kontrolle der erreichten Leistung kurz vor dem eigentlichen sportlichen Vergleich beendet. Diese UWV-Pläne wurden sportartspezifisch für einen oder mehrere Sportler durch die Verbandstrainer, die Forschungsgruppen und wissenschaftlichen Zentren des Verbands erstellt. Die RTP- und UWV-Pläne bedurften der Zustimmung der Arbeitsgruppen der Sportarten, die beim DTSB bestanden.

Im Anschlussbereich, der Übergangsphase von Nachwuchssportlern in den Hochleistungssektor, wurden ebenfalls RTP erstellt für die Dauer von zwei Jahren.

---

[209] Vgl. Rost in Deutscher Sportbund/Bundesausschuss für Leistungssport (Hg.): Beiträge zur Förderung im Nachwuchsleistungssport, 1993, S. 32.
[210] Dies war zumindest als Idealfall vorgesehen. Vgl. Günther in Theorie und Praxis des Leistungssports, 4 (1987), S. 143.

Individuelle Trainingpläne und UWV-Pläne hatten dieselbe zeitliche Gültigkeit wie im Hochleistungssport.

Für das Grundlagen- und Aufbautraining hatten die Rahmentrainingspläne eine Gültigkeit von acht Jahren, hier führte man Korrekturen durch, falls der RTP von den neu erstellten Trainingsmethodischen Grundkonzeptionen abwich.

Im Grundlagentraining wurden ergänzend Gruppentrainingpläne erstellt.[211]

Auf der Grundlage dieser bis in die untersten Altersklassen erstellten trainingsmethodischen Konzeptionen wurde ein gezielt planbarer Leistungsaufbau im Nachwuchsbereich möglich.

Durch die ITP- und UWV-Pläne, die vom jeweiligen Trainer auf die Stärken und Schwächen des einzelnen Athleten ausgelegt wurden, erzielte man eine konzentrierte Vorbereitung auf entscheidende Wettkämpfe. Maßgeblich war hierbei die Gestaltung der Planung und die Kooperation mit anderen wissenschaftlichen Institutionen, den Verbandstrainern und der Sportmedizin, die durch eine regelmäßige Leistungsdiagnostik und Untersuchungen entsprechendes Feedback über physiologische Ursachen für Leistungszu- oder abnahme gaben.

3.1.6.4 Die Folgen der fortschreitenden Zentralisierung in der Sportführung des DTSB für den Leistungssport

Die leitende Institution des Leistungssports war, wie bereits erwähnt, das Sekretariat des Bundesvorstandes des DTSB, in dem neben dem Präsidenten Manfred Ewald (von 1961 bis 1988) der Staatssekretär für Körperkultur und Sport Günter Erbach (von 1973 bis November 1989) und der Leiter der Abteilung Sport des ZK der SED Rudolf Hellmann (von 1959 bis 1990) integriert waren.

Diese drei leitenden Personen waren zudem in der Leistungssportkommission vertreten, Ewald war als DTSB-Präsident Vorsitzender der Kommission. Hellmann und Ewald waren Mitglieder im ZK der SED. Ewald war zudem noch von 1973 bis Anfang 1989 Leiter des NOK der DDR, in dem Erbach und Hellmann (seit 1962, ab 1973 - 1989 Vizepräsident) ebenfalls vertreten waren.

Diese extreme Konzentration von Machtbefugnissen, die enge Bindung an die Parteiführung und die Anhäufung leitender Ämter führte zwangsläufig zu dirigistischen Strukturen. In diesem Sinn konstatieren Schreiter/Forchel:

---

[211]   Vgl. Anlage 4.

"Unter Sportleitung der DDR wurde unter weitgehender Verwischung gesellschaftlicher und staatlicher Strukturen das enge Zusammenwirken von DTSB-Präsident [...], Abteilungsleiter Sport im ZK der SED und Staatssekretär für Körperkultur und Sport verstanden."[212]

Schumann stellt die Leitungs- und Planungstätigkeit als einen arbeitsteiligen Prozess des Staatssekretariats für Körperkultur und Sport und des DTSB unter Dominanz der Leiter der Institutionen, vorrangig Manfred Ewalds dar.[213] Diese Aussage wird auch von Stark unterstützt, der dem DTSB-Präsidenten einen hohen Grad an politischem Geschick und der strikten Verfolgung seiner sportlichen Zielstellungen bescheinigt.[214] Der DTSB war zudem in hohem Maß von der Parteiführung abhängig. Im November 1989 betonte Eichler, der Nachfolger Ewalds, dass keine Bindung des DTSB zur Partei mehr vorgesehen sei. Die nachfolgenden Wahlen ergaben, dass das neue Sekretariat des Bundesvorstandes des DTSB wiederum in seiner Gänze mit SED-Mitgliedern besetzt war, da sich "angeblich niemand sonst um so eine Funktion beworben hatte."[215]

Abgesehen von den offensichtlichen Erfolgen des DDR-Leistungssports führte die zunehmende Konzentration auf wenige leitende Personen, die der Parteiführung Rechenschaft ablegen mussten, zu vermehrten Fehleinschätzungen und -entwicklungen.

Diese sind einerseits auf eine Überforderung der einzelnen Leiter, andererseits auf überspitzte Forderungen und Planvorgaben der Parteispitze zurückzuführen:

1. Eine extreme Erhöhung der Trainingsintensität im Olympiazyklus 1972 - 1976, resultierend aus dem Leistungssportbeschluss des Politbüros, führte zur großflächigen Fälschung von Trainingsprotokollen durch die Trainer und Sportler.[216]
2. Die Vorgaben für die Trainingsgestaltung der Sportler war bindend, so dass neue Trainingsformen nicht oder nur inoffiziell von den Trainern benutzt werden konnten.[217]
3. Die Flexibilität bei der Erarbeitung situationsangepasster Problemlösungen wie z.b. die Erstellung eines Konzepts für die Vermark-

---

212   Schreiter/Forchel in Training und Wettkampf, 4 (1990), S. 195. Vgl. Anlage 3. Vgl. Anlage 4.
213   Vgl. Schumann, 1992, S. 111 f..
214   Vgl. Anlage 4.
215   Schreiter/Forchel in Training und Wettkampf, 4 (1990), S. 200.
216   Vgl. Anlage 4.
217   Vgl. Fuchs/Ullrich, 1990, S.112 f..

tung des Spitzensports ging in langatmigen Bemühungen fast vollständig verloren.[218]

4. Die Erklärung der gleichberechtigten Förderung von Breiten- und Leistungssport erwies sich noch 1989 als eine Farce. Der Vizepräsident des DTSB für den Leistungssport H. Röder stufte den Honecker-Nachfolger Egon Krenz als Garanten für die Unantastbarkeit des Leistungssports ein.[219]

Eine Erfüllung des Plansolls in der Entwicklung der Mitgliederzahlen des DTSB wurde von den Bezirken, wie bereits geschildert, mit zum Teil unlauteren Mitteln erreicht.

Als einen überspitzten Ausdruck des fortschreitenden Mankos der Führungskonzentration führen Schreiter/Forchel die Verfahrensweise der Verantwortlichen im Leistungssport mit einer Gruppe Sportwissenschaftler und Mitarbeiter des DTSB an, die eine Ausarbeitung zu dem *Strategiebeschluss des Politbüros zur Entwicklung des Leistungssports bis zum Jahr 2000* erstellten. Die neuen konzeptionellen Überlegungen der Gruppe wurden weitgehend in der späteren Beschlussversion ignoriert, die Mitglieder der Gruppe von einer weiteren Mitarbeit ausgeschlossen.[220]

Diese Beispiele dienen der Veranschaulichung der Tatsache, dass selbst in einem erfolgreichen Subsystem der DDR, dem Leistungssport, die Entwicklung der ersten Jahrzehnte einer fortschreitenden Stagnation gewichen war. Dieser Prozess war u.a. ein Resultat wachsender Ignoranz der Verantwortlichen für den Leistungssport gegenüber neuen Erscheinungen wie z. B. der fortschreitenden Professionalisierung des Sports. Der Leistungszenit der Sportnation DDR war durch ein derartiges Missverhalten in den letzten Jahren der Existenz der DDR überschritten und hätte speziell auf der institutionalen Ebene einer Neuerung bedurft.

> "Was bei der anhaltenden Turbulenz im Leistungssport der DDR manchen Sportfunktionär und Trainer oft resignieren läßt, das ist doch wohl auch das Ergebnis der geplatzen Seifenblase von der über Jahrzehnte propagierten Einheit gesellschaftlicher und individueller Interessen im Sozialismus."[221]

---

[218] Ruth Fuchs äußerte sich entsprechend: "Das hat dann auch dazu geführt, daß man uns weltweit als die besten, aber auch billigsten Athletenbezeichnete. Jede Mark Preisgeld wurde abgerechnet, Startgelder abgelehnt." Fuchs/Ullrich, 1990, S. 86.

[219] Vgl. Schreiter/Forchel in Training und Wettkampf, 4 (1990), S. 200 f..

[220] Vgl. ebenda, S. 198.

[221] Pfeiffer in Training und Wettkampf, 4 (1990), S. 4.

4. Die wissenschaftlichen Funktionsträger der Sportförderung

Die dem Staatssekretariat für Körperkultur und Sport unterstellten Institutionen waren, wie bereits im Kapitel 2.2.2 erläutert, als die wichtigsten wissenschaftlichen Funktionsträger der Sportförderung der DDR anzusehen. Das Ausmaß der Förderung soll am Beispiel der *Deutschen Hochschule für Körperkultur* (DHfK), dem *Forschungsinstitut für Körperkultur und Sport* (FKS) und dem *Sportmedizinischen Dienst* (SMD) dargestellt werden. Die drei Institutionen waren in Forschung und Ausbildung, Konzeptionierung von wesentlichen Neuerungen z.b. in der Trainingsmethodik, weitläufigen Untersuchungen zum Stand der Entwicklung im Kinder- und Jugendsport als auch der Entwicklung eines nahezu perfekten sportmedizinischen Betreuungssystems integriert und hatten somit einen gravierenden Einfluss auf die Entwicklung des Leistungssports der DDR. Anschließend wird die Dopingproblematik im DDR-Leistungssport behandelt. Dies geschieht in Form eines Exkurses, da der Dopingbereich nicht ausschließlich dem SMD zugeordnet werden kann.

4.1 Die Deutsche Hochschule für Körperkultur (DHfK) in Leipzig

4.1.1 Gründung, Aufbau und Entwicklung der DHfK

Die Gründung der DHfK geht auf den Artikel 39 des Gesetzes über die *Teilnahme der Jugend am Aufbau der DDR und die Förderung der Jugend in Schule und Beruf, bei Sport und Erholung* zurück,[222] das am 08.02.1950 von der provisorischen Volkskammer der DDR verabschiedet wurde.

> "In Leipzig ist eine Hochschule für Körperkultur zur Ausbildung von Dozenten für die Institute für Körpererziehung, für Sportlehrer und Trainer und zur Förderung der Studierenden zu errichten."[223]

Der Lehrbetrieb der DHfK begann am 15.10. desselben Jahres in den Räumlichkeiten der Deutschen Sportschule in Leipzig, da die Lehr- und Unterkunftsgebäude bzw. die Sportanlagen am späteren Standpunkt der

---

[222] Knecht führt die Gründung der DHfK auf die alleinige Initiative Walter Ulbrichts zurück: "Zu Ulbrichts weitestblickenden Entscheidungen gehörte seine Order zur Gründung der Deutschen Hochschule für Körperkultur in Leipzig gegen den Widerstand eines Teils des SED-Politbüros." Knecht, 1980, S. 25.

[223] Gesetz über die Teilnahme der Jugend am Aufbau der DDR und die Förderung der Jugend in Schule und Beruf, bei Sport und Erholung, Art. 39, in Frost, Heise, Liebold u. a. (Hg.), 1991, S. 76.

Hochschule noch im Bau befindlich waren. Eine Woche später eröffnete der Vorsitzende des DS Ernst Horn die DHfK mit einer Kapazität von 14 haupt-, sechs nebenamtlichen Lehrkräften, die von sowjetischen Gastdozenten unterstützt wurden, und 96 Studenten. Die DHfK wurde dem DS unterstellt. Der Rektor war Mitglied des DS.[224]

Kühnst verweist auf eine zeitweilige Doppelunterstellung der Hochschule sowohl an den DS als auch an das Staatssekretariat für Hochschulwesen.

> "Dadurch konnte von der SED eine wesentlich rigorosere parteiliche Erziehung und Bildung an dieser elitär verstandenen Kaderschule durchgesetzt werden."[225]

In der Entschließung *Die Aufgaben auf dem Gebiet der Körperkultur und des Sports* wurden auf der IV. Tagung des ZK der SED die Aufgaben der DHfK im März 1951 präzisiert und erweitert. Die Hochschule erhielt das Recht, Staatsexamen abzunehmen, sowie in Sondersemestern die Ausbildung von Trainern, spezialisierten Sportlehrern und Funktionären durchzuführen sowie ein Fernstudium für bereits in der Lehrpraxis stehende Kräfte zu ermöglichen.[226]

Am 22.10.1951 erfolgte die Modifikation des Lehrmethodischen Rats in den Wissenschaftlichen Beirat, um eine Intensivierung der Lehre und Forschung und die Interaktion zwischen beiden Bereichen zu fördern. Im November desselben Jahres wurde die Trainerfakultät ins Leben gerufen, deren Lehrgebiete man in vier Hauptbereiche unterteilt: Gesellschaftswissenschaften, Theorie und Methodik der körperlichen Erziehung, Sportmedizin und das spezielle Fachstudium der jeweiligen Sportart.[227]

Ab 1952 war die Hochschulreife bindend für das Studium an der DHfK. Die Leitung und Kontrolle der Hochschule ging mit der Gründung des Staatlichen Komitees für Körperkultur und Sport vom DS an dieses über. Im September 1953 wurde das bis dahin nur zweijährige Studium mit Beginn des neuen Studienjahrgangs auf drei Jahre erweitert.[228]

Insgesamt gesehen übernahm die DHfK in den ersten Jahren nach ihrer Gründung folgende Aufgabenbereiche:

- Die Ausbildung von Diplomsportlehrern für den Bereich des Massen- bzw. des Leistungssports.[229]

---

224   Vgl. Herrmann (Hg.), 1981, S. 10ff..
225   Kühnst, 1982, S. 50.
226   Vgl. Herrmann (Hg.), 1981, S. 14.
227   Vgl. ebenda, S. 16.
228   Vgl. ebenda, S. 26.
229   Im Anschluss konnte bei "entsprechender ideologischer Profilierung" ein dreijähriges Aspirantenstudium folgen. Kühnst, 1982, S. 51.

- Die Vorbereitung von Studierenden in einer sogenannten Arbeiter- und Bauernfakultät.
- Die Durchführung von einjährigen Trainerlehrgängen.
- Die Durchführung eines Fernstudiums für Körpererziehung.
- Die Erstellung von wissenschaftlichen Arbeiten im Rahmen von Forschungsaufträgen, deren Übertragung in die Lehrtätigkeit und Publikation.
- Die Durchführung wissenschaftlicher Tagungen.[230]

Die Struktur der DHfK stellte sich 1953 folgendermaßen dar:

Dem leitenden Rektor unterstanden zur Führung der Hochschule der Akademische Senat und der Wissenschaftliche Beirat, die Verwaltung sowie die Abteilungen für Personalwesen, Planung und Statistik. Von den vier Stellvertreter des Rektors waren je einer für die Bereiche Gesellschaftswissenschaftliches Grundstudium, Forschungsangelegenheiten, wissenschaftliche Aspirantur und Studentenangelegenheiten zuständig.

Die Fakultät für allgemeine Grundlagen der Körpererziehung beinhaltete fünf, die für sportliche Ausbildung acht Fachinstitute. Darüber hinaus bestanden die Hauptabteilungen für Gesellschaftswissenschaften mit fünf Unterabteilungen, die Hauptabteilung Sportmedizin mit zwei Fachinstituten, die Hauptabteilung Lehrgangswesen, die Hauptabteilung Fernstudium und die Arbeiter- und Bauernfakultät.[231]

1954 wurde auf Veranlassung des Staatlichen Komitees für Körperkultur und Sport der erste Sportklub (SC) der DDR an der DHfK mit der Zielstellung gegründet, die dort betreuten Sportler von den besten Trainern und Wissenschaftlern der Hochschule auf die Olympischen Spiele 1956 in Melbourne vorzubereiten.

> "In ihm werden die Spitzensportler aller Universitäten, Hochschulen und Pädagogischen Institute aus der ganzen SBZ [!] in einer Art Trainingslager zusammengefaßt. Diese Sportler studieren zwar nach außen hin weiter, benötigen jedoch die meiste Zeit zum Trainieren. Ihre Aufgabe ist es, Höchstleistungen zu vollbringen, Siege, Rekorde und Meisterschaften für die SBZ [!] zu erringen."[232]

Der SC DHfK, später SC Wissenschaft DHfK, unterstand dem Rektor der Hochschule. Nach der Gründung des DTSB war dieser ebenfalls weisungsbefugt gegenüber dem Sportklub.

---

[230] Vgl. Bericht über die Tagung vom 05./06.02.1955 in Halle über Fragen der Leibeserziehung zwischen Fachvertretern aus der BRD und aus der Sowjetzone (DDR), 1955, S. 4.

[231] Vgl. Herrmann (Hg.), 1981, S. 27.

[232] Engelhardt, 1965, S. 122.

Der Klub wurde durch die Anbindung an die Hochschule, die damit verbundenen Möglichkeiten und die Konzentration von Spitzensportlern eine "Hochburg" des DDR-Leistungssports.[233]

Im Dezember 1956 erfolgte die Auflösung der Fakultäten und Hauptabteilungen. Die Institute wurden dem Rektor und dem Senat direkt unterstellt. Zusätzlich übernahm die DHfK das Institut für Körperkultur der Universität Leipzig.

> "Mit der Auflösung und Übernahme des Instituts für Körperkultur der Universität Leipzig wurden die Institute der DHfK bei der Verknüpfung von Theorie und Praxis in ihrer Forschungs- und Lehrarbeit durch die Auflösung der Fakultäten begünstigt, weil die Verantwortlichkeit der einzelnen Prorektoren und Leiter der 14 Institute sich spürbar erweiterte."[234]

Der Aufbau der DHfK stellte sich nun folgendermaßen dar:

Neben den vier Prorektoraten existierten die Fachrichtungen Diplomsport- und Schulturnlehrer, die Abteilung Lehrgangswesen zur Ausbildung von Trainern und anderer im Sport beschäftigter Spezialisten, ferner die Abteilung Fernstudium, der Bereich des gesellschaftswissenschaftlichen Grundstudiums mit dem Sektor Sprachausbildung, die erwähnten 14 Fachinstitute und die 1956 gegründete Forschungsstelle. Die Arbeiter- und Bauernfakultät, die Bibliothek und die Verwaltung blieben in gleicher Form erhalten.[235]

Bereits 1954 erhielt die DHfK das Promotionsrecht A (Doktor eines Wissenschaftszweiges), das 21 Jahre später, 1975, um das Promotionsrecht B (Doktor der Wissenschaften) erweitert wurde.

Der Bereich des Leistungssports war mit der Gründung der DHfK vorerst als Lehrgebiet Theorie des Leistungssports in die Fakultät der Trainerausbildung integriert. Die Theorie und Methodik des Trainings im Leistungssport fand aber schnell in großem Umfang Eingang in die Lehr- und Forschungstätigkeit an der Hochschule. Auf Weisung des Staatlichen Komitees für Körperkultur und Sport wurde 1954 das Institut für die Theorie der Körpererziehung neu gestaltet. Es wurde in die Fachrichtungen Volks-, Schul- und Leistungssport aufgeteilt. Im Studienjahr 1954/55 ging die Theorie des Leistungssports in die Ausbildung der Diplomsportlehrer ein.

Die Forschungsstelle der DHfK leistete zu dem Themengebiet besonders im Nachwuchsbereich wesentliche Zuarbeiten. Die Abteilung Leistungssport des Instituts für die Theorie der Körpererziehung betreute vor al-

---

[233] Vgl. Herrmann (Hg.), 1981, S. 31.
[234] Kühnst, 1982, S. 54.
[235] Vgl. Herrmann (Hg.), 1981, S. 45.

lem die Direktstudiengänge und das Diplomsportlehrer- und Trainer-fachschul-Fernstudium. Aus den drei Fachrichtungen dieses Instituts entstanden 1963 eigenständige Institute. Der Bereich des Leistungssports wurde von der Abteilung Allgemeine Theorie und Methodik des Trainings übernommen.

In diesen Zeitraum fällt auch die Konzeptionierung neuer Studienpläne, die einen selbstständigen fünfjährigen Studiengang Leistungssport an der DHfK beinhalteten. Dieser Studiengang erforderte ein zehnmonatiges Praktikum. Ab 1959 wurde die Theorie des Leistungssports im gesamten Ausbildungsbereich der Diplomlehrerstudenten mit einem Umfang von drei Wochenstunden gelehrt. Die Studierenden des Studiengangs Leistungssport absolvierten einen noch höheren Stundenumfang in diesem Bereich, wobei die Ausbildung ab 1969 noch durch den in das Institut für Allgemeine Theorie und Methodik des Trainings integrierten Bereich der Bewegungslehre intensiviert wurde. Praktika der Ausbildungsrichtung Leistungssport wurden generell von Mitarbeitern der Allgemeinen Theorie und Methodik des Trainings betreut. Schnabel, langjähriger leitender DHfK-Mitarbeiter aus dem Bereich der Trainingslehre, resümiert:

> "Aus diesem Kaderkreis ist eine Reihe unserer gegenwärtig erfolgreichsten Trainer hervorgegangen - z.B. Dr. Hans Eckstein im Rudern, Uwe Neumann im Sportschwimmen, Bernd Stange im Fußball, Edgar Koppe im Wasserspringen. Andere haben sich zu leistungsfähigen Trainingswissenschaftlern entwickelt wie Doz. Dr. sc. Dietmar Junker und Doz. Dr. sc. Jürgen Krug."[236]

Eine zunehmende Zusammenführung von Wissenschaftsbereichen mit dem Ziel der optimierten interdisziplinären Zusammenarbeit zeichnete sich in der Folgezeit in der Struktur der DHfK ab. Im Rahmen der III. Hochschulreform wurden in der Sektion II *Allgemeine Trainingslehre* der Abteilung für *Allgemeine Theorie und Methodik des Trainings* die Vertreter aller naturwissenschaftlicher und sportmedizinischer Disziplinen, der Bewegungslehre, der Psychologie und der drei sportmethodischen Institute für Schul-, Volks- und Leistungssport zusammengefasst.[237]

Diese Umgliederung war laut Schnabel allerdings nicht von langer Dauer, da sich der gewünschte Effekt der optimierten Zusammenarbeit der Wissenschaftsbereiche nicht einstellte.

Die Wissenschaftsdisziplinen wurden folgerichtig bis auf die Bewegungslehre, die, wie bereits erwähnt, im Lehrabschnitt *Technisch-koordinatives Training* integriert blieb, wieder aus diesem Komplex herausgenommen. Dadurch gelang es, "die Lehre zunehmend stärker auf die

---

[236] Schnabel in Wissenschaftliche Zeitschrift der DHfK, 3 (1984), S. 91 f..
[237] Vgl. Schnabel in Wissenschaftliche Zeitschrift der DHfK, 3 (1984), S. 88 ff..

Bedürfnisse der Leistungssportpraxis auszurichten."[238] Zwei Jahre vor der Erstellung eines neuen Statuts wurde 1973 der leistungssportlich orientierte Wissenschaftsbereich *Allgemeine Trainingslehre* geschaffen.

Dort waren die Fachgruppen für:

1. Trainingsbelastung/Konditionelles Training
2. Technisch-koordinatives Training
3. Trainings- und Wettkampfsysteme und
4. Eignungsdiagnostik/Auswahl

integriert. Die zeitweilig dort bestehende Fachgruppe *Physische Entwicklung der jungen Generation* wurde später dem Institut für Freizeit- und Erholungssport zugeteilt. Die Fachgruppe *Schulsport* wurde nach Beendigung der Schulsportlehrerausbildung 1978 aufgelöst.[239]

Die Gesamtstruktur der DHfK veränderte sich durch das Inkrafttreten des Statuts vom 22.10.1975 wiederum. Es erfolgte eine Unterteilung in Sektionen (Leitungs- und Erziehungswissenschaften, Allgemeine Theorie und Methodik des Trainings und Sportmedizin, Theorie und Praxis in den Sportarten I und II),[240] Institute (Marxismus-Leninismus, Ausländerstudium, Freizeit- und Erholungssport) und Direktorate (Studienangelegenheiten, Weiterbildung und Fernstudium, Kader und Qualifizierung, Planung und Ökonomie).[241]

Die DHfK nahm ihre Funktion als profilierteste und größte Aus- und Weiterbildungsstätte des DDR-Sports laut Statut wahr durch:

- die sozialistische Erziehung und Ausbildung von Diplomsportlehrern für den DTSB und anderer Bedarfsträger.
- die Erziehung und Ausbildung wissenschaftlicher Nachwuchskader in Forschungsstudium und Aspirantur für die Sportwissenschaft.
- die sportwissenschaftliche Aus- und Weiterbildung von Fachärzten für Sportmedizin.
- die Weiterbildung von Lehr- und Leitungskadern aus allen Bereichen des Sports sowie sportwissenschaftlicher Einrichtungen.
- die Aus- und Weiterbildung ausländischer Bürger.[242]

---

238 Vgl. ebenda, S. 90 f..
239 Vgl. ebenda, S. 91.
240 Die Unterteilung in Sport I und II geht auf die bereits beschriebene Konzentration der Förderung zurück.
241 Vgl. DHfK (Hg.): Statut der DHfK vom 15.10.1975, § 4 und Anlage des Statuts.
242 Vgl. ebenda, § 2.

4.1.2 Die Ausbildung an der DHfK

Bereits 1955 zeichneten sich auf einer Tagung über Fragen der Leibeserziehung zwischen Vertretern der BRD und der DDR einige gravierende Unterschiede bei der Gestaltung des Sportlehrerstudiums ab:

- Die körperliche Erziehung und Ausbildung der Sportlehrer war in der DDR durch den Staat wesentlich besser unterstützt.
- Gesellschaftswissenschaften, Marxismus-Leninismus und Stalinismus waren auch im Sportstudium Pflichtfächer.
- Die Sportlehrerausbildung der DDR war im Gegensatz zu den freizügigeren Kombinationsmöglichkeiten in der Bundesrepublik von Schwerpunktbildung geprägt.
- Die pädagogisch-methodische Ausbildung begann in der DDR früher und dauerte länger.
- Die Körpererziehung war als wissenschaftliches Fach in der DDR schon 1955 anerkannt. Staatsexamen und Dissertationen konnten in diesem Bereich abgelegt werden.[243]

Die verstärkte Förderung der Sportlehrerausbildung weist bereits auf die staatliche Intention der Entwicklung des Leistungssports hin. Anfänglich herrschte in der DDR ein erheblicher Mangel an qualifizierten Sportwissenschaftlern.

Dieses Defizit versuchte man durch materielle Unterstützung der Doktoranden und Habilitanten, Vermehrung der Assistentenstellen und der Aspirantur zu beheben.[244]

Die Unterschiede in der Ausbildung von Sportlehrern deuten auf ein praxisbezogenes und pädagogisch fundiertes Studium in der DDR hin, welches allerdings mit einer fortwährenden Konfrontation der Studierenden mit der proklamierten Ideologie des Staats einherging. Die Studierenden der DHfK, die sollten durch ihre Ausbildung eine "hohe marxistisch-leninistische Ausbildung und einen festen sozialistischen Klassenstandpunkt" erlangen und von "tiefer Freundschaft zur Sowjetunion durchdrungen" werden.[245] Ziel ihrer praxisbezogenen Ausbildung war es, effektiv mit Sportlern zu arbeiten und die Interaktion mit den entsprechenden Wissenschaftsbereichen herzustellen bzw. zu nutzen.

---

[243] Vgl. Bericht über die Tagung vom 05./06. 02.1955 in Halle über Fragen der Leibeserziehung zwischen Fachvertretern aus der Bundesrepublik und aus der Sowjetzone (DDR), 1955, S. 3f..

[244] Vgl. ebenda, S. 5. Doktoranden und Habilitanten erhielten ein Stipendium mit einer zusätzlichen Unterstützung bei einer eigenen Familie und zur Beschaffung von Literatur.

[245] DHfK (Hg.): Studienplan für die Grundstudienrichtung Sportwissenschaften, 1981, S. 4.

Die Absolventen der DHfK wurden "dem gesellschaftlichen Bedarf entsprechend"[246] als Trainer, Funktionäre, Wissenschaftskader oder Sportoffiziere eingesetzt.

Ihre Betätigungsfelder lagen:

- im Bundesvorstand des DTSB.
- in den Sportverbänden des DTSB.
- in den Bezirksvorständen des DTSB, der SV Dynamo und der ASV.
- in den Kreisvorständen des DTSB.
- in Sport- und Fußballklubs.
- in sportwissenschaftlichen Einrichtungen.
- bei den bewaffneten Organen.[247]

Das Studium an der DHfK war in eine allgemeine und eine spezielle Ausbildung unterteilt.

Zum allgemeinen Teil der Ausbildung gehörten die Bereiche Marxismus-Leninismus, Sportpolitik, -pädagogik, -psychologie, Leitung der sozialistischen Körperkultur, mathematisch-rechentechnische und naturwissenschaftliche Grundlagen, Biomechanik, Sportmedizin, allgemeine Theorie und Methodik des Trainings, Theorie und Methodik der einzelnen Sportarten sowie der Nachweis von Fremdsprachenkenntnissen und einer Sprachausbildung.

Als ein wesentlicher Faktor der marxistisch-leninistischen Ausbildung wurde "die Entwicklung der internationalen Klassenauseinandersetzungen auf dem Gebiet des Leistungssports als Bestandteil des Kampfes um die Durchsetzung der Politik der friedlichen Koexistenz" hervorgehoben.[248] Auch die Sportpolitik, -pädagogik, -psychologie und die Leitung der sozialistischen Körperkultur waren entsprechend ideologisch geprägt.

Die Spezialausbildung gliederte sich je nach dem Einsatzbereich der späteren Diplomsportlehrer.

Zusätzlich wurden in allen Spezialisierungsrichtungen Praktika durchgeführt.[249] Die spezielle Ausbildung erfolgte für die zukünftigen Trainer in der Theorie und Methodik einer Sportart, schloss die Ausbildung in der entsprechenden Sportartengruppe und kontinuierliches Training und Wettkampftätigkeit in der spezialisierten Sportart ein.

Die Spezialisierung für Diplomsportlehrer, die vorrangig als Kreissportlehrer im Volkssport eingesetzt wurden, erfolgte im Bereich der Leitung und Organisation des Volkssports, für vorgesehene Leitungskader auf

---

[246]   Ebenda, S. 5.
[247]   Vgl. ebenda, S. 5.
[248]   Ebenda, S. 7.
[249]   Vgl. ebenda, S. 6 ff..

dem Sektor der sozialistischen Sportorganisation und für Sportoffiziere auf dem Gebiet der bewaffneten Organe der DDR.[250]

Die Qualifikationen für den Antritt eines Diplomsportlehrerstudiums waren gemäß des Anspruchs hoch. Eine mehrjährige Leistungssportpraxis, eine Tätigkeit als Übungs-, Kampf- bzw. Schiedsrichter beim DTSB respektive der GST oder die aktive Teilnahme am Übungs-, Trainings- und Wettkampfbetrieb des DTSB waren obligatorische Voraussetzungen zum Antritt des Studiums.

Bewerber für das Fernstudium wurden vorrangig behandelt, wenn sie eine berufliche Tätigkeit beim DTSB oder den bewaffneten Organen nachwiesen.[251]

Neben der Ausbildung der Sportlehrer, Trainer und Funktionäre erfolgte an der DHfK die Ausbildung von Sportmedizinern. Die Abteilung Sportmedizin der Hochschule nahm nicht nur den sportbiologischen und -medizinischen Teil der Lehrveranstaltungen für Sportstudenten und Trainer und die ärztliche Überwachung der in der Ausbildung Stehenden wahr, sondern führte bereits 1950 vierzehntägige Lehrgänge für sportmedizinisch interessierte Ärzte durch, konzipierte Untersuchungsbögen und gab Lehrmaterial heraus.

Mit der Gründung des Instituts für Sportmedizin an der DHfK, des SMD und dem Aufbau des Rehabilitationszentrums in Kreischa erfolgte eine fortschreitende Profilierung der Sportmedizin. Diese schlug sich in der Herausgabe von *Richtlinien für die staatliche Anerkennung als Facharzt für Sportmedizin* durch den Gesundheitsminister am 18.12.1956 nieder. Vorrausetzung für die Anerkennung war die Teilnahme an einem sechswöchigen staatlichen Lehrgang und ein sechsmonatiges Praktikum.[252] Die Zusatzqualifikation bzw. Ausbildung zum Sportarzt wurde dem Institut für Sportmedizin der DHfK übertragen.[253]

Die überaus "linientreue" Prägung der Hochschule verdeutlicht die Aussage von Rogalsky/Lesky, die für die Entwicklung der Ausbildung forderten:

> "Mehr noch als in der Vergangenheit muß [...] die kommunistische Erziehung der Studierenden im gesamten Studienprozeß zu einer wesentlich stärkeren Berufsmotivation führen. Die Tätigkeit eines Trainers, Sportfunktionärs oder Kreissportlehrers mit all ihren komplizierten und anspruchsvollen Erscheinungsformen voll

---

250 Vgl. Rogalsky/Lesky in Wissenschaftliche Zeitschrift der DHfK, 3 (1986), S. 4.
251 Vgl. DHfK (Hg.):Studienplan für die Grundstudienrichtung Sportwissen-schaften, 1981, S. 16.
252 Vgl. Anordnung über die staatliche Anerkennung als Sportarzt vom 18.12.1956, § 2, Abs. 2, in Frost, Heise, Liebold u.a. (Hg.),1991, S. 123.
253 Vgl. Tittel in Wissenschaftliche Zeitschrift der DHfK, 1/2 (1975), S. 113 f..

ausfüllen zu können, bedarf der weiteren Ausprägung eines hohen Leistungs- und Einsatzwillens sowie der Übereinstimmung von persönlichen und gesellschaftlichen Interessen."[254]

Die Priorität des Leistungssports wurde durch die beiden Autoren deutlich hervorgehoben:

> "Die inhaltliche Gestaltung des Studiums wird auch weiterhin von der Erfordernissen des Leistungssports bestimmt werden, selbst wenn ein Teil der Studierenden durch eine spezielle Ausbildung im Studiengang für andere Bereiche von Körperkultur und Sport vorbereitet wird."[255]

Die Art der Studiengestaltung durch die Vermittlung eines reichhaltigen Basiswissens, der Übertragung der sportwissenschaftlichen Forschung in die Lehrtätigkeit der DHfK, die Praxisnähe der Studierenden durch die zu absolvierenden Praktika, eigene sportliche Betätigung auf teilweise leistungssportlichem Niveau und die Fixierung der Studenten auf ein Spezialgebiet ergab in der Summe ein hohes fachspezifisches Niveau in der Ausbildung der Hochschule.

Die DHfK war eine effektive Produktionsstätte für die Aufrechterhaltung des hohen Niveaus im Leistungssport der DDR durch ihre qualifizierten und häufig staatskonformen Absolventen. An der Hochschule wurden bis 1987 seit ihrer Gründung über 16.000 Trainer, Sportlehrer, Funktionäre und Sportwissenschaftler ausgebildet, die größtenteils im Leistungssport tätig waren.[256] Zuletzt gehörten dem Lehrkörper ca. 500 Wissenschaftler, darunter 60 Dozenten und Professoren an. Mehr als 2.800 Studenten und Doktoranden aus 88 Ländern, vorwiegend der dritten Welt, studierten in Leipzig. Die DHfK bildete mit ihren 14 Sportstätten und Instituten, darunter Sporthallen für die medaillenträchtigen Sportarten wie Turnen, Schwimmen, Wasserspringen, Fechten, Gymnastik, Ringen, Judo, Boxen und Gewichtheben, ihren 900 Internatsplätzen, dem eigenen Sportklub SC Wissenschaft DHfK und ihrer über 100.000 Bände umfassenden Bibliothek ein Superlativ der Konzentration von Forschung und Lehre für ein staatlich gesteuertes Ziel.[257]

---

254 Rogalsky/Lesky in Wissenschaftliche Zeitschrift der DHfK, 3 (1986), S. 6.
255 Ebenda, S. 6.
256 In der Spiegelausgabe 4 (1990) wird die Zahl der Absolventen der DHfK bis Ende 1989 mit 17.000 beziffert. Vgl. Der Spiegel, 4 (1990), S. 162.
257 Vgl. Holzweißig, 1988, S. 52.

In diesem Sinn räumt Knecht ein:

"Tatsächlich erwies sich die Deutsche Hochschule für Körperkultur als die wahrscheinlich wichtigste Institution des DDR-Sports [...]."[258]

4.1.3 Das Weiterbildungssystem an der DHfK

Die Ausbildung der Trainer und Funktionäre erfolgte, wie bereits beschrieben, in erster Linie durch die DHfK im Fern- oder Direktstudium. Mit Beginn der siebziger Jahre beendeten jährlich ca. 100 Studenten ihre akademische Ausbildung als Diplomsportlehrer mit einem Einsatzziel im Leistungssport der DDR. Anfang der achtziger Jahre hatte sich ihre Zahl auf 240 Absolventen jährlich erhöht.[259]

Für die Aufrechterhaltung eines hohen Niveaus im Wissensstand der im Leistungssport Tätigen und eine stete Erneuerung der Kenntnisse von Trainern und Funktionären wurde ein System zur Weiterbildung geschaffen, das diesen Anforderungen gerecht werden sollte.

"Auch an der DHfK ist in Zukunft die Orientierung des Hochschulwesens der DDR zu erfüllen, bereits bei der Konzipierung eines Hochschulstudiums im Prozeß der Studienplanung die Grundkonturen der Weiterbildung der Absolventen auszuweisen und deren Verwirklichung vorzudenken. Es wird also mehr denn je um einen einheitlichen Prozeß der Aus- und Weiterbildung gehen."[260]

Neben den einzelnen Sportverbänden, die durch jährliche Weiterbildungsveranstaltungen oder durch periodische Trainerinformation für das Selbststudium und die Zusammenkünfte in den Trainerräten die Weiterbildung gewährleisten sollten, existierte in der DDR ein zentral geleitetes und den gesamten Leistungssport umfassendes System der Fortbildung. Die Hauptverantwortung bei der Durchführung und der inhaltlichen Gestaltung dieser mehrwöchigen Lehrgänge hatte die DHfK.

"Eine wichtige Aufgabe der DHfK war und ist die Weiterbildung von Kadern aus allen Bereichen von Körperkultur und Sport. Unsere Hochschule wurde dieser Aufgabe in engem Zusammenwirken mit dem DTSB der DDR immer besser gerecht. Sie führte Weiterbildungskurse an der DHfK selbst und an den Sportschulen des DTSB der DDR durch, deren Ziel, Aufgaben und Organisation gemeinsam mit dem Bundesvorstand und den entspre-

---

[258] Knecht, 1980, S. 26.
[259] Vgl. Schumann, 1992, S. 145 f..
[260] Rogalsky/Lesky in Wissenschaftliche Zeitschrift der DHfK, 3 (1986), S. 8.

chenden Sportverbänden des DTSB der DDR festgelegt wurden."[261]

Allerdings muss eingeräumt werden, dass die Lehrgänge nach dem Entstehen des FKS inhaltlich stark von diesem geprägt wurden.[262]

Zusätzlich zu den zentralen Lehrgängen an der DHfK fand eine jährliche einwöchige Weiterbildung aller hauptamtlicher Trainer der Förderstufe 1 bis 3 unter Verantwortung der Sportverbände statt, bei der sportartspezifische Themen im Vordergrund standen.[263]

Jeder Trainer und Funktionär nahm seit 1968 im Rhythmus der Olympiazyklen an einem zentralen Weiterbildungslehrgang in Leipzig teil.[264]

"Dem Staatlichen Komitee für Körperkultur und Sport wird empfohlen, daß die DHfK im Rahmen der ihr durch die Hochschulreform gewiesenen Gesamtaufgaben die politische und fachliche Aus- und Weiterbildung des Funktionärs- und Trainerkaders im Leistungssport gewährleistet. Demnach ist die 1969 begonnene Weiterbildung an der DHfK so zu erweitern, daß regelmäßig alle hauptamtlichen Trainer und Funktionäre erfaßt werden."[265]

Laut Dannhauer hatten die Lehrgänge anfangs einen Umfang von sechs Wochen, der später auf drei bis vier Wochen reduziert wurde. Bei den Trainerlehrgängen wurden vom Nachwuchs- bis zum Hochleistungsbereich alle Trainer eingeladen.[266]

In den Lehrgängen wurde hauptsächlich behandelt:

- die Vermittlung neuester Erkenntnisse zu Führungsprozessen.
- die Behandlung übergreifender Fragen der Trainingsgestaltung.
- fachspezifische Aspekte einzelner Sportarten.
- neue sportmedizinische Erkenntnisse.
- die praktische Unterweisung an neuesten Sportgeräten und die Darstellung

---

261   Herrmann in Theorie und Praxis der Körperkultur, 10 (1980), S. 724 f. Die Aussage von Herrmann umfasst in diesem Kontext auch die Weiterbildung der im Breitensport Beschäftigten wie die Übungsleiter. Es erfolgten aber auch Weiterbildungsmaßnahmen für Sportwissenschaftler und Sportärzte, so dass sich an die Ausbildung an der DHfK in allen Bereichen eine spätere Weiterbildung anschloss.

262   Vgl. Ordnung für die politisch-organisatorische Vorbereitung und Durchführung der zentralen Weiterbildung der im Leistungssport tätigen Trainer und Funktionäre in Lehrgängen an der DHfK,1985, S. 1.

263   Vgl. Köhler, 1982, S. 3.

264   Vgl. Schumann, 1992, S. 147.

265   Beschluss des Präsidiums des DTSB vom 22.04.1969 in Frost, Heise, Liebold u.a. (Hg.),1991, S. 181.

266   Vgl. Anlage 3.

- neuer Methoden der Objektivierung der Trainingsprozesse.[267]

Der Lehrplan der Funktionärsweiterbildung war laut Köhler ins besonders durch die Komplexe Trainingswissenschaften, Leitungswissenschaften, Sportpolitik/Zeitgeschichte und Erziehungswissenschaften charakterisiert.[268]

Im Rahmen dieser Weiterbildung wurden von den Teilnehmern Belegarbeiten angefertigt, in denen die neuen Erkenntnisse mit dem vorhandenen Wissen kombiniert und die Ergebnisse des Lehrgangs dokumentiert wurden. Diese wurden von Mitarbeitern der DHfK oder des FKS begutachtet und unterlagen in der Regel der untersten Geheimhaltungsstufe *Nur für den Dienstgebrauch*. Als brisant angesehene Themen erhielten die höhere Geheimhaltungsstufe *Vertrauliche Dienstsache*. Bei einer Empfehlung des Gutachters wurde ein Exemplar im Zentrum für Wissenschaftsinformation des FKS archiviert. Zweitexemplare der Arbeit erhielten bei sportartspezifischen Themen das Wissenschaftliche Zentrum des jeweiligen Verbandes. Hatte die Ausarbeitung themenübergreifenden Charakter, erfolgte eine Weiterleitung an die entsprechende Institution (z.B. der Bezirksvorstand oder Abteilungen des DTSB).[269]

Diese konzentrierte Form der Fortbildung kann als sehr effektiv angesehen werden, da nicht nur die Trainer der verschiedenen Förderstufen ihre Erfahrungen austauschen konnten, sondern auch die Methodik und Trainingsergebnisse aus den verschiedenen Sportarten verglichen und sportartübergreifende Charakteristika festgestellt werden konnten. Dannhauer resümiert über das System der Weiterbildung aus der Sicht eines beteiligten Trainers:

> "Der Erfahrungsaustausch mit den Trainern aus den verschiedenen Sportarten hat dem Einzelnen sehr viel gebracht."[270]

Zur Optimierung der umfassenden Weiterbildungsmaßnahmen wurde 1984 ein Institut für Weiterbildung an der Hochschule geschaffen, "das vielfältige Lehrgänge für Trainer, Funktionäre und Sportmediziner auf der Grundlage praxisnaher und wissenschaftlich fundierter Lehrprogramme organisiert und leitet."[271]

---

[267]   Vgl. Schumann, 1992, S. 147. Vgl. Anlage 3.

[268]   Vgl. Köhler, 1982, S. 5.

[269]   Vgl. Ordnung für die politisch-organisatorische Vorbereitung und Durchführung der zentralen Weiterbildung der im Leistungssport tätigen Trainer und Funktionäre in Lehrgängen an der DHfK,1985, S. 8 f..

[270]   Siehe Anlage 3. Auch Gottfried Stark verweist in diesem Kontext auf die Effizienz des Weiterbildungssystems. Vgl. Anlage 4.

[271]   Herrmann in Theorie und Praxis der Körperkultur, 10 (1985), S. 724.

Seit der Gründung der DHfK wurden bis 1985 rund 6.300 Sportlehr- und Leitungskader in mehrwöchigen Kursen weitergebildet, davon 2.800 nach 1981.[272]

4.1.4 Die Forschungstätigkeit an der DHfK

Die ersten 14 Forschungsaufträge wurden laut Kühnst vom Staatlichen Komitee für Körperkultur und Sport 1952 bzw. 1953 an die DHfK vergeben. Im Vordergrund stand dabei der Leistungssport. Die Problematik des ganzjährigen Trainings bei Schwimmern, Fragen der Leistungsentwicklung in verschiedenen Sportarten wie Radsport, Skispringen und Rudern und methodische und sportmedizinische Fragen des Intervalltrainings wurden als Forschungsthemen bearbeitet. Durch die in Kap. 3.1.1. beschriebene Strukturänderung 1955 und die Schaffung der *Forschungsstelle* 1956 wurde die Forschungstätigkeit an der Hochschule forciert. Leistungssportbezogene Projekte wie z.b. die Problematik der frühzeitigen und langjährigen Belastung im Kinder- und Jugendsport, Fragen zum Wintertraining der Stabhochspringer, die Technik der Wenden und die Kraftschulung im Schwimmen, technisch-taktische Probleme der Sportspiele und die Konzeption von biomechanischen Untersuchungsmethoden weisen bereits auf die später noch verstärkte Orientierung zur Forschung hin. Anfänglich wurde die Hochschule dabei stark durch sowjetische Wissenschaftler unterstützt.[273]

Vor allem im Nachwuchsbereich bearbeitete die DHfK Projekte mit beachtlichem Umfang. So wurden bspw. ab 1958 regelmäßige Erhebungen über die Leistungsfähigkeit der Schüler in der gesamten DDR in Kooperation mit den Sportlehrern, die entsprechende Tests in den Schulen durchführten, realisiert.[274] Als ein weiterer gravierender Schritt kann die Konzeptionierung des Trainings in die einzelnen Stufen der Trainingspläne (TMGK, RTP, ITP etc.)[275] angesehen werden, welche sich im Verlauf der sechziger Jahre vollzog und wesentlich durch Mitarbeiter der Forschungsstelle der DHfK geprägt wurde.[276]

---

272 Vgl. ebenda, S. 724.
273 Vgl. Kühnst, 1982, S. 53f..
274 Vgl. Anlage 4.
275 Vgl. Kap. 3.1.6.3.
276 Im Auftrag der Leistungssportkommission wurde bspw. am 04./05.10.1962 ein Seminar in Leipzig über die Planung des Aufbautrainings von der Abteilung Kinder- und Jugendsport der Forschungsstelle der DHfK abgehalten. Vgl. Abt. Kinder- und Jugendsport der DHfK (Hg.): Grundlagen zur Aufstellung von Rahmentrainingsplänen für das Aufbautraining. Referate und Zusammenfassungen eines Seminars über die Planung des Aufbautrainings am 4./5. Oktober 1962, 1962.

Lehnert/Schnabel datieren die ersten interdisziplinären Ansätze in der Forschung an der DHfK auf den Beginn der sechziger Jahre. Nach der Gründung des Instituts für Sportmedizin an der DHfK im Jahr 1961 entstand eine Kooperation zwischen diesem, den bereits existierenden Lehrstühlen für Biomechanik und Sportpsychologie in Verbindung mit der Sektion Trainingsmethodik der Forschungsstelle der DHfK. Dort wurden in komplexen Arbeitsweisen Fragen der Trainingsgestaltung im Rudern, der Leichtathletik (Mittel- und Langstreckenlauf) und im Radsport behandelt.[277]

Mitte der sechziger Jahre ergab sich in der Tätigkeit der Forschungsstelle allerdings ein personeller Engpass, der eine zunehmende Stagnation der kreativen Gestaltung der wissenschaftlichen Tätigkeit zur Folge hatte. Vorangegangen war die Konzeptionierung eines Systems zur Dokumentation des Trainings, welches sich auf den gesamten Bereich des Nachwuchs- und Leistungssektors erstreckte. Sämtliche Trainer respektive Sportler in diesen Bereichen legten über ihre Trainingsinhalte und -umfänge schriftlich Rechenschaft ab. Ziel dieser umfangreiche Dokumentation war die Bereitstellung von Trainingsdaten auf einer vergleichbaren Basis, um Rückschlüsse auf den realen Leistungszuwachs durch das ausgeführte Training zu erhalten, übergeordnete Gesetzmäßigkeiten einer möglichen Leistungssteigerung zu erkennen etc.. Nicht zuletzt bildete das System auch eine großflächige Kontrollmöglichkeit der in den Vorgaben der Trainingkonzeptionen auf der Basis der Leistungssportbeschlüsse festgelegten Parameter. Die Bearbeitung der Trainingsdokumentationen erwies sich allerdings als so umfangreich, dass "der Hauptteil der Kräfte der damaligen Forschungsstelle gebunden war."[278]

Der Forschungsapparat wurde daraufhin dezentralisiert, indem man Forschungsstellen in den Sportverbänden des DTSB schuf.

"Ein Ausweg wurde damals mit der Bildung der Wissenschaftlichen Zentren gefunden, die diese Aufgabe übernahmen."[279]

Stark charakterisiert die Forschungstätigkeit nach der Gründung der Forschungsstelle, aus der 1969 das FKS entstand, als problemorientierte leistungssportlich orientierte Arbeit in den separaten Wissenschaftsdisziplinen. Er beurteilt die frühe Entwicklung der Leistungssportforschung kritisch und sieht den Beginn einer effektiven interdisziplinären Zusammenarbeit erst nach der Gründung des FKS.

"Es waren in der Regel problemorientierte Arbeiten, mit denen man nach Fertigstellung in den Spitzenfachverbänden hausieren

---

[277]   Vgl. Lehnert/Schnabel in Theorie und Praxis der Körperkultur, 5 (1989), S. 302.
[278]   Schuster in Referat zur Vollversammlung des FKS am 07.02.1985, S. 12.
[279]   Ebenda, S. 12.

ging und fragte: Wer braucht das aus der Praxis? Wir haben lange Zeit gesagt, das ist keine effektive Arbeit, wir arbeiten eigentlich für den Schrank. Die Bibliotheken speichern das ab und der Nutzen ist, sagen wir mal, mittelmäßig bis gering. Ab 1969 standen wir vor der Frage, so weiter zu machen oder Strukturen und Arbeitsweise des Instituts anders aufzubauen: nämlich nicht nach Wissenschaftsdisziplinen gegliedert, sondern in komplexen Gruppen für die Leistungsentwicklung einer Sportart. Das war der Beginn einer interdisziplinären sportartspezifischen Forschung."[280]

Aus diesem Grund wurde zur Profilierung einer interdisziplinären Forschungsarbeit die Forschungsstelle der DHfK separiert und als eigenständiges Institut (FKS) mit weitgehend autarkem Charakter ausgegliedert.

Nach dessen Gründung erfolgte eine Arbeitsteilung in der Leistungssportforschung zwischen den Instituten der DHfK und dem FKS. Die Forschung wurde durch die Förderungsbeschränkung auf die medaillenträchtigsten Sportarten im Leistungssportbeschluss des DTSB von 1969 entsprechend konzentriert. Für das Grundlagen- und Aufbautraining im Leistungssport in den geförderten Individualsportarten und für die Spielsportarten Fußball, Handball und Volleyball[281] verblieb die wissenschaftliche Bearbeitung an der DHfK, während das FKS entsprechend das Anschluss- und Hochleistungstraining der Spitzensportler betreute. Die Leistungssportforschung für die Individualsportarten Kanu- und Radsport wurden für alle Altersgruppen an der DHfK durchgeführt.[282] Die Forschungsergebnisse der Abteilung Allgemeine Theorie und Methodik des Trainings lieferten wesentliche Beiträge zur Trainingsmethodik im Hochleistungssektor, speziell im Bereich der praxisbezogenen Forschung für die Leistungsentwicklung, Trainingsgestaltung, Eignungsdiagnostik und die Auswahlkriterien für Talente im Grundlagen- und Aufbautraining.[283]

Die Forschungsaufgaben der DHfK, die mit der Bildung des DTSB von diesem erteilt wurden, obwohl die DHfK formal dem Staatssekretariat für Körperkultur und Sport unterstellt war, gliederten sich laut Statut der Hochschule in ihrer Gesamtheit wie folgt:

---

[280]   Siehe Anlage 4.
[281]   Die Leistungssportforschung im Bereich Volleyball war für einen kürzeren Zeitraum am FKS angesiedelt, später aber wieder an die DHfK angegliedert. Vgl. Anlage 4.
[282]   Die Radsport-Forschung wurde im Verlauf vom FKS übernommen. Vgl. Anlage 4.
[283]   Vgl. Schnabel in Wissenschaftliche Zeitschrift der DHfK, 3 (1984), S. 94.

- Die Hochschule bearbeitete auftragsgebundene Forschung für den DTSB und seine Verbände.
- Grundlegende gesellschaftswissenschaftliche Probleme der sozialistischen Körperkultur in der DDR sollten an der DHfK aufgearbeitet.
- und wissenschaftliche Grundlagen für den Freizeit- und Erholungssport geschaffen werden.[284]

Herrmann kennzeichnete die siebziger Jahre als äußerst erfolgreiche Etappe in der Forschungstätigkeit der DHfK.

> "Die Leistungsfähigkeit der Forschung konnte wesentlich erhöht werden. Verstärkte interdisziplinäre Arbeit, das engere Zusammenwirken von Wissenschaftlern, Trainern und Sportlern sowie die intensive Einbeziehung von Beststudenten und Nachwuchskadern in die Lösung von Forschungsaufgaben führten zu bedeutenden Fortschritten bei der Ergebnis- und Erkenntnisgewinnung zur allseitigen Entwicklung von Körperkultur und Sport."[285]

Weiterhin führt er als positiven Aspekt die "enge Verflechtung der sportwissenschaftlichen Forschung mit praktischen Anforderungen aus den Sportverbänden des DTSB der DDR" an. Diese trugen zur "Erarbeitung und Bereitstellung solcher wissenschaftlicher Ergebnisse bei, deren Anwendung einen großen praktischen Nutzen erbrachte."[286]

Stark unterstreicht die Interaktion zwischen den Forschungsstätten der DHfK und dem herrschenden Lehrbetrieb, die die Praxisnähe des Studiums erhöhte.[287]

Die Grundrichtung der Forschung seit Beginn der achtziger Jahre wurde zunehmend auf die grundlegende Vergrößerung der Basis der Sporttreibenden ausgerichtet. Es wurde verstärkt in den Bereichen des Kinder- und Jugendsports, des Übungs-, Trainings- und Wettkampfbetriebs des DTSB und im freizeitsportlichen Sektor, wie z.B. über das Realverhalten und die Motivationsstruktur der sporttreibenden Bevölkerung, geforscht. Die Leistungssport-Forschung war geprägt durch "das Bemühen, mit der dynamischen Leistungsentwicklung im internationalen Sport Schritt zu halten."[288]

Zu diesem Zweck wurden vorrangig Themenstellungen zur Leistungsentwicklung und -stabilisierung von Spitzensportlern in leistungsschwä-

---

284   Vgl. DHfK (Hg.): Statut der Deutschen Hochschule für Körperkultur vom 22.10.1975, § 3.
285   Herrmann in Theorie und Praxis der Körperkultur, 10 (1980), S. 724.
286   Ebenda, S. 724.
287   Vgl. Anlage 4.
288   Herrmann in Theorie und Praxis der Körperkultur, 10 (1985), S. 724.

cheren Sportarten und die Konzeptionierung des Nachwuchstrainings bearbeitet.

4.2 Das Forschungsinstitut für Körperkultur und Sport (FKS) in Leipzig

4.2.1 Gründung, Aufbau und Entwicklung des FKS

Das FKS war die Institution des DDR-Leistungssports, die die konzentrierteste Forschung für den Spitzensport realisierte. Die im FKS bearbeiteten Projekte wurden nicht publiziert. Sie unterlagen strenger Geheimhaltung. Das separate Institut entstand 1969 aus der Forschungsstelle der DHfK, von der die Belegschaft von ca. 100 Mitarbeitern fast komplett übernommen wurde. Auch die anfängliche Struktur entsprach größtenteils dem der Forschungsstelle der DHfK. Laut Pickenhain ging der Beschluss zur Gründung des Instituts direkt vom ZK der SED aus. Die Realisierung des Projekts oblag der LSK.[289]

Von Beginn an war das Institut ausschließlich auf Leistungssportforschung fixiert.

> "Dem Staatlichen Komitee für Körperkultur und Sport wird empfohlen, das Forschungsinstitut für Körperkultur und Sport als die wichtigste Basis für die Leistungssportforschung entsprechend weiterzuentwickeln."[290]

Das FKS war zu Beginn in fünf Forschungsbereiche (FB) gegliedert:

- FB 1 war zuständig für die Entwicklung der sozialistischen Erziehung.
- In FB 2 wurden Fragen des Kinder- und Jugendsports behandelt.[291]
- Im FB 3 waren die Ausdauersportarten (Schwimmen, leichtathletische Laufdistanzen über 800 Meter und Skilanglauf) zusammenge-

---

289   Vgl. Pickenhain in Sports, 3 (1990), S. 47.
290   Beschluss des Präsidiums des DTSB vom 22.04.1969 in Frost, Heise, Liebold u.a. (Hg.), 1991, S. 179.
291   Dieser Bereich wurde von der DHfK später teilweise übernommen. Da zu behandelnde Fragen des Anschlusstrainings für den Hochleistungssektor in bestimmten Sportarten, wie z.B. dem Turnen, im Kinder- und Jugendbereich angesiedelt waren durch eine fortschreitende Verjüngung der Weltspitze, verblieb dessen Bearbeitung entsprechend der erwähnten Arbeitsteilung zwischen DHfK und FKS bei diesem. Dem FB 2 wurde kurze Zeit darauf die Abteilung Entwicklungsmedizin angeschlossen. Vgl. Anlage 4.

fasst. Zusätzlich befanden sich dort die Abteilungen Biochemie, Sport- und Leistungsmedizin.

- FB 4 beinhaltete die Schnellkraftsportarten Leichtathletik (Laufdistanzen unter 800 Meter/Wurf-, Sprung- und Stoßdisziplinen/ Zehnkampf) und Skisprung. Zusätzlich waren hier die Muskelphysiologie, die Biomechanik und die Psychologie integriert.
- FB 5 bestand aus den Spielsportarten (Volleyball), technische Sportarten (Turnen, unterteilt in die Bereiche Männer- und Frauenturnen/Wasserspringen) und den Zweikampfsportarten Ringen (Griechisch-römisch und Freistil) und Judo. Weiterhin war die Neurophysiologie in den FB 5 integriert.[292]

In den einzelnen Forschungsbereichen wurde für jede dort behandelte Sportart eine Forschungsgruppe gebildet, deren Mitglieder aus verschiedenen Bereichen der Sportwissenschaft kamen und in komplexer Form für die Erhaltung oder Erreichung eines hohen Niveaus der jeweiligen Sportart arbeiteten.[293]

Die Leistungssportforschung wurde nicht in allen Bereichen dem FKS vollständig übertragen. In bestimmten Sportdisziplinen wie z.b. im Schlitten- oder Bobsport leisteten die wissenschaftlichen Zentren der Sportverbände die entsprechende Forschungsarbeit, wurden aber durch die Mitarbeiter des FKS entsprechend unterstützt und gaben Informationen über ihre Arbeit an dieses weiter. Das ergab sich teilweise aus den geographischen Gegebenheiten und den jahrelangen Erfahrungen der Mitarbeiter in den Verbänden. Auch die Spielsportarten wurden nicht, im Fall des Volleyballs nur kurzfristig, am FKS bearbeitet.

> "Durch einen Leistungssportbeschluß ausgelöst wurde die Forschung für den Hochleistungssport der Spielsportarten Fußball und Handball generell an der DHfK durchgeführt, weil sich die entsprechende Kapazität aufgrund der Traditionen erhalten hatte. Später ist deshalb Volleyball wieder der DHfK angegliedert worden."[294]

Die Arbeit des FKS war bestimmt durch die Festlegungen der Leistungssportbeschlüsse, auf deren Grundlage ein Forschungs- und Entwicklungsplan mit der Gültigkeit von vier Jahren ausgearbeitet wurde.

> "In den Forschungsplänen sind jeweils für den Zeitraum einer Olympiade die komplexen Schwerpunkte für die interdisziplinäre Forschung und damit die generelle Linie der Wissenschaftsentwicklung am FKS festgelegt."[295]

---

292   Vgl. ebenda.
293   Vgl. Schuster in Referat zur Vollversammlung des FKS am 07.02.1985, S. 13.
294   Siehe Anlage 4.
295   FKS/Wissenschaftlicher Rat (Hg.): Wissenschaftsstruktur des FKS, 1974, S. 1.

Die Forschungspläne wurden ergänzt durch die Pläne der einzelnen Forschungsgruppen der Sportarten. Zusätzlich erhielt jeder Forschungsbereich ein bis zwei themenübergreifende Fragestellungen, deren Bearbeitung und Ergebnisse für alle Forschungsbereiche Relevanz besaß.[296] Die Forschungsgruppen schlossen einjährige Leistungsverträge mit den Sportverbänden des DTSB auf der Grundlage der Leistungssportbeschlüsse ab. Die Arbeit des FKS war dadurch größtenteils terminlich gebunden. Mitglieder der Forschungsgruppen waren in den Steuerungsgremien der Verbände vertreten, um eine effektive Zusammenarbeit zu gewährleisten.

Die Kontrolle der Gesamttätigkeit des FKS lag formal beim Staatssekretariat für Körperkultur und Sport. Weisungsbefugt war aber auch die LSK, speziell die dort bestehende AG Wissenschaft, in der das FKS personell vertreten war.

Wurden in bestimmten geförderten Sportarten Defizite offenkundig, versuchte man diese durch die enge Kooperation mit den Verbänden, den Trainern und Sportlern zu beheben.[297]

Die sportwissenschaftliche Unterstützung der Sportarten erhöhte sich zumeist, wenn keine entsprechenden Erfolge in den Disziplinen vorgewiesen werden konnten. Dannhauer resümiert:

"Wo die Leistungsentwicklung nicht so lief, hat das FKS auch stärkeren Druck ausgeübt. Da wurde gesagt: Das müssen wir so machen, das sind unsere wissenschaftlichen Erkenntnisse. Es gab auch Reibereien mit den Trainern. Solche Dinge sind vorgekommen, aber das ist ganz normal."[298]

Die Verantwortung bei der Entwicklung des Leistungsniveaus der einzelnen Sportarten lastete in einem erheblichen Maß auf der jeweiligen Forschungsgruppe. Nachdem sich trotz längerfristiger Bemühungen im Skilanglauf keine entscheidende Leistungsverbesserung zeigte, wies der Direktor des FKS, Prof. Dr. Schuster, auf der Vollversammlung 1985 ausdrücklich auf diesen Sachverhalt hin und proklamierte:

"Wir haben die Pflicht, unter Nutzung der Erkenntnisse und Erfahrungen des gesamten FKS, diese sportartspezifischen Forschungsgruppen umfassend zu unterstützen bei der Auswahl entscheidender Schwerpunkte zur Vervollkommnung des gesamten Vorbereitungssystems, insbesonders bei der Erhöhung des Wirkungsgrades des Trainings."[299]

---

296 Vgl. Anlage 4.
297 Vgl. ebenda. Vgl. Anlage 3.
298 Siehe Anlage 3.
299 Schuster in Referat zur Vollversammlung des FKS am 07.02.1985, S. 14.

Neben der sportartspezifischen Forschung wurden mittel- und langfristige Projekte zur Grundlagenforschung betrieben. Dies geschah intern bei den themenübergreifenden Fragestellungen im Rahmen der Realisierung der Leistungssportbeschlüsse in dafür gebildeten interdisziplinären Forschungsgruppen, in Forschungsgruppen zur Lösung allgemeiner themenübergreifender Fragen und disziplinspezifisch in den am FKS vertretenen Wissenschaftsbereichen wie z.b. der Biomechanik.[300]

Neben den internen Forschungsaufträgen und der sportartspezifischen Kooperation mit den Verbänden wurden relevante Projekte wie z.b. Untersuchungen zur langfristigen und unmittelbaren Vorbereitung auf die speziellen klimatischen und ortszeitlichen Bedingungen der XIX. Olympischen Sommerspiele 1968 in Mexiko-Stadt bearbeitet. Dieses Projekt wurde noch von der Forschungsstelle der DHfK, dem Vorläufer des FKS, in Kooperation mit dem Zentralinstitut des SMD und dem Institut für Bioklimatologie bearbeitet und soll nur als ein Beispiel dafür genannt werden, dass die Kooperation mit anderen Forschungseinrichtungen vorgesehen und realisiert wurde.[301]

Grundlagenforschung wurde am FKS auch auf dem Gebiet der allgemeinen Methodik des Trainings betrieben. In für den Lehrbetrieb an der DHfK relevanten sportwissenschaftlichen Fragen allgemeiner Natur entstand eine enge Kooperation und ein Ergebnisaustausch zwischen DHfK und FKS, der durch die beschriebene Arbeitsteilung der Betreuung des Grundlagen- und Aufbautrainings durch die Hochschule und die Bearbeitung der Trainingsmethodik im Anschluss- und Hochleistungssektor durch das FKS zwingend notwendig war.

Schuster weist die Verbesserung der Ausbildung der im Leistungssport Beschäftigten ausdrücklich als einen Teil der Aufgaben des FKS aus:

> "Die weitere Entwicklung und Qualifizierung des vorhandenen Kaderpotentials bleibt eine Schwerpunktaufgabe, sowohl hinsichtlich des wissenschaftlichen Nachwuchses als auch in der Heranbildung qualifizierter Hochschullehrer und Leitungskader."[302]

Das komplexe Zusammenwirken der sportartspezifischen Forschungsgruppen, das die Ausarbeitung von Weltstandsanalysen, die Bearbei-

---

[300] In das interdisziplinäre Projekt Beitrag zur Entwicklung von DDR-Linien zum Übungsgut im Turnen, bei dem es um die Kreation neuer Übungen und Elemente ging, wurden bspw. die Biomechanik, die Trainingsmethodik und die Informatik mit einbezogen. Vgl. Lehnert in Theorie und Praxis des Leistungssports, 8/9 (1987), S. 121.

[301] Vgl. ebenda, S. 124.

[302] Schuster in Referat zur Vollversammlung des FKS am 07.02.1985, S. 8.

tung von Trainingsdokumentationen und Feldversuche in Sportarten nötig machte, die am FKS nicht oder nur unzulänglich simuliert werden konnten, und der Anspruch, grundlegende sportwissenschaftliche Fragen zu bearbeiten,[303] hatte einen enormen Anstieg der personellen Kapazitäten zur Folge. 1989 hatte sich der Personalstand von 1969 versechsfacht.

Die bei der Gründung des Instituts aus der Forschungsstelle der DHfK übernommenen ca.100 Mitarbeiter waren 1989 auf 414 Sportwissenschaftler und 186 weitere Mitarbeiter angewachsen.[304]

Die Struktur des FKS war "im Rahmen der großen Kombinatsbildungen"[305] geändert worden. Ähnlich der Zusammenlegung der Wissenschaftsbereiche an der DHfK in den Sektor Trainingswissenschaften erfolgte auch am FKS die Gründung von Bereichen für die Forschung. Es entstanden die Bereiche Sportmedizin/Biowissenschaften, Technik/Entwicklung

und Gesellschaftswissenschaften. Auch die Zusammenlegung der Sportartengruppen in einen Großbereich war geplant, wurde aber nicht durchgeführt.

Die letztlich bis zur Umwandlung in das *Institut für Angewandte Trainingswissenschaften* (IAT) bestehende Struktur des FKS stellte sich wie folgt dar:

Der Bereich 1, die Gesellschaftswissenschaften, war in die sozialistische Erziehungswissenschaft, Psychologie und Zeitgeschichte aufgeteilt. Eine Abteilung Soziologie befand sich im Aufbau. Formal war auch das Zentrum für Wissenschaftsinformation dort eingegliedert, dieses hatte aber einen weitgehend autarken Charakter.

Bereich 2, Entwicklung und Technik, bestand aus den Abteilungen Informatik, Mathematik und einer technischen Fertigungsabteilung, die in die Bereiche Elektronik und Mechanik unterteilt war.

Im sportmedizinischen Bereich 3 waren die Neuro- und Muskelphysiologie, später unter dem Begriff Leistungsphysiologie zusammengelegt, und die Biochemie angesiedelt. Als Unterabteilung der Biochemie existierte seit ca. 1976 das endokrinologische Labor.

---

303 Stark nennt hier z.B. die Ermittlung von Schwellwerten muskulärer Dysbalancen bei Jugendlichen. Im Rahmen dieser Forschungsarbeit sollten die Werte ermittelt werden, von denen sich die durch ein sportartspezifisches Training aufgebauten Dysbalancen in der Muskulatur negativ auf die Gesamtentwicklung der Jugendlichen auswirken. Das Projekt, kurz nach der Gründung des FKS begonnen, war bis zur Umstrukturierung des FKS in das IAT immer noch nicht vollständig bearbeitet. Vgl. Anlage 4.

304 Vgl. Sports, 3 (1990), S. 45.

305 Siehe Anlage 4.

Die Sportartenbereiche wurden ebenfalls umgestellt. Die technisch-akrobatischen Sportarten, Turnen, Wasserspringen und Eiskunstlauf, erhielten einen eigenen Forschungsbereich, FB 2.

Im FB 3 verblieben die Ausdauersportarten (Schwimmen, Radsport, leichtathletischer Lauf/Gehen und Skilanglauf).

FB 4 blieb ebenfalls unverändert der Bereich für die Schnellkraftsportarten (Leichtathletische Sprint-, Sprung-, Wurf- und Stoßdisziplinen, Gewichtheben und Skisprung). Im Forschungsbereich 4 waren zusätzlich die Biomechaniker aller Sportartengruppen zusammengefasst.

FB 5 war in die Zweikampfsportarten Ringen, Judo, Boxen und Fechten aufgeteilt. Des weiteren war in diesem Fachbereich der im FKS verbliebene Teil der Kinder- und Jugendabteilung verblieben, der sich mit grundsätzlichen Fragen des Anschlusstrainings an den Hochleistungssektor beschäftigte, so dass der vormalige FB 1 nicht mehr existent war.[306]

4.2.2 Die Realisierung der interdisziplinären Zusammenarbeit am FKS

Zur Verdeutlichung der verschiedenen Bearbeitungsmöglichkeiten in der Leistungssportforschung soll eine Erläuterung der Methodik aus der Sicht eines am FKS beschäftigten, leitenden Mitarbeiters erfolgen. Dies erscheint dem Verfasser deshalb sinnvoll, weil die Komplexität der Arbeit an dem Forschungsinstitut an dieser Stelle nicht vollständig dargestellt werden kann, da es dazu einer eingehenden Untersuchung der Unterlagen des FKS bedürfte. Trotz fehlender Information lässt sich mit den Aussagen Alfons Lehnerts, dem langjährigen stellvertretenden Direktor des Instituts, besonders die Problematik und der langwierige Prozess zur Erreichung einer wirkungsvollen interdisziplinären Arbeit charakterisieren.

Lehnert differenzierte die Leistungssportforschung in die Grundlagenforschung mit einer weitreichenden Zielvorstellung und größeren Zeitvorgaben und die zeitlich eng begrenzte Form der angewandten, auf sportliche Höhepunkte ausgerichteten Forschung. Diese war laut Leh-

---

[306] Die hier erfolgte Darstellung des FKS entspricht weitgehend der von Pickenhain in der Spiegelausgabe 11 (1992). Lediglich in der Bezeichnung ergeben sich leichte Abweichungen. Pickenhain benennt die Großbereiche als Fachbereiche. Den Bereich Gesellschaftswissenschaften bezeichnet er als Fachbereich politische Ideologie. Da Prof. Dr. Stark bis zur Umwandlung des Instituts in das IAT und noch darüber hinaus dort beschäftigt war, nach dessen Angaben der Verfasser die Institutsstruktur darstellt, darf angenommen werden, das die hier beschriebene Struktur dem letzten Stand entspricht. Vgl. Anlage 4. Vgl. Pickenhain in Der Spiegel, 11 (1992), S. 232.

nert die dominante Form der Leistungssportforschung. Die Grundlagenforschung mit dem "Ziel der Erschließung neuer Leistungsreserven" unter
längerem Zeitaufwand war relativ selten.[307] Davon ausgehend nahm der
Autor eine Unterteilung in sportartspezifische und übergreifende Forschung, bspw. für eine Sportartengruppe oder ein für alle Sportarten relevantes Thema, vor. Die Lösung der Problemstellung konnte in Einzel-
forschung, z. B. einer Dissertation, oder in der komplexeren Form der
Gruppenarbeit vorgenommen werden. Die Qualität der Gruppenarbeit
war wiederum davon abhängig, wie viel Wissenschaftsdisziplinen an ihr
teilnahmen und ob diese eine disziplinspezifische oder interdisziplinäre
Lösung anstrebten. Da sich in der Mehrzahl der Fälle eine Mischform
fand, resümierte Lehnert, dass der überwiegende Teil der Leistungssportforschung den Charakter einer angewandten, sportartspezifischen,
interdisziplinären und damit einer Gruppenarbeit trägt.[308]

Ausgehend von diesen Überlegungen, eine adäquate und optimale Lösung nur unter Einbezug mehrerer Wissenschaftsbereiche und den ausführenden Personen, den Trainern und den Sportlern, finden zu können,
entstanden die Forschungsgruppen am FKS mit der Zielsetzung, die
Leistungsvorgaben unter Einbezug möglichst aller entscheidender Faktoren zu realisieren. Man bemühte sich auch, längerfristige interdisziplinäre Problemstellungen zu einem zufriedenstellenden Ergebnis zu führen.

Stark bezeichnete die anfängliche Entwicklung als überaus schwierig,
"denn viele Wissenschaftsdisziplinen hatten sich aus ihrer Geschichte und ihrer Mutterdisziplin unterschiedlich für die leistungssportlichen Fragestellungen entwickelt, mit ihrem Methodenapparat, mit ihren ganzen Möglichkeiten
und Problemstellungen."[309]

Als Übergangsphase wurde den einzelnen Wissenschaftsbereichen eine
disziplinspezifische Teilaufgabe zur Lösung einer Gesamtproblematik
übertragen. Die Biomechanik hatte bspw. neue Messverfahren zu entwickeln, von der trainingsmethodischen Seite erfolgte die Bearbeitung von
Lernfragen, die Sportmedizin sollte die Schwellwerte von muskulären
Dysbalancen ermitteln.

Die Gesamtzielstellung bei diesem Projekt war es, alle ermittelten Ergebnisse auf die langfristig geplante Modellierung einer sportlichen Bewegung umzusetzen. Durch effektive Messverfahren sollte ein eventuelles
Fehlverhalten des Sportlers bei der Ausführung einer neu erlernten Bewegung festgestellt werden, das durch die Anwendung entsprechender
Lern- und Trainingsformen unter Berücksichtigung der individuellen

---

307   Lehnert in Theorie und Praxis des Leistungssports, 8/9 (1987), S. 118.
308   Vgl. ebenda, S. 119.
309   Siehe Anlage 4·

Werte des Sportlers wie z.b. Größe, Gewicht etc. entsprechend optimiert werden konnte. Auch dem Sportler bereits bekannte Bewegungsabläufe sollten durch diese Analysemöglichkeit verbessert werden.

Durch diese Form einer langsamen Annäherung an das geplante Endprodukt, die interdisziplinäre Forschung, wurde in langjährigen Bemühungen eine fundierte Basis für die sportartspezifische Forschung geschaffen.[310]

Im FKS wurden mehrere größere interdisziplinäre Projekte, sowohl sportartspezifische als auch übergreifende, aufgenommen. Es kamen aber nur wenige zu dem beabsichtigten Abschluss.

Lehnert nennt mehrere Gründe dafür:

- Das Fehlen einer einheitlichen theoretischen Grundposition und entsprechender Hypothesen, die eine für alle an dem Projekt beteiligten Wissenschaftsdisziplinen deutlich fixierte Aufgabenstellung ermöglichten.
- Ein unzulängliches theoretisches und untersuchungsmethodisches Niveau einzelner Wissenschaftsbereiche, das eine Lösung der Problemstellung insgesamt erschwerte.
- Eine gewisse Unfähigkeit, die in den Untersuchungen angefallenen heterogenen Daten unter bestimmten Aspekten auszuwerten und zu theoretisieren.
- Die teilweise mangelhafte Integrationsfähigkeit einzelner Wissenschaftler in eine Gruppe.[311]

Schuster charakterisiert die auftretenden Probleme bei der Realisierung langfristiger Projekte als eine Folge der fortschreitenden Kapazitätsauslastung der Mitarbeiter des FKS.

"Da zudem in immer mehr Forschungsgruppen der Aufwand für Trainings- und Wettkampfanalysen, Leistungsdiagnostik, operative Einsätze zur Objektivierung des Trainings usw. erheblich zugenommen hat, besteht die Gefahr, daß sich der Anteil schöpferischer Forschungsarbeit verringert."[312]

Eine zusätzliche Bereitstellung von Kapazitäten, urteilte Schuster auf der Vollversammlung des FKS 1985, "besteht heute nicht mehr, nicht zuletzt aus personellen und ökonomischen Gründen."[313]

Die schnelle Entwicklung des internationalen Leistungssports verlief zu diesem Zeitpunkt bereits konträr zu einer langfristigen Bindung von Sportwissenschaftlern im DDR-Leistungssport. Das "fachlich-inhaltliche

---

[310] Vgl. ebenda.
[311] Vgl. Lehnert in Theorie und Praxis des Leistungssports, 8/9 (1987), S. 117.
[312] Schuster in Referat zur Vollversammlung des FKS am 07.02.1985, S. 12.
[313] Ebenda, S. 12.

Leitzentrum der Leistungssportforschung"[314] der DDR verlagerte seinen Schwerpunkt zusehends auf das "Kernstück der angewandten, möglichst komplexen sportartspezifischen Forschung mit dem Ziel, wirkungsvolle Beiträge zur Behauptung von Weltspitzenleistungen [...] zu erbringen."[315]

4.2.3 Die praktische Umsetzung der sportartspezifischen Forschung in den Forschungsgruppen

Die Forschungsgruppen und die Verbände benötigten für eine effektive Kooperation eine trainingsmethodische Basis für jede einzelne Sportart, auf deren konkreter Grundlage eine zusätzliche sportwissenschaftliche Förderung stattfinden konnte. Die Zielstellung war, individuelle oder kollektive Defizite auszugleichen bzw. eine im Training erreichte Spitzenleistung zu stabilisieren und bis zum entscheidenden Wettkampf zu konservieren.

> "Sportliches Training hat das Ziel, hohe und höchste Leistungsfähigkeit in einer Sportart bzw. Disziplin zu erreichen. Die wissenschaftlichen Aussagen zur sportlichen Leistung und zu ihrer Entwicklung sowie die Handlungsorientierung (Trainingsmethodik) müssen demnach gezielt zu Sportarten und Disziplinen erfolgen."[316]

Die wesentlichen Konzeptionierungen der wissenschaftlich begründeten Trainingsmethodik im Leistungssport der DDR wurden im Verlauf der sechziger Jahre ausgearbeitet. Eine größere Praxisnähe konnte nur durch die Interaktion mit den umsetzenden Personen erreicht werden. Schuster stellte in seiner damaligen Funktion als Leiter der Forschungsstelle der DHfK während eines Seminars zur Planung des Aufbautrainings 1962 die Forderung:

> "Die Sportwissenschaften benötigen für ihre Arbeit unbedingt die Bereitschaft und die Mitarbeit der Trainer. Der Weg zur Durchsetzung des wissenschaftlich-methodischen Fortschritts in die Praxis führt auf jeden Fall über die Trainer. Alle, ohne Ausnahme, müssen verstehen, daß sie verpflichtet sind, nicht nur in der Praxis auf dem Laufenden zu bleiben, sondern daß sie auch die Fachliteratur studieren und ihre Kenntnisse ständig erweitern müssen. Da das Trainingssystem für das Aufbautraining noch viele Lücken aufweist und uns viele Zusammenhänge in der

---

314   Ebenda, S. 4.
315   Ebenda, S. 7.
316   Lehnert/Schnabel in Theorie und Praxis der Körperkultur, 5 (1989), S. 304.

langfristigen Entwicklung noch unbekannt sind, kommt der Dokumentation des Trainings eine erstrangige Bedeutung zu."[317]

Ausgehend von der Notwendigkeit einer Strukturierung des Trainings für alle Altersstufen, schuf man das bereits in Kapitel 3.1.6.3 beschriebene Trainingssystem, das durch die TMGK, RTP, ITP und die UWV-Pläne koordiniert wurde.[318]

Langfristige Erkenntnisse sollten über die umfangreiche Trainingsdokumentation gewonnen werden. Alle Trainer bzw. Sportler vom KJS-Bereich an führten über ihre Trainingsdaten Buch. Die erfassten Daten wurden sportwissenschaftlich ausgewertet. Auf diese Weise ergab sich für jede Sportart eine methodisches Grundkonzept des Trainings, welches je nach Bedarf den neuesten Erkenntnissen angepasst wurde.

Die Tätigkeit der Forschungsgruppen für die Leistungsentwicklung der Sportarten kann in drei Kategorien unterteilt werden:

1. in die einzelnen methodischen Arbeitsschritte zur Bearbeitung sportartspezifischer Fragestellungen,
2. in drei Hauptarbeitsgänge zur Betreuung einer Sportart während eines Olympiazyklus und die zeitliche Aufteilung der Arbeit, die jeweils für einen Olympiazyklus gemäß der Leistungssportbeschlüsse des Politbüros gestaltet waren.
3. Das FKS erarbeitete auf deren Grundlage einen Ablaufplan, der von der AG Wissenschaft der LSK bestätigt werden musste.[319]

Sportartspezifische Themen wurden laut Brauns in folgenden Schritten bearbeitet:

• Problemfindung und Analyse.
• Literaturauswertung.
• Erarbeitung von wissenschaftlichen Problemstellungen und Hypothesen.
• Methodenausarbeitung bzw. Auswahl der Methoden.

---

317 Abt. Kinder- und Jugendsport der DHfK (Hg.) Grundlagen zur Aufstellung von Rahmentrainingsplänen für das Aufbautraining, Seminar über die Planung des Aufbautrainings am 04./05.10.1962, S. 14 f..

318 Die UWV-Pläne wurden ab 1968 regelmäßig erstellt. Sie hatten eine Dauer von vier bis acht Wochen, je nach Sportart, und schlossen mit dem Wettkampf ab. "Das Training unmittelbar vor bedeutenden Wettkämpfen muss weitestgehend individuell gestaltet sein und kann nicht nach einem allgemeingültigen Schema ablaufen." In diesem Sinn hatte die UWV zum Ziel, unter größtmöglicher Abstimmung auf die Person des einzelnen Athleten seine "Technik unter wettkampfspezifischen Bedingungen zu festigen." Harre (Hg.), 1979, S. 270.

319 Vgl. Schuster in Referat zur Vollversammlung des FKS am 07.02.1985, S. 4.

- Durchführung von theoretischen und experimentellen Untersuchungen (einschließlich mathematischer Modellierung mit Hilfe der EDV) zum komplexen Forschungsvorhaben und zu Teilaspekten.
- Primärdatenerfassung, Speicherung und Auswertung der Daten mittels EDV.
- Theoretische Auswertung und leistungssportspezifische praktikable Aufbereitung der Ergebnisse (in einem kurzen Zeitabstand, circa ein bis zwei Tage nach der komplexen Leistungsdiagnostik oder anderer durchgeführter Experimente).
- Ergebnisfixierung durch Dokumentation und Information in Form von wissenschaftlichen Seminaren.
- Mitwirkung bei der Realisierung der Forschungs- und Entwicklungsergebnisse in die Leistungssportpraxis.
- Mitwirkung bei der Aus- und Weiterbildung von Kadern des Leistungssports bzw. Lehrveranstaltungen an der DHfK oder den Sportschulen des DTSB auf der Basis der erzielten Ergebnisse.[320]

Die Betreuung der Sportarten war in drei Arbeitsstufen gegliedert:

a. Prozessinterpretation

Im Rahmen dieser Arbeitsstufe wurden für jede geförderte sportliche Disziplin Weltstandsanalysen angefertigt, die differenzierte Angaben über die Entwicklung der internationalen Spitzensportler enthielten. Deiß schätzte die ersten Versuche der Sportverbände als "recht bescheiden" ein.[321] 1961 wurde in Auswertung der Olympischen Spiele 1960 vom Leichtathletikverband der DDR ein "Beobachtungsmaterial Leichtathletik" erarbeitet, das Maßstäbe für die weitere Entwicklung der Wettkampfbeobachtung setzte. In der Ausarbeitung waren unter anderem als Beobachtungskriterien fixiert:

o Alter, Größe und Gewicht aller Teilnehmer und Finalisten in den einzelnen Disziplinen.
o Leistungsentwicklung der Endkampfteilnehmer.
o Leistungsstabilität der Finalisten in bezug auf die Vor-, Zwischen-, Halbfinal- und Finalläufe.
o Zwischenzeiten der Mittelstrecken-, Langstrecken- und Hürdenläufe.
o Ergebnisse von Trainingsbeobachtungen weltbester Sportler unmittelbar vor den Wettkämpfen.
o Gegenüberstellung der individuellen Differenzen zwischen der vorolympischen und der olympischen Leistung der einzelnen Sportler.

---

320   Vgl. Brauns in Theorie und Praxis des Leistungssports, 6 (1976), S. 135 f..
321   Deiß in Theorie und Praxis des Leistungssports, 1 (1982), S. 11.

o Neuerungen an Wettkampfgeräten und -anlagen.[322]

Die komplexe Form der Wettkampfbeobachtung mit dem Ziel einer effektiven Analyse der internationalen Weltspitze wurde für die am FKS bearbeiteten Sportarten nach Schwerpunkten differenziert und weiterentwickelt. Die Forschungsgruppen waren in der Lage, "in fast allen Sportarten mittelfristige Prognosen" mit einer "Sicherheit von 80% - 85 %" zu erstellen.[323] Diese waren für den jeweiligen Olympiazyklus ausgearbeitet und wurden jährlich durch Teilprognosen unterstützt.[324] Ausgehend von den ermittelten Daten konnte ein direkter Vergleich zur internationalen Konkurrenz hergestellt werden, der als Ergebnis die nötige Zuwachsrate für das sportliche Potential des DDR-Leistungssports ergab. Die für nötig befundenen Trainingsmodifikationen flossen daraufhin in die für die Verbände, Sportklubs u.s.w. erstellten Trainingspläne ein.

b. Prozessbegleitende Arbeit

Diese Stufe enthielt alle Arbeitsschritte, die für eine konkrete Umsetzung der Planung in die Praxis nötig waren. Die RTP wurden bspw. vom FKS in Kooperation mit den Auswahltrainern und dem Trainerrat der einzelnen Verbände erstellt. Das Training war in Etappen zur linearen Leistungsentwicklung bis zum Wettkampf gegliedert. Nach jedem durchgeführten Trainingszyklus erfolgte eine Leistungskontrolle der Athleten, um einen Ist-/Sollvergleich zu ermöglichen. Das FKS war an der Erarbeitung und Durchführung dieser Tests beteiligt. So fand eine permanente Interaktion zwischen Sportwissenschaftlern, Trainern und Sportlern statt. Bei auftretenden Defiziten wurden diese analysiert, um sie durch ein gezieltes Zusatztraining zu beheben. In bestimmten Fällen wie z.b. bei Katarina Witt, Silvio Kroll und Jens Weißpflog wurde eine individuelle Betreuung am Institut vorgenommen, um eine gute Wettkampfplatzierung zu erreichen.[325]

c. Prozessführung

Durch die Herausarbeitung einer Grundmethodik des Trainings in den Sportarten waren die Forschungsgruppen in der Lage, durch die permanente Trainingsdokumentation und die durchgeführten Leistungskontrollen die Leistungsentwicklung in den einzelnen Sportarten zu prognostizieren. Trat eine grundlegende Stagnation in einer Disziplin auf, hatte die verantwortliche Forschungsgruppe prozessführend in das

---

[322] Vgl. ebenda, S. 12.
[323] Siehe Anlage 4.
[324] Vgl. ebenda.
[325] Vgl. Anlage 3.

Trainingskonzept einzugreifen, indem man Änderungen auf der Basis der sportwissenschaftlichen Forschung des FKS in die Trainingsgestaltung einfließen ließ.[326]

Die zeitliche Gliederung für die Dauer eines Olympiazyklus sah in der Regel folgendermaßen aus:

In den ersten beiden Jahren wurden neue Trainingshypothesen erarbeitet und erprobt, eine größere Anzahl von Trainingsexperimenten durchgeführt und damit versucht, einen "trainingsmethodischen Vorlauf zu schaffen."[327]

Im dritten Jahr wurden die Erkenntnisse umgesetzt, um den Trainern Zeit für eine individuelle Gestaltung einzuräumen.

Im letzten Jahr vor den Olympischen Spielen griff das FKS bei offensichtlichen Defiziten unterstützend in die Trainingsgestaltung ein.[328]

Ein wesentlicher Bestandteil der Arbeit in den Forschungsgruppen war die Integration technischer und mathematischer Kapazitäten zur Ermittlung von Daten auf messtechnischer Ebene. Durch den Einsatz von Ringerpuppen, Laufbändern, videogestützter Computeranalyse u.s.w. wurde versucht, eine Leistungsobjektivierung in allen bearbeiteten Sportarten zu erreichen.

Das Zentrum für Wissenschaftsinformation hatte die Aufgabe, Zugang zu internationalen Forschungsergebnissen zu ermöglichen.

"Die Wissenschaftsinformation ist als wichtiger Intensivierungsfaktor auch in der Leistungssportforschung so zu entwickeln, daß die Information über neue internationale Entwicklungstrends und nachnutzbare Forschungsergebnisse qualifiziert und beschleunigt wird."[329]

Unter der Prämisse "der intensiven Nutzung und Entwicklung des Forschungspotentials und der termingerechten praxiswirksamen Umsetzung der gewonnenen Forschungs- und Entwicklungsergebnisse" entstanden z.b. allein im Olympiazyklus 1980 bis 1984 über 400 Forschungsarbeiten.[330]

Diese waren in die Bereiche Ausdauersportarten (55), Kraft-/Schnellkraftsportarten (50), technisch-akrobatische Sportarten (46), Zweikampfsportarten (27), Gesellschaftswissenschaften (46), Sportmedizin/Biowissenschaften (70), Natur- und Technikwissenschaften (27) und Neuentwicklung von Geräten und Messverfahren (71) unterteilt. The-

---

326   Vgl. Anlage 4.
327   Deiß in Theorie und Praxis des Leistungssports, 1 (1982) , S. 11.
328   Vgl. ebenda, S. 11 f..
329   Schuster in Referat zur Vollversammlung des FKS am 07.02.1985, S. 9.
330   Brauns in Theorie und Praxis des Leistungssports, 6 (1976), S. 140 f..

menübergreifende Forschung wurde nur in sieben Arbeiten realisiert.[331] Die Verteilung der bearbeiteten Gebiete unterstreicht die Schwerpunkte der Forschung am FKS: sportart- und disziplinspezifische Arbeit und ein hoher Grad an technischer Unterstützung der praxisorientierten Forschung wurden angestrebt. Die Tätigkeit des FKS war ausdrücklich auf die Erfüllung der Leistungsvorgaben laut den Beschlüsse des Politbüros ausgerichtet.

Durch die einseitige Ausrichtung entstanden negative Begleiterscheinungen. Eine krasse Auswirkung auf den DDR-Leistungssport hatte die von der Sportwissenschaft getragene Forderung, die Intensität und den Umfang des Trainings im Olympiazyklus 1972 bis 1976 drastisch zu erhöhen.

> "Ausgehend vom gesetzmäßigen Zusammenhang zwischen Belastungssteigerung und Leistungsentwicklung, der in den letzten Jahren mehrfach nachgewiesen werden konnte, leiten wir die Forderung ab, daß alle Sportler im Olympiajahr eindeutig den Belastungshöhepunkt des Olympiazyklus 1973/76 erreichen müssen. Dazu sind große Steigerungsraten, also wesentlich höhere Belastungsreize als je zuvor notwendig."[332]

Bis 1980 sollte der Trainingsumfang in allen geförderten Sportarten auf 1.200 bis 1.500 Stunden im Jahr erhöht werden. Bei einer Untersuchung wurde 1975 festgestellt, dass die Vorgaben in den Sportarten unterschiedlich realisiert wurden. Im Schwimmen trainierten die Männer im Durchschnitt 1.041, die Frauen 1.031 Stunden. In den leichtathletischen Laufdisziplinen über 800 Metern war der Umfang bei 890 Stunden der Männer und 750 der Frauen.

Die Aufgabe, den "Klassenauftrag für den DDR-Leistungssport" zu erfüllen, wurde immer schwieriger für alle Beteiligten.[333]

---

[331] Vgl. FKS (Hg.), Ausgewählte wissenschaftlich-theoretische Ergebnisse im Olympiazyklus 1980 - 1984. Da diese Arbeiten bereits als ausgewählt bezeichnet werden, kann man davon ausgehen, dass die Zahl der real erstellten Arbeiten höher liegt. Es ist auch zu berücksichtigen, dass z.B. die im endokrinologischen Labor durchgeführten Arbeiten zur Dopingforschung selbst in diesem hausinternen Druck nicht aufgeführt wurden. In einer Kurzinformation in der Literaturliste des jetzigen IAT wurde die Gesamtzahl der am FKS von 1969 bis 1989 durchgeführten Projekte mit über 2.000 angegeben. In der Publikation der sportwissenschaftlichen Ergebnisse des FKS von 1984 bis 1990 werden allerdings nur noch 210 ausgewählte Arbeiten aufgeführt. Vgl. Forschungsinstitut für Körperkultur und Sport/Zentrum für Wissenschaftsinformation (Hg.): Sportwissenschaftliche Ergebnisse des FKS, 1990.
[332] Schulze/Reiß in Theorie und Praxis des Leistungssports, Beiheft 3 (1975), S. 12.
[333] Schuster in Referat zur Vollversammlung des FKS am 07.02.1985.

"Sportler der sozialistischen Länder treffen auf immer besser vor-
bereitete Sportler aus den imperialistischen Hauptländern."[334]

Unter der Notwendigkeit einer schnellen Nachwuchsentwicklung, die
ebenfalls von einer extrem hohen Trainingsintensität begleitet war, verkehrten sich die sportwissenschaftlichen Ergebnisse teilweise ins Gegenteil.

> "In vielen leichtathletischen Disziplinen traten gerade im Fußbe-
> reich hohe verletzungsbedingte Ausfälle auf, und hier zeigte sich
> wieder eine negative Wirkung der einseitigen wissenschaftlichen
> Betrachtungsweise. Da wir und andere vielfach eine Gesetzmä-
> ßigkeit bewiesen hatten - durch Belastungssteigerung erfolgt
> Leistungssteigerung - ist das von verschiedenen Sportfunktionä-
> ren aber immer ganz hart aufgenommen worden, und die Trainer
> mußten jedes Jahr und jeden Monat nachweisen, wieviel Stunden
> sie im Vergleich zum Vorjahr mehr trainierten, wieviel Kilometer
> mehr gemacht wurden, wieviel Sprünge die Sportler mehr reali-
> siert hatten und so fort."[335]

Die Folge war, dass die Analyse der Trainingsdokumentationen fast
vollständig zum Erliegen kam, da die Trainingsberichte von Trainern
und Sportlern gefälscht wurden.[336]

4.3 Der Sportmedizinische Dienst (SMD)

4.3.1 Aufbau und Funktion

Die Notwendigkeit der Entwicklung einer leistungsstarken Sportmedizin zur Unterstützung von Breiten- und Spitzensport wurde in der DDR
bereits sehr früh erkannt. 1952 äußerte sich der damalige Vorsitzende
des Staatlichen Komitees für Körperkultur und Sport Weissig zur Bedeutung der Sportmedizin:

> "Auch auf dem Gebiet der Sportmedizin tut sich ein reiches Betä-
> tigungsfeld auf. Gerade die Medizin hat eine große Aufgabe bei
> der Entwicklung des Massensportes und Leistungssportes zu er-
> füllen. Neben einer gründlichen Forschungsarbeit gilt es, eine
> umfassende Betreuung unserer Sportler zu erreichen und die Un-
> fallheilung und Unfallverhütung in besonderem Maße zu entwi-
> ckeln [...]."[337]

---

334 Ebenda, S. 6.
335 Siehe Anlage 4.
336 Vgl. ebenda.
337 Weissig in Frost, Heise, Liebold (Hg.), 1991, S. 106.

Das anfängliche System der sportmedizinischen Betreuung wurde wie im gesamten Sportapparat anfänglich in seinen Grundzügen von der UdSSR übernommen.[338] Die Entwicklung der Sportmedizin war vor allem durch die Errichtung des Instituts an der DHfK, der Profilierung eines Ausbildungsgangs als Facharzt für Sportmedizin und der Gründung des Sportmedizinischen Dienstes (SMD) geprägt.

Während die DHfK und das FKS, teilweise in Kooperation mit dem SMD, wesentliche Forschungsarbeiten im sportmedizinischen Bereich leisteten, wurde der Hauptbestandteil der Arbeit des SMD, die großflächige Betreuung der Sportler, durch die fundierte Ausbildung von Fachärzten gewährleistet.

Der am 01.09.1963 gegründete SMD unterstand dem Staatssekretariat für Körperkultur und Sport. Er arbeitete eng mit den staatlichen Organen des Gesundheitswesens, den Vorständen des DTSB und der Deutschen Gesellschaft für Sportmedizin zusammen. Zu den umfangreichen Aufgaben gehörte die Organisation der sportmedizinischen Betreuung und Kontrolle der gesamten sporttreibenden Bevölkerung sowie die "Bearbeitung von sportmedizinischen Themen im Rahmen der staatlichen Forschungspläne."[339] Ein besonderes Augenmerk lag auf der sportmedizinischen Versorgung der Leistungssportler. Zu diesem Zweck hatte das ärztliche Personal, "insbesondere in den sportärztlichen Hauptberatungsstellen, [...] aktiv in den Sportärztekommissionen der Sportverbände und den Sektionen der Sportklubs des Deutschen Turn- und Sportbundes" mitzuarbeiten.[340]

Die sportmedizinische Betreuung umfasste alle drei Förderstufen des Leistungssportsystems.

> "Die sportmedizinische Betreuung der in den Sportclubs, Kinder- und Jugendsportschulen sowie in den Trainingszentren und -stützpunkten des DTSB der DDR trainierenden Sportler erfolgt durch den Sportmedizinischen Dienst nach den entsprechenden Festlegungen und Richtlinien."[341]

Die Kreisberatungsstellen des SMD, die besonders sportmedizinische Aufgaben im Bereich des Kinder- und Jugendsports und des Massensports zu erfüllen hatten, betreuten die Sportler der Förderstufe 1.

---

338 Vgl. Hollmann in Deutsche Zeitschrift für Sportmedizin, 3 (1986), S. 72.
339 Anordnung über das Statut des Sportmedizinischen Dienstes vom 10.09.1963 in Staatssekretariat für Körperkultur und Sport (Hg.): Körperkultur und Sport, 1984, S. 239.
340 Ebenda, S. 240.
341 Vereinbarung über die weitere Verbesserung der sportmedizinischen Betreuung der sporttreibenden Bevölkerung vom 01.11.1979 in Staatssekretariat für Körperkultur und Sport (Hg.): Körperkultur und Sport, 1984, S. 241.

"Die Organisation und Sicherung der sportmedizinischen Betreuung im Grundlagentraining obliegt dem Sportmedizinischen Dienst und ist auf Kreisebene durchzusetzen. Die Gesamtverantwortung dafür trägt der Kreissportarzt."[342]

Deren Tätigkeit wurde von dem jeweiligen Bezirkssportarzt kontrolliert. Den sportmedizinischen Hauptberatungsstellen in den Bezirken der DDR oblag die Betreuung der Leistungssportler in den Kinder- und Jugendsportschulen und den Sportklubs. Die Verantwortung für einzelne Sportarten hatten Sektionsärzte, die ebenfalls in den Hauptberatungsstellen der Bezirke beschäftigt und für die in den Klubs vertretenen Disziplinen zuständig waren. Auf Verbandsebene waren speziell für die Betreuung der Nationalmannschaften Verbandsärzte tätig. Sie leiteten die sportmedizinischen Organe der Verbände, die sich in der Regel ausschließlich aus Sportmedizinern zusammensetzten. In diesen Kommissionen wurden alle wesentlichen sportmedizinischen Fragen zur Betreuung der jeweiligen Sportart behandelt. Bspw. erarbeitete man in den Sportverbänden in Zweijahresabständen sportartspezifische Programme, die die gesamte sportmedizinische Betreuung in der Disziplin planmäßig absicherten. Auf dieser Grundlage wurden individuelle Maßnahmen für jeden Sportler, der einem Kaderkreis angehörte, in seinem ITP festgelegt.

"Innerhalb des Leistungssports trägt der Sportmedizinische Dienst die volle inhaltliche, organisatorische und leitungspolitische Verantwortung für den gesamten Betreuungsprozeß. Sie erfolgt vorwiegend nach sportartspezifischen Gesichtspunkten."[343]

Für alle Kader waren regelmäßige Kontrolluntersuchungen angesetzt, welche sich in Risikosportarten wie Boxen und Ringen in einem kürzeren Zeitabschnitt wiederholten.[344] Dabei waren die Kriterien für die Untersuchungen schon in den unteren Altersstufen äußerst detailliert festgelegt.[345] Die Aufgaben der sportmedizinischen Betreuung durch den SMD umfassten in ihrer Gesamtheit:

o die Talentsuche unter Einsatz wissenschaftlicher Methoden, d.h. die Feststellung und Beurteilung der körperlichen Eignung von Kindern und Jugendlichen für den Leistungssport.

---

[342] Sportmedizinischer Dienst (Hg.):Richtlinie zur sportmedizinischen Betreuung der Sportler der Trainingszentren und Trainingsstützpunkte des Deutschen Turn- und Sportbundes der DDR, 1988, S. 3.

[343] Hannemann, Kabisch, Schüler in Medizin und Sport, 7 (1980), S. 193.

[344] Vgl. Schumann, 1992, S. 141 f..

[345] Vgl. Sportmedizinischer Dienst (Hg.): Richtlinie zur sportmedizinischen Betreuung der Sportler der Trainingszentren und Trainingsstützpunkte des Deutschen Turn- und Sportbundes der DDR, 1988, S. 12 ff..

o die Ausarbeitung von Kriterien zur sportlichen Belastbarkeit der Sportler unter Beachtung des Alters und der sportartspezifischen Belange.

o eine regelmäßige Betreuung zur Gewährleistung der leistungssportlichen Tätigkeit in Training und Wettkampf.

o die Einflussnahme auf die sportliche Belastungsgestaltung und -verträglichkeit durch unterstützende Maßnahmen zur Regeneration nach jeglicher Art von Belastung.

o wissenschaftliche Optimierung der Trainingsprogramme und der -durchführung.

o Prophylaxe, Therapie und Rehabilitation im Bereich der Leistungssportler, generell unabhängig von der Altersstufe.[346]

Die Rehabilitation der Spitzensportler wurde größtenteils im 1961 gegründeten Zentralinstitut des SMD in Kreischa durchgeführt.[347]

> "Aufgabe des letzteren [Zentralinstitut des SMD] sollte es sein, in Verbindung mit experimentell fundierten Untersuchungen die Behandlung und Rehabilitation verletzter wie auch kranker Spitzensportler zu verbessern und vor allem auch ihre Rückkehr in den Trainingsprozeß zu beschleunigen."[348]

Das Institut bestand aus Rehabilitationszentrum und Dopingkontrolllabor. Hier erfolgte neben internationalen Untersuchungen für das IOC die Kontrolle der Nationalkader auf nachweisbare Dopingsubstanzen, bevor diese zu Wettkämpfen reisten.

4.3.2 Die Aufgabengebiete der Sportfachärzte im Leistungssport

Die Ausbildung als *Facharzt für Sportmedizin* wurde 1963 in der DDR eingeführt, nachdem am 01.08.1963 die Anerkennung der Sportmedizin als eigenständiger Fachbereich der klinischen Medizin erfolgte. Bereits sieben Jahre vorher erließ der Gesundheitsminister eine Anordnung, in der eine zusätzliche Ausbildung in Form eines sechswöchigen Lehrgangs mit einem anschließenden sechsmonatigen Praktikum, z.b. in einem der Sportklubs, absolviert werden musste, um die Bezeichnung *Sportarzt* tragen zu dürfen.[349] Hollmann beurteilt die Stellung der Sportmediziner im DDR-Leistungssport wie folgt:

---

346 Vgl. Schumann, 1992, S. 143. Vgl. Hollmann in Deutsche Zeitschrift für Sportmedizin, 3 (1986), S. 72.

347 Vgl. Anlage 3. Sportler der Armeesportklubs wurden zur Rehabilitation nach Bad Saarow überwiesen, wo sich das zentrale Armeekrankenhaus befand.

348 Hollmann in Deutsche Zeitschrift für Sportmedizin, 3 (1986), S. 72.

349 Vgl. Anordnung über die staatliche Anerkennung als Sportarzt vom 18.12.1956 in Theorie und Praxis der Körperkultur, Beiheft (1969), S. 87.

"Dieser Facharzt gilt als Spezialist für Fragen der körperlichen Belastbarkeit und der Leistungsfähigkeit sowie für Probleme der Behandlung von Mängeln in der Belastbarkeit und Leistungsfähigkeit. Er wird als unverzichtbarer Partner des Hochleistungssportlers und Trainers angesehen." [350]

Die fünfjährige Ausbildung, ausgerichtet auf die Schwerpunkte der traumatologisch-orthopädischen und physiologisch-biochemischen Sportmedizin, beinhaltete jeweils eine dreijährige Ausbildung an einem Institut, welches sich auf eine der Fachrichtungen spezialisiert hatte. Nach der Beendigung der Ausbildung koordinierte der SMD den Einsatz der Sportmediziner.[351]

Die in jeder Bezirksstadt existierenden sportmedizinischen Hauptberatungsstellen (SHB) des SMD bildeten neben einer Tätigkeit in den Kreisberatungsstellen des SMD oder den Sportklubs eine der hauptsächlichen Arbeitsmöglichkeit für die im Leistungssport eingesetzten Sportmediziner.[352]

Die Sportmediziner in den Kreisberatungsstellen betreuten die dort zugehörigen TZ. Ihr Aufgabengebiet umfasste unter anderem:

- die Durchführung einer Eingangsuntersuchung der Kinder, die im TZ trainieren sollten.
- die Sicherung und Organisation einer halbjährlichen sportmedizinischen Kontrolluntersuchung aller im TZ Trainierenden.
- Organisation und Durchführung von sportmedizinischen Trainingshospitationen, die halbjährlich in allen Trainingsgruppen der TZ des Kreisgebiets durchgeführt wurden.
- die Sicherung der Kontrolluntersuchung der Sportler, die in das Anschlusstraining integriert werden sollten.
- die kurzfristige Auswertung von Untersuchungsergebnissen der Trainingshospitationen mit den jeweiligen Trainern und Übungsleitern.
- ständige Kooperation mit der Nachwuchskommission des Kreises, den Leitungen der TZ und dem Kreisvorstand des DTSB.
- die Durchführung der Abschlussuntersuchungen für die Sportler, die nach dem Grundlagentraining ausdelegiert werden sollten.[353]

Die in der Abteilung Leistungssport der SHB eingesetzten Sportmediziner arbeiteten in den Bereichen Ambulanz, der häufig die Abteilung

---

350   Hollmann in Deutsche Zeitschrift für Sportmedizin, 3 (1986), S. 72.
351   Vgl. Winkler in Riemer (Hg.), 1981, S. 67.
352   Vgl. Winkler in Riemer (Hg.), 1981, S. 62.
353   Vgl. Sportmedizinischer Dienst (Hg.): Richtlinie zur sportmedizinischen Betreuung der Sportler der Trainingszentren und Trainingstützpunkte des Deutschen Turn- und Sportbundes der DDR,1988, S. 4.

Physiotherapie-Rehabilitation angegliedert war, oder Leistungsdiagnostik. In der Leistungsdiagnostik wurden z.b. ergometrische Untersuchungen und Trainingssteuerung mit Hilfe biochemischer Parameter durchgeführt.

Zusätzlich betreuten die in den SHB arbeitenden Mediziner in einer Doppelfunktion noch eine oder mehrere Sportarten in dem Sportklub des Bezirks als Sektionsarzt.

Ein anderer Aufgabenbereich war die Stellung als Sektionsarzt bei einem der uniformierten Sportklubs der DDR.

Die Aufgaben eines Sektionsarztes umfassten einen enormen Umfang in der Betreuung der Aktiven. Dabei wurde die ideale Konstellation einer engen Kooperation zwischen Mediziner, Trainer und Sportler angestrebt. Der Sektionsarzt hatte die Verantwortung für:

o die generelle persönliche Betreuung der einzelnen Athleten, d.h. Steuerung der Ernährung und der Lebensgewohnheiten.[354]
o die kontinuierliche Beurteilung des Gesundheitszustandes jedes Aktiven, d.h. die Durchführung von zwei Kontrolluntersuchungen im Jahr, persönliche Gespräche mit den Sportlern, tägliche Trainingshospitationen im betreuten Sportklub und Konsultation der Trainer etc..
o die Koordination von Rehabilitations- und Regenerationsmaßnahmen, größtenteils in enger Zusammenarbeit mit im Sportklub beschäftigten Physiotherapeuten.[355]
o die Mitgestaltung von RTP und ITP, d.h. die Gewährleistung der Durchführung der in den RTP festgelegten Untersuchungen und leistungsphysiologischen Tests und die Abstimmung der sportmedizinischen Schwerpunkte bei den einzelnen Athleten im ITP.

Dannhauer verweist darauf, dass die den Sportklubs angegliederten KJS entsprechend sportmedizinisch betreut wurden:

"Ob das ein Sportler aus der KJS war oder ein Hochleistungskader, die wurden genauso regelmäßig untersucht. Wenn es aber

---

[354] Winkler verweist darauf, dass eine solche Betreuung bis hin zu Menstruationsverschiebungen aufgrund wichtiger Wettkämpfe führen konnte. Der Arzt hatte dafür zu sorgen, dass sich die Sportlerinnen bei sportlichen Vergleichen möglichst in der leistungsfördernden postmenstruellen Phase befinden sollten. Vgl. Winkler in Riemer, 1981, S. 68.

[355] In bestimmten Sportarten, z.B. im Fußball gab es eine Meldepflicht für den Sektionsarzt. Dieser musste Verletzungen seiner Spieler bis zu einem festgelegten Zeitraum beim SMD gemeldet haben. Von dort wurden sofortige Maßnahmen wie z.B. eine Operation nach den vorhandenen Kapazitäten eingeleitet.

z.B. um die Termine beim Physiotherapeuten ging, hatten die Leistungskader Vorrang."[356]

Die Arbeit der Sektionsärzte war in ihrer Gesamtheit praxisorientiert. Forschungsaufgaben wurden in der Regel durch die zentralen Institutionen wie die DHfK, das FKS, das Rehabilitationszentrum des SMD in Kreischa und klubintern vorgenommen. Der Kontakt zum SMD war über die Ärztekommissionen gewährleistet. Für jede geförderte Sportart existierte diese Kommission, in der sich alle Sektionsärzte einer Sportart zwei- bis dreimal jährlich unter dem Vorsitz des jeweiligen Verbandsarztes trafen. Bei diesen Treffen wurden Informationen ausgetauscht und wissenschaftliche Themen behandelt, unter anderem besprach man den Einsatz der sogenannten unterstützenden Mittel (UM) für die Nationalkader und den Nachwuchsbereich.[357]

Hollmann, Leiter der Kardiologie und Sportmedizin der Deutschen Sporthochschule Köln, beurteilte 1986 die medizinische Versorgung der Sportler und den Stand der sportmedizinischen Forschung der DDR im Vergleich mit der Bundesrepublik folgendermaßen:

o Die Qualität der sportmedizinischen Zweckforschung war in der Bundesrepublik und der DDR auf einem vergleichbaren Niveau, wobei sich die Bundesrepublik dem System der DDR zusehends anpasste.

o Das Verletzungsrisiko lag bei Hochleistungssportlern der Bundesrepublik höher, da die medizinischen Kontrollen weitaus geringer waren.

o Die Qualität der Grundlagenforschung war im sportmedizinischen Bereich in der Bundesrepublik höher einzuschätzen.

o In der landesweiten sportmedizinischen Betreuung ergab sich ein enormer qualitativer Unterschied zugunsten der DDR, die durch den SMD das "weltweit führende sportmedizinische Betreuungsnetz" erstellt hatte.[358]

o der medizinischen Trainingssteuerung in der Bundesrepublik wurde im Gegensatz zur DDR zu geringe Unterstützung zuteil.

o bei der Bestimmung von sportmedizinischen Parametern für eine effektive Talentsuche und -förderung war in der Bundesrepublik "ein großer Rückstand" zu verzeichnen.[359]

---

[356]   Siehe Anlage 3.
[357]   Vgl. Winkler in Riemer, 1981, S. 66 ff..
[358]   Das Verhältnis zwischen Arzt und Patient in den sportärztlichen Hauptberatungsstellen differierte in den einzelnen Sportarten 1:50 bis 1:10. Vgl. Seifert, 1990, S. 110.
[359]   Hollmann in Deutsche Zeitschrift für Sportmedizin, 3 (1986), S. 85 f..

4.4 Exkurs: Die Anwendung unterstützender Mittel am Beispiel des Dopings

Die Problematik der Leistungssteigerung im Sport durch unerlaubte Mittel hat weltweiten Charakter.

> "Bereits in den fünfziger und sechziger Jahren wurde vor allem in den USA, dann auch in der UdSSR, der DDR, der Bundesrepublik Deutschland und anderen Ländern mit anabolen Steroiden experimentiert."[360]

Nach dem Zusammenschluss der beiden deutschen Staaten wurde verstärkt von den bundesdeutschen Medien das Doping in der DDR als eine wichtige Komponente für die Leistungen von DDR-Sportlern dargestellt.[361]

Die Dopingproblematik ist den DDR-Sport betreffend immer noch ein sensibler Bereich, wie der Verfasser in den persönlichen Gesprächen im Rahmen dieser Arbeit feststellte. Ehemalige DDR-Trainer und Sportwissenschaftler äußerten sich sehr reserviert zu diesem Themenkomplex. Stellvertretend soll hier die Aussage Dannhauers angeführt werden:

> "Ich glaube, man macht einen Fehler, wenn man versucht, die ganzen Erfolge des DDR-Sports auf das Doping zu reduzieren. [...] Wenn es Fälle gegeben hat, sind sie ohne Information vor sich gegangen. Natürlich ist sowas wie in allen anderen Ländern der Welt vorgekommen. Aber es wurde systematischer betrieben und sportmedizinisch abgesichert. Ich bin mit solchen Dingen nicht konfrontiert worden."[362]

Nach den erfolgten Aussagen von Beteiligten ist es als eine Tatsache zu sehen, dass der Einsatz von Dopingmitteln in der DDR zentral gesteuert wurde und breitgefächert stattfand. Deshalb wird an dieser Stelle der Versuch vorgenommen, die Entwicklung und die Anwendung von Dopingmitteln in der Praxis des DDR-Leistungssports darzustellen.

---

[360]   Treutlein in Sportpädagogik, 15 (1991), S. 8.
[361]   Vgl. Huhn, 1991. Huhn hat in seinem Buch eine Chronik der Dopingmeldungen der letzten zwei Jahrzehnte erstellt. Von den bundesdeutschen Medien befasste sich der Spiegel intensiv über einen längeren Zeitraum mit der Dopingproblematik in der DDR. Vgl. Der Spiegel: 29 (1989), S. 173 ff. / 11 (1990), S. 214 ff. / 12 (1990), S. 243 ff. / 35 (1990), S. 178 ff. / 8 (1991), S. 192 ff. / 37 (1991), S. 280 f. / 38 (1991), S. 296 ff. / 2 (1992), S. 164 f. / 8 (1993), S. 194 f..
[362]   Siehe Anlage 3.

4.4.1 Die Entstehung der Dopinganwendung im DDR-Leistungssport

Ewald räumt ein, dass generelle Diskussionen über das Thema Doping zum ersten Mal Mitte der fünfziger Jahre in der DDR geführt wurden. Ausgangspunkt war eine Leistungsverschlechterung in bestimmten Sportarten.[363]

Stark datiert den Beginn der Anwendung von Dopingmitteln auf das Ende der sechziger Jahre:

> "Aber bereits nach den Olympischen Spielen 1968 haben Trainer Ewald darauf aufmerksam gemacht, daß Amerikaner leistungsunterstützende Mittel haben. Da kam man wohl ins Überlegen."[364]

Die enorme Erhöhung der Trainingsumfänge, welche bereits vor den Olympischen Spielen 1972 in München realisiert und im folgenden Olympiazyklus noch intensiviert werden sollte, erzeugte einen Handlungszwang bei Sportlern und Trainern. Die Folge dieser Maßnahme war ein Anstieg der Verletzungsanfälligkeit unter den Leistungssportlern.

> "Vor den Olympischen Spielen in München wurde noch einmal angezogen, in Quantität und Qualität, um auch in der Anzahl der errungenen Medaillen und Siege an der Bundesrepublik vorbeizuziehen. Die Folge war das Ansteigen der Verletzungen, differenziert, jedoch zwischen fünf und 30 Prozent in den einzelnen Sportarten."[365]

Durch die kontinuierlich hohe Trainingsbelastung war eine schnelle Regeneration der Sportler notwendig. Diese versuchte man anfangs durch konventionelle Mittel wie Gymnastik, Massage, Zuführung von unterstützenden Mitteln wie Glukosegetränken und -infusionen etc. in Verbindung mit einer entsprechenden Ernährung zu realisieren.[366] Das in den sechziger Jahren etablierte Trainingssystem wurde weiterhin angewandt. Eine weitere Intensivierung des Trainings war laut Seifert kaum noch möglich:

> "Massenweise hingen die Athleten am Tropf, selbst bei Olympia, führten sich Glykose, Elektrolyt oder andere Stoffe zu. Alles half nicht mehr."[367]

---

[363] Vgl. Ewald, 1994, S. 104.
[364] Siehe Anlage 4. Treutlein ist der Ansicht, dass spätestens seit 1967 in der DDR systematisch mit Anabolika gedopt wurde. Vgl. Treutlein in Sportpädagogik, 15 (1991), S. 8.
[365] Seifert, 1990, S. 110.
[366] Vgl. Anlage 3.
[367] Seifert, 1990, S. 118.

Ewald stellte die Trainingsmethodik des DDR-Leistungssports als einen entscheidenden Faktor für den Leistungsunterschied zu anderen Sportnationen dar.[368]

Aus dieser Überlegung heraus und um die angestrebte Vormachtstellung im Leistungssport zu festigen, entschied man sich unter Beibehaltung des bewährten Trainingssystems für die Anwendung von Dopingmitteln.

Laut Berendonk wurde der erste positive Ergebnisbericht über die Anwendung von Anabolika in den leichtathletischen Wurf- und Stoßdisziplinen von dem Leichtathletiktrainer Bauersfeld 1973 beim DDR-Leichtathletikverband (DVFL) eingereicht.[369] Buhl äußerte in einem Gespräch mit Seifert, dass die fortschreitende Systematisierung des Dopings im DDR-Leistungssport zum Zweck einer Niveauerhaltung und Stabilisierung der im Training erreichten Leistungen für den Wettkampf diente.[370]

Der Gebrauch unerlaubter Stimulanzien wurde entsprechend in zunehmendem Maß in das Trainingssystem, d.h. in die ITP und UWV-Pläne integriert.

In den einzelnen Olympiazyklen erfolgten nachträgliche Beurteilungen der Effektivität der eingesetzten Mittel, um Rückschlüsse auf die Gestaltung des Trainings unter Einbezug von Dopingmitteln zu ermöglichen bzw. zu optimieren. Diese Arbeiten wurden weitestgehend vom FKS ausgeführt. Mitte der siebziger Jahre entstand dort in der Abteilung Sportmedizin als ein Zweig der Biochemie ein endokrinologisches Labor, in dem Dopingforschung betrieben wurde.[371] Der SMD steuerte die Verteilung der Dopingmittel an die betreuenden Ärzte. Die Verabreichung erfolgte durch den Sektionsarzt bzw. durch den Trainer direkt an den Sportler.

1977 wurde vom SMD ein Dopingkontrollabor in Kreischa errichtet, welches 1978 beim IOC akkreditiert wurde. Da 1976 die Anabolika in die internationale Dopingliste aufgenommen wurden,[372] erfolgten in dem Labor die nationalen Dopingkontrollen vor der Ausreise von Mannschaften, um das Risiko eines positiven Dopingbefunds während eines internationalen Wettkampfs zu minimieren.

---

368 Vgl. Ewald, 1994, S. 104.
369 Vgl. Berendonk, 1990, S. 96 f..
370 Vgl. Seifert, 1990, S. 114.
371 Vgl. Anlage 4.
372 Das am häufigsten verwandte Dopingmittel in der DDR, Oral-Turinabol, zählte zum Komplex der Anabolika. Es wurde beim VEB Jenapharm hergestellt. Vgl. Berendonk, 1990, S. 103.

"Den größten Teil der Laborkapazität nahm die Analyse von Urinproben von DDR-Sportlern vor Teilnahme an internationalen Wettkämpfen ein." [373]

Die Anzahl dieser Ausreisekontrollen erhöhte sich kontinuierlich von 2.647 im Jahr 1978 auf 5.120 im Jahr 1989.[374]

Die koordinierenden Maßnahmen zur Dopingforschung, -kontrolle, -steuerung und -ausführung etc. waren in ihrer Gesamtheit laut Berendonk in einem eigens konzipierten Staatsplanthema fixiert, unter welchem detaillierte Anweisungen für die ausführenden Institutionen gegeben wurden.[375]

4.4.2 Anwendungsbereiche und Funktion des Dopings im DDR-Leistungssport

Verstärkte Bemühungen um eine Integration des Dopings in das Trainingssystem der einzelnen Sportarten setzten mit der erwähnten Studie von Bauersfeld ein.

Höppner, stellvertretender Direktor des SMD, äußerte sich zur Anwendung von Dopingmitteln folgendermaßen:

"Es bestand die Anweisung, daß mit jedem Sportler bei der Erarbeitung des Individuellen Trainingsplans alle Dinge, auch die Anwendung von Anabolika, eingehend zu erläutern waren." [376]

Buhl erklärte in einem Interview in der Zeitschrift Sports 1990 zur systematischen Dopinganwendung im Trainingssystem des DDR-Leistungssports:

"Es ist gemacht worden. Ein Sprinter, der in der Weltspitze sein will, der muß es nehmen, dann ist er die halbe Sekunde besser. Ein Kugelstoßer, der das nimmt, der ist grundsätzlich einen Meter besser, und wenn er es nicht nimmt, da muß ich nur die Zeitung lesen, dann ist er einen Meter schlechter. Das ist in der ganzen Welt so, das haben wir auch gemacht."[377]

Die Bedeutung des FKS charakterisierte Buhl als eine auf die Forschung beschränkte Tätigkeit:

"Wir sind nicht die Geber, sondern diejenigen gewesen, die im Trainingssystem den Moment herausgefunden haben, wo wir

---

373   Clausnitzer, 1989/1990, S. 3.
374   Vgl. ebenda, Anlage 1.
375   Vgl. Berendonk, 1990, S. 91 ff..
376   Stern, 49 (1990), S. 203.
377   Sports, 3 (1990), S. 52.

sagten, jetzt müßte etwas gegeben werden. Und da kann ich Ihnen Zeitpunkte sagen, die weit weg vom Wettkampf liegen. Zum Beispiel hat sich das ganz hervorragend bewährt in der Erholungsphase. Oder beim Höhentraining. Oder in einem Zustand nach Verletzungen. Zu 80 Prozent ist es dort eingesetzt worden."[378]

Ausgehend von der Aussage Buhls sind die Schwerpunkte des Einsatzes von Dopingmitteln im DDR-Leistungssport in den Bereichen Rehabilitation, Regeneration und in Phasen verstärkter Trainingsintensität zu sehen.[379]

Berendonk nennt als Sportarten, in denen das Doping Anwendung fand, die Leichtathletik, Gewichtheben, Ringen, Boxen, Turnen, Fechten, Schießen, Schwimmen, Kanu- und Radsport, Handball und Volleyball.[380] Als beteiligte Personenkreise gibt die Autorin folgende an:

o die Sportler, die oftmals bereitwillig das Doping unterstützten. Ob alle Athleten von Trainern oder Ärzten über die Einnahme von unerlaubten Substanzen informiert wurden, ist aufgrund widersprüchlicher Aussagen nicht belegbar.[381]
o die Trainer, die als Verteiler, Bestimmer und Wirkungsbeobachter eine zentrale Rolle spielten.
o die Sportmediziner und Naturwissenschaftler, die die Substanzen auswählten, Dosisempfehlungen an die Trainer gaben, die Zeiträume der Verabreichung festlegten und das Doping medizinisch überwachten und optimierten.
o die Sportfunktionäre, die Dopinganwendung und -forschung koordinierten und die Ergebnisse in den wissenschaftlichen Zentren der Sportverbände konzentrierten und zu weiterreichenden Untersuchungen zur Verfügung stellten.
o die Politiker und Behörden, die die Geheimhaltung und die finanzielle Unterstützung des Dopings gewährleisteten.[382]

Auf diese Weise entstand ausgehend von der Verteilung der Dopingmittel durch den SMD, die wissenschaftliche Anwendungsabsicherung und -forschung, die größtenteils durch das FKS erfolgte, die Verabreichung durch die Trainer und eine medizinische Kontrolle der Nebenwirkungen ein nahezu perfektes System. Durch die fortlaufenden medizinischen Kontrollen und die Ausreiseuntersuchungen in Kreischa bestand kaum eine Möglichkeit, DDR-Sportlern während internationaler Wettkämpfe den Gebrauch von Dopingmitteln nachzuweisen.

---

[378] Ebenda, S. 52.
[379] Vgl. Fuchs/Ullrich, 1991, S. 124. Vgl. Anlage 3.
[380] Vgl. Berendonk, 1990, S. 83.
[381] Vgl. Anlage 3. Vgl. Heinrich-Vogel in Riemer (Hg.), 1981, S. 58.
[382] Vgl. Berendonk, 1990, S. 88 ff..

Winkler resümiert, dass die Anwendung von anabolen Steroiden im DDR-Leistungssport sehr routiniert vorgenommen wurde:

> "Selbstverständlich werden die anabolen Substanzen nicht "blind geschossen", bei der Perfektion der Sportmedizin in der DDR ist das undenkbar. Athleten, die Anabolica nehmen, sind insofern durch den SMD abgesichert, daß nach Zyklen, in denen Anabolica genommen werden, auf Anweisung vom SMD Untersuchungen der Lebertransaminasen durchgeführt werden müssen."[383]

---

[383] Winkler in Riemer (Hg.), 1981, S. 77 f..

5. Die Stufen der Leistungssportförderung

5.1 Sichtung und Auswahl

Die Sichtung und Auswahl von sportlichen Talenten war bei der geringen Bevölkerungsgröße der DDR im Verhältnis zu anderen führenden Sportnationen wie z.b. der USA, der Sowjetunion etc. besonders relevant. Thieß betont allerdings, dass diese Intention nicht allein ausschlaggebend war und nennt als weitere Kriterien:

- Sportliche Talente in der DDR zu erkennen und zu fördern war humanistische Aufgabe sozialistischer Menschenbildung und Körperkultur.
- Die Förderung von Talenten und Begabungen im Sport ermöglichte ein inhaltreiches und interessantes Freizeitleben für alle Kinder und Jugendlichen.
- Die Einbeziehung von Kindern und Jugendlichen in den Leistungssport, die über die entsprechende Eignung verfügen. Der Leistungssport in der DDR erfuhr über ein gezieltes Training von Kindern und Jugendlichen eine Niveauerhöhung.[384]

In den fünfziger und sechziger Jahren war die Talentsichtung größtenteils durch die Übungsleiter und Trainer der Sportgemeinschaften des DTSB abgesichert, die in Kooperation mit den Sportlehrern an den allgemeinbildenden Schulen talentierte Schüler für die einzelnen Sportarten gewannen.

Mit der verstärkten Förderung des Leistungssports war die Notwendigkeit einer effektiven Nachwuchssichtung und -förderung verbunden. Dabei war ein entscheidender Ansatz für die Nachwuchsentwicklung, dass man entgegen der vorherrschenden Annahme, dass sportliche Begabung sich im sportlichen Training bzw. Interesse zeigte, eine großflächige Sichtung unabhängig von der sportlichen Vorbildung der Kinder und beginnend in den ersten Schulklassen durchführte.[385]

Um das Potential möglicher Talente voll auszuschöpfen, schuf man neben den bereits bestehenden Möglichkeiten ein System zur einheitlichen Sichtung und Auswahl (ESA) von Kindern, indem Daten bestimmter Altersklassen in den Schulen erhoben wurden. Diese ließen durch eine zentrale Auswertung Rückschlüsse auf die Eignung der gesichteten Kinder für die in der DDR geförderten Sportarten zu. Dieses System wurde von 1973 bis 1989 auf dem gesamten Gebiet der DDR praktiziert.[386]

---

[384] Vgl. Thieß in Leistungssport, 5 (1989), S. 11 f..
[385] Vgl. ebenda, S. 12.
[386] Vgl. Wallberg, 1993, S. 15.

Generell bestand die Talentfindung der DDR aus drei Komponenten:

1. Gezielte sportartspezifische Sichtung in der Vorschule und Schule. Dabei wurde eine größere Anzahl von Kindern z.b. im Eiskunstlauf unter Aufsicht von erfahrenen Trainern spontan mit Bewegungsaufgaben versehen. Die bewegungsfreudigsten und -talentiertesten Kinder wurden ausgewählt. In zweifelhaften Fällen erfolgte eine erneute Sichtung. Diese Form der Auswahl fand zumeist in den Sportarten Anwendung, die nicht in den Schulen unterrichtet wurden oder einen hohen materiellen Aufwand beinhalteten (z.b. Eiskunstlauf, Eisschnelllauf, Kanu, Rudern, Fechten, Wasserspringen, Segeln etc.).
2. Auswertung des Schulsports, der ESA (welche im Verlauf den Hauptbestandteil der Sichtung ausmachte) sowie der Wettkämpfe auf unterer Ebene (in dieser Kategorie waren die Spartakiaden von besonderer Bedeutung).
3. Ein bereits in das Fördersystem integrierter Bestandteil der Sichtung war die Beobachtung der Leistungsentwicklung der Kinder während des Trainings in den TZ.

Bei einer Leistungsstagnation versuchte man eine Umlenkung in eine andere Sportart.

Auf diese Weise sollten alle Möglichkeiten eines einmal gesichteten Talents ausgeschöpft werden.[387]

Bezüglich der beiden erstgenannten Sichtungsbestandteile vollzog sich der weitere Werdegang der jungen Sportler über erste Belastungsproben in einer Schulsportgemeinschaft (SSG) oder einer Betriebssportgemeinschaft (BSG) bis zu einer Delegierung in ein TZ. Die Verfahrensweise differierte sportartspezifisch.

Teilweise erfolgte ein direktes Probetraining in einem TZ. Eine Delegierung erfolgte nur bei einer entsprechend hohen Eignung. Die weiteren Stufen der sogenannten "Kaderpyramide" waren die Delegierung in eine Kinder- und Jugendsportschule (KJS) und die weiterführende Delegierung in einen Sportklub. Das Sichtungssystem ist als eine Symbiose aus den beschriebenen Bestandteilen - hauptsächlich der ESA und der Spartakiade - zu sehen, welche teilweise durch längerfristige Forschungsprojekte optimiert werden konnten (siehe 5.1.2).

---

[387]   Vgl. Mocker in dvs-Protokolle, 30 (1988), S. 82.

5.1.1 Das einheitliche Talentsichtungs- und Auswahlsystem (ESA-System)

5.1.1.1 Die Methodik des ersten Auswahlschritts

Laut Thieß begann der Prozess der Talentauswahl und -förderung "in erster Linie bei der Sichtung und Auswahl sportlich talentierter Kinder für das Grundlagentraining in den Trainingszentren des DTSB der DDR."[388] Das einheitliche Sichtungs- und Auswahlverfahren wurde nach seiner Entwicklung durch das FKS ab 1973 jährlich in allen Schulen der DDR praktiziert. Verantwortlich waren die Organisationen des DTSB, der Volksbildung und der Sportverbände. Dabei wurden die Schüler der Klassenstufen eins, vier (ab 1977 drei) und acht (ab 1977 sieben) in das Verfahren einbezogen. Die Auswahl von potentiellen Talenten erfolgte nach einem standardisierten Programm in mehreren Schritten.

Im ersten Auswahlschritt bestand der Grundkatalog zur Sichtung aus der Erhebung folgender Daten:

a. Absolute Personaldaten (Name, Geschlecht, kalendarisches Alter, Gewicht, Größe).

b. Relative Personaldaten (biologisches Alter, biologisches Gewicht, perzentile Körpergröße). Diese Angaben wurden ab 1977 mit der Einführung eines neuen Verfahrens zusätzlich aufgenommen.

c. Momentane absolute Leistungsdaten:

- 60 m-Lauf (Indikator für Schnellkraftkoordination und Schnellkraft der unteren Extremitäten).
- Weitsprung (Indikator für Sprungkraft).
- Dreierhop (Aus der Schrittstellung ohne Anlauf, wie vorher).
- Ausdauerlauf (erreichte Meter in acht Minuten, das Ergebnis wurde auf 50 Meter gerundet, aerobe Ausdauer).
- Schlagballweitwurf (mit einem 150 gr-Ball, Schnellkraft von Armen und Rumpf).
- Liegestütze (Streckkraft der oberen Extremitäten).
- Kugelweitwurf (eine Art "Stoßwurf" mit der Drei-Kilogramm-Kugel, Maximalkraft von Arm und Rumpf).
- Geräteturnen (Turnnote als Ausdruck der allgemeinen motorischen Entwicklung, der motorischen Lernfähigkeit und Koordinationsfähigkeit).
- Sportspiele (Spielnote als Ausdruck von Simultankoordination, motorischer Interaktionsfähigkeit und Antizipationsfähigkeit).

d. Bereits vorhandenes zusätzliches Engagement im Sport.

---

[388] Thieß in Leistungssport, 5 (1989), S. 12.

e. Bereits vorhandenes Interesse für zusätzliches Engagement.

f. Talentbestimmung: Angabe der Eignung für eine der staatlich geförderten Sportarten.

Die Punkte a. und b. wurden von dem betreffenden Sportarzt ermittelt. Die Werte von c., d. und e. erhoben die Sportlehrer im Unterricht. Die Ermittlung der Daten war in den einzelnen Altersstufen unterschiedlich.[389]

Es wurden nur bestimmte Daten des Gesamtkatalogs in den unterschiedlichen Klassenstufen erhoben:

- In der ersten Klasse erfolgten nur Angaben zur Person, Körperhöhe, Körpermasse und eine Beurteilung der Gewandtheit, Kraft und der Einstellung zum Sport.[390]
- In Klasse vier bzw. drei erhob man neben den Daten zur Person die Werte bzw. Angaben über: 60 m-Lauf, Weitsprung, Dreierhop, Ausdauerlauf, Schlagballweitwurf, Liegestütz, Kugelweitwurf, Geräteturnnote, Spielturnnote, außerschulisch betriebene Sportarten und das Interesse für eine noch nicht betriebene Sportart.[391]

In Klasse acht bzw. sieben erfolgten neben den Personenangaben die Ermittlung der Ergebnisse von:

100 m statt 60 m-Lauf, Dreierhop, Liegestütze, Kugelstoß statt Kugelweitwurf, Gesamtsportnote, Geräteturnnote, Spielsportnote, außerschulisch betriebene Sportarten und das Interesse an einer noch nicht betriebenen Sportart.[392]

---

389 Vgl. Mocker in dvs-Protokolle, 30 (1988), S. 67 f..

390 In den ersten Klassen erfolgte eine Überprüfung jener Persönlichkeitsmerkmale, die vor allem für eine erfolgreiche Aufnahme des Grundlagentrainings in den technisch-kompositorischen Sportarten (z.B. Geräteturnen, Wasserspringen, Eiskunstlauf) und im Schwimmen wichtig erschienen, da das Grundlagentraining in diesen Sportarten sehr früh begann. Schwerpunkte der Überprüfung waren der Ausprägungsgrad von Körperhöhe und Körpergewicht sowie die für das Grundlagentraining in der jeweiligen Sportart notwendigen Körperbauproportionen. Vgl. Thieß in Leistungssport, 5 (1989), S. 13.

391 Thieß erwähnt in diesem Kontext, dass die Überprüfungen analog zur dritten Klasse in den sechsten Klassen wiederholt wurden. Wallberg führt zu der Sichtung in den sechsten Klassen nur an, dass 1989 ein Probelauf mit ca. 6.000 Schülerinnen und Schülern stattfand, der als Nachsichtung mit dezentraler Auswertung konzipiert war. Ziel war die Nachsichtung von solchen Kindern, die relativ schnell Anschluss an die bereits zwei Jahre in den Trainingszentren trainierenden Sportler finden sollten. Die dabei erhobenen Daten waren bis auf den Ausdauerlauf mit der Sichtung der dritten Klassen identisch. Vgl. Thieß in Leistungssport, 5 (1989), S. 13. Vgl. Wallberg, 1993, S. 31.

392 Vgl. Wallberg, 1993, S. 18. Die Auswahl in den Klassenstufen acht/sieben hatte den Charakter einer Nachsichtung vor allem für die Sportarten Leicht-

Geleitet und organisiert wurde dieser Prozess weitgehend vom DTSB, der Volksbildung (Schulbehörden und Sportlehrer) und den Sportverbänden. Die Auswertung der erhobenen Daten erfolgte für die Klassen eins und acht/sieben manuell auf Kreisebene, die der Klassen vier/drei zunächst zentral in einem Rechenzentrum, die weitere Bearbeitung fand in den unteren Organisationsstufen der o. g. leitenden Institutionen statt.

Während das Verfahren in den ersten Klassen nahezu gleich blieb, wurden die Auswahlkriterien für die Klassen vier/drei mehrmals überarbeitet.

Von 1973 bis 1977 benutzte man ein sogenanntes undifferenziertes Normativverfahren. Dabei wurden für die einzelnen Sportarten bestimmte Perzentilwerte, Noten und Codezahlen ermittelt, nach denen eine Auswahl für bestimmte Sportarten erfolgte. Die Schüler, die die Vorgaben mindestens einer Sportart erfüllten, wurden unter Angabe der Sportart namentlich in Listen aufgenommen. Bei diesem Verfahren waren Mehrfacheignungen eine erwartete und relativ häufige Erscheinung.

Mit der Vorverlegung des ersten Auswahlschritts in die dritten Klassen 1977 erfolgte die Umstellung auf ein differenzierteres Modell. Nähere Untersuchungen hatten ergeben, dass die Normen des alten Verfahrens teilweise überhöht und nicht exakt genug waren. Um keine Talente durch eine zu hohe oder falsche Normvorgabe zu verlieren, wurde fortan in jeder Sportart das biologische und kalendarische Alter in die Sichtung integriert. Dazu erfolgte eine Einteilung der Kinder in neun Gruppen:

1. Unterscheidung in die Kategorien alt, mittel, jung des kalendarischen Alters (drei Hauptgruppen).
2. Zusätzliche Unterteilung der drei Hauptgruppen in die Untergruppen alt, mittel, jung des biologischen Alters (neun Untergruppen).

Für jede der neun Untergruppen wurden in den einzelnen Sportarten entsprechende Vorgaben erstellt, so dass sich eine äußerst exakte Zuteilung für die Kinder in bezug auf ihr Alter und ihre individuelle körperliche Ausprägung ergab.[393]

1980 wurde für die Schüler, 1981 für die Schülerinnen das sogenannte Eignungsdiagnostische Verfahren eingeführt. Dabei ging man von der These aus, dass aus der Gesamtheit der erhobenen Daten, je nach Sport-

---

athletik (Wurf- und Stoßdisziplinen), Rudern, Volleyball, Ringen, Judo, Boxen und Gewichtheben. Hier wurden nur noch die Jugendlichen nachgesichtet, die entweder eine bestimmte Körpergröße oder für die nach Gewichtsklassen orientierten Sportarten eine entsprechendes Gewicht erreicht hatten. Vgl. Wallberg, 1993, S. 30.

[393] Vgl. Wallberg, 1993, S. 24.

art unterschiedlich gewichtet, eine Leistungsentwicklung prognostiziert werden konnte.

Diese Vorgehensweise berücksichtigte:

- die Verknüpfung der Auswahlmerkmale untereinander, sowohl aktuell als auch auf höherer Leistungsstufe.
- die Bedeutung der Merkmale für eine Prognose.
- das sich im zeitlichen Verlauf ändernde Verhältnis von Leistung und Leistungsvoraussetzungen hinsichtlich der Bedeutung von Prognosen.
- den individuellen Entwicklungsstand entsprechend dem kalendarischen und indirekt dem biologischen Alter durch die Einbeziehung von Körperhöhe und Körpermasse.

Unter Berücksichtigung dieser Faktoren entstanden Punkttabellen für die zu prognostizierenden Leistungen und die dafür notwendigen Leistungsvoraussetzungen.[394]

5.1.1.2 Die Methodik des zweiten Auswahlschritts

Der zweite Schritt der ESA hatte sportartspezifischen Charakter. Hier kristallisierten sich zwei Hauptorganisationsformen heraus: die Einzelsportartüberprüfung und die Komplexüberprüfung.

Bei der Einzelsportartüberprüfung erfolgte die weitere Sichtung separat für jede Sportart und mit geringen Teilnehmerzahlen durch geschulte Trainer. Der Nachteil dieser Form war die geringe Beteiligung der vorab gesichteten Kinder. Es kamen nur 30 bis 50 % der Eingeladenen zu den Veranstaltungen, da die Schulen bei der Vielzahl der Überprüfungen die Betreuung nicht übernahmen.

In den Komplexüberprüfungen wurden mehrere, wenn möglich bewegungsverwandte Sportarten zusammengefasst. Die nach dem ersten ESA-Schritt für diese Sportarten ausgewählten Kinder wurden eingeladen. Kennzeichnend waren hier hohe Teilnehmerzahlen (70 bis 90 %), zumindest wenn die Schulen die An- und Abfahrt organisierten. Da bei diesen Veranstaltungen sachkundige Beobachter mehrerer Sportarten anwesend waren, konnte bei konträren Interessenlagen zumeist eine relativ schnelle und problemlose Umlenkung zu einer anderen Sportart erfolgen. Komplexüberprüfungen wurden hauptsächlich durchgeführt, da Einzelsportartüberprüfungen bei der Vielzahl der Teilnehmer nicht im ausreichenden Maß zu realisieren waren.[395]

---

[394] Vgl. ebenda, S. 26.
[395] Vgl. Wallberg, 1993, S. 34.

Folgende Aspekte wurden vor der Einladung zu einem Probetraining bzw. der Delegierung in ein TZ bei der Beurteilung der gesichteten Kinder berücksichtigt:

- Die Gesundheit und physiologische Belastbarkeit der Kinder.
- Die Interessenlage, die auf ein wöchentliches, mehrmaliges Training ausgerichtet sein sollte.
- Die Eltern sollten die Kinder auch bei zeitlich belastender Durchführung des Trainings unterstützen.
- Die vorhandenen schulischen Leistungen, da der zeitliche Trainingsaufwand die Leistungen der Kinder erheblich belasten konnte.[396]

Als im Verlauf in Sportarten, die überdurchschnittliche Körpergröße erforderten, wie bspw. Volleyball, Handball, Rudern etc., im DDR-Leistungssport ein akutes Manko auftrat, erarbeitete man eine spezielle Form des zweiten Auswahlschritts. Dieser Test fand nur Anwendung bei Jungen und Mädchen, bei denen im ersten Teil der ESA-Sichtung eine Körperhöhe von mindestens 187 cm (Jungen) bzw. mindestens 177 cm (Mädchen) prognostiziert worden war. Der Test bestand aus:

1. Dreierhop.
2. 800 m-Lauf.
3. Liegend Anreißen (10 kp).
4. 30 m-Lauf.
5. Medizinballweitwurf.
6. Rumpfaufrichten aus der Rückenlage.
7. Handballweitwurf.
8. Zickzacklauf.
9. Sprungreichhöhe.
10. Spielfähigkeit.
11. Geburtsdatum.
12. Körperhöhe.
13. Körpermasse.
14. Trainingshäufigkeit pro Woche.

Mit dem Geburtsdatum, der erreichten Körperhöhe und -masse seit der ersten Sichtung fand eine nochmalige Beurteilung der zu erwartenden Körpergröße statt. Bei der Bewertung der Testergebnisse wurden für die einzelnen Sportarten Schwerpunkte gesetzt:

Leichtathletik/Sprung: Nr. 1, 4, 14.
Leichtathletik/Wurf-Stoß: Nr. 1, 5, 14.
Rudern: Nr. 1, 2, 3, 6, 14.

---

[396]   Vgl. Thieß in Leistungssport, 5 (1989), S. 13 f..

| Handball: | Nr. 1, 4, 5, 8, 10, 14. |
| Volleyball: | Nr. 5, 8, 9, 10, 14.[397] |

Nach der zweiten Stufe der Sichtung erfolgte bei geeigneten Kindern ein Probetraining in einem TZ. Die letzte Stufe der ESA war die Delegation in ein TZ zur Aufnahme eines regelmäßigen Trainings.

Die ESA machte den Hauptbestandteil der Sichtung im DDR-Leistungssport aus.

> "Damit werden jährlich ca. 200.000 Schüler sehr frühzeitig in ihrem derzeitigen sportlichen Leistungsstand, ihrer biologischen Entwicklung, ihren über den Schulsport hinausgehenden sportlichen Aktivitäten und ihren bereits vorhandenen sportlichen Interessen computergerecht erfaßt und ihr Talentpotential für eine oder mehrere staatlich interessierende Sportarten ermittelt. Dies ist eine Totalerhebung, die wohl einmalig in der Welt ist."[398]

Bei der Nichterfassung einer Sportart durch die ESA fanden andere Formen der Sichtung Anwendung (s. Kap. 5.1). In den Kreisen fand z.b. durch die Vertreter der Volksbildung die Auswertung von Wettkämpfen wie "Stärkster Schüler, sportlichstes Mädchen", des "Spartakiadekilometers", von Schulturnieren oder außerplanmäßiger Wettkämpfe statt, um die "qualitätsgerechte Erfüllung der Kaderpyramide zu sichern."[399]

Syrbe verweist in diesem Zusammenhang auf die Notwendigkeit und Wichtigkeit der Zusammenarbeit mit den Eltern, den Lehrern sowie den Übungsleitern der Sportverbände im Rahmen der Sichtung.[400]

Ein besonderes Augenmerk galt ebenso der frühen Einbindung von Kindern und Jugendlichen in den normalen Übungs-, Trainings- und Wettkampfbetrieb des DTSB in den Betriebssportgemeinschaften (BSG) und Sportgemeinschaften (SG).

Auf der am 01.11.1985 in Leipzig abgehaltenen Kinder- und Jugendsportkonferenz des DTSB wurden u.a. explizit die Forderungen gestellt:

- Sportgruppen für Kinder und Jugendliche in allen langjährig bestehenden Sektionen einzurichten.
- Die allgemeinen Sportgruppen durch Aufnahme vieler weiterer Mädchen und Jungen zu erweitern.
- Eine nahtlose Überleitung von Sporttreibenden der Schulsportgemeinschaften (SSG) in den DTSB aufgrund von konkreten Patenschaftsverträgen zu gewährleisten.

---

397 Vgl. Wallberg, 1993, S. 35 f..
398 Mocker in dvs-Protokolle, 30 (1988), S. 68.
399 Syrbe, 1989, S. 3.
400 Vgl. Syrbe, 1989, S. 5.

- Die Eingliederung von ehemaligen TZ-Sportlern in den allgemeinen Übungs-, Trainings- und Wettkampfbetrieb zu sichern.[401]

Um diese Zielstellungen zu erreichen, sollten die SG und Sektionen ohne Beteiligung von Kindern und Jugendlichen verringert bzw. abgebaut werden.[402]

5.1.2 Exkurs: Forschungsprojekte im Kinder- und Jugendsport

Die Tragweite der unterstützenden Forschungsprojekte im Kinder- und Jugendsport soll exemplarisch verdeutlicht werden. Um langfristige Entwicklungsprognosen zu den sportlichen Interessen und dem Leistungsstand von Kindern und Jugendlichen in der DDR stellen zu können, führte die DHfK eine zwölfjährige Längsschnittuntersuchung von 1967 bis 1979 an allen Schülern im Alter von sieben bis 18 Jahren durch.[403] Diese wurde durch drei in gleichen Zeitabschnitten zwischengeschaltete Querschnittuntersuchungen zur Entwicklung des Körperbaus und der körperlich-sportlichen Leistung unterstützt. Als Längsschnittuntersuchung ist die kontinuierliche Erfassung der Daten der Kinder zu verstehen, die sich im Schuljahr 1967/68 in der ersten Klasse befanden. Sie wurden bis zum zwölften Schuljahr, also bis 1978/79, jährlich untersucht. Als Querschnittuntersuchungen wurden Vergleichswerte im Schuljahr 1967/68, 1971/72 und 1975/76 aller jeweiligen ersten bis elften Klassen nach standardisierten Vorgaben erhoben.[404] Aus diesem staatlichen Forschungsprojekt sollten unter anderem Schwerpunkte für die Gestaltung des Freizeitsports in den Verbänden des DTSB und eine mögliche Optimierung der Talentsichtung unter Berücksichtigung der sich entwickelnden Tendenzen im Kinder- und Jugendbereich abgeleitet werden.[405]

Als allgemeine Zielstellungen des Projekts waren bestimmt:

- Aufdecken von Gesetzmäßigkeiten der physischen Entwicklung.
- Ermittlung von Entwicklungskennziffern.
- Aufbereitung der Erkenntnisse für Grundmaterialien der körperlichen Bildung und Erziehung.

---

[401] Vgl. DTSB (Hg.): Aufgaben, Verantwortungsbereiche und Arbeitsweisen des Mitarbeiters für Kinder- und Jugendsport beim Bezirksvorstand des DTSB der DDR, 1985, S. 4 f..

[402] Vgl. ebenda, S. 11.

[403] Laut Stark wurden bereits seit 1958 regelmäßige großflächige Erhebungen zur Leistungsfähigkeit von Kindern und Jugendlichen von der DHfK in Kooperation mit den Sportlehrern realisiert. Vgl. Anlage 4.

[404] Vgl. Crasselt/Forchel/Stemmler, 1985, S. 15.

[405] Vgl. ebenda, S. 9.

- Aus diesen grundsätzlichen Erkenntnissen wurden spezifischere Teilanalysen abgeleitet über:
- alters- und geschlechtsspezifische Entwicklungen.
- Phasen unterschiedlichen Entwicklungstempos innerhalb der Entwicklung eines oder mehrerer Merkmale.
- Entwicklungstendenzen.
- Einflussgrößen ausserunterrichtlicher sportlicher Betätigung.
- Normen und Ableitungen von Normativen zur Bewertung der körperlichen Entwicklung.[406]

Ausgehend von der erfolgten Grundstudie wurden weitere Projekte zu differenzierten Fragestellungen der Entwicklung und Tendenzen im Kinder- und Jugendsport erstellt.[407]

5.2 Die Spartakiadebewegung

5.2.1 Die Entwicklung der Spartakiade in den sechziger Jahren

Das Fördersystem im Leistungssport der DDR war, speziell im Nachwuchsbereich, durch seine komplexe Zielstellung in allen Instanzen miteinander verbunden. Ewald charakterisiert den Prozess der Konzeptionierung eines leistungsfähigen Sichtungs- und Auswahlsystems:

> "Was wir vorhatten, mußte ein breites öffentliches Interesse und vielfältige Unterstützung finden. Vor allem mußten wir die Organe der Volksbildung auf allen Ebenen dafür gewinnen und sie einbeziehen. Auch der Jugendverband, die FDJ, war bereit mitzumachen. So konnten wir als Ergebnis unserer Überlegungen die Kinder- und Jugendspartakiaden ins Leben rufen. Gleichzeitig begannen wir, ein einheitliches Sichtungs- und Auswahlsystem (ESA) zu schaffen."[408]

Der DTSB rief als Initiator der Bewegung erstmals 1965 zu einer Spartakiade auf, die sich über alle Bezirke der DDR erstreckte.

> "1965 werden in den Bezirken Jugendspartakiaden durchgeführt, in denen die Nachwuchssportler gemeinsam mit ihren Übungsleitern und Funktionären Rechenschaft ablegen über die Ergebnisse des Trainings. Es soll ein Ziel jedes Teilnehmers sein, bis

---

[406]   Vgl. ebenda, S. 12 f..
[407]   Vgl. Crasselt/Forchel/Kroll/Schulz, 1990.
[408]   Ewald, 1994, S. 72 f..

dahin neben dem Sportabzeichen der DDR das Olympia-Leistungsabzeichen der Stufe III zu erwerben."[409]

Voraussetzung für die Teilnahme an der Spartakiade war "ein geregeltes Sporttreiben."[410] In den Schulen wurden jährlich Vorwettkämpfe ausgerichtet, in denen die besten Sportler aller Altersklassen ermittelt wurden. Diese beteiligten sich an den Kreis-Kinder- und Jugendspartakiaden in den Sommer- und Wintersportarten, die identisch mit den vom Staat geförderten olympischen Disziplinen waren. In den Kreisen wurden nur die Sportarten in die Vorentscheidungen und Hauptwettkämpfe aufgenommen, welche in den jeweiligen Territorien verbreitet waren.[411] Thieß führt als die zwei wichtigsten Anliegen der Spartakiadebewegung an:

- die Mehrheit der Kinder und Jugendlichen zum regelmäßigen Sporttreiben und zur wiederholten Wettkampfteilnahme zu motivieren und
- die Möglichkeit, sportlich talentierte Kinder und Jugendliche in den Spartakiadewettkämpfen auf Kreis-, Bezirks- und DDR-Ebene "um Siege und Platzierungen kämpfen zu lassen."[412]

Die Bezirksspartakiaden fanden in der Regel alle zwei Jahre mit gerader Endziffer, die nationalen Spartakiaden im Zweijahresabstand mit ungerader Endziffer statt. Die Organisation und Ausrichtung fand arbeitsteilig durch den DTSB, die Einrichtungen der Volksbildung und die FDJ statt. Im Zeitraum der ersten Spartakiaden kam es zur Neubildung von 2.423 Kinder- und Jugendmannschaften bzw. -riegen, 590 Sektionen und 54 Kreisfachausschüssen. In vielen Kreisen begann man damit, für die einzelnen Altersklassen Rekordlisten für die messbaren Sportarten zu führen. Das angestrebte Ziel der Intensivierung des Trainings in den Kinder- und Jugendabteilungen des DTSB und den Schulsportgemeinschaften wurde durch die Spartakiade erreicht. Anfängliche Vorbehalte der Sportverbände gegen die Effizienz der neuen Einrichtung wurden laut Simon durch die Ergebnisse der ersten nationalen Spartakiade 1966 ausgeräumt, so "dass alle Sportverbände die Spartakiaden als die wirkungsvollste Form der Nachwuchsförderung und Leistungsüberprüfung einschätzten [...]."[413]

---

409   Beschluss der XII. Tagung des Bundesvorstandes des Deutschen Turn- und Sportbundes vom 26.03.1964 in Frost, Heise, Liebold u.a. (Hg.), 1991, S. 152.
410   Schlegel/Hiller, 1987, S. 74.
411   Vgl. Schlegel/Hiller, 1987, S. 74.
412   Thieß in Leistungssport, 5 (1989), S. 14.
413   Simon in Theorie und Praxis der Körperkultur, 1 (1986), S. 16

5.2.2 Die Spartakiadebewegung in den siebziger und achtziger Jahren

Die Teilnehmerzahlen der Spartakiade steigerten sich in den siebziger und achtziger Jahren kontinuierlich. 1965 nahmen auf Kreisebene 321.000, auf Bezirksniveau 50.300 Schüler teil. 23 Jahre später, 1988, hatte sich die Zahl der Teilnehmer in den Kreisen auf 917.000 und den Bezirken auf 97.000 erhöht.[414]

> "Durch diese bewährte Zusammenarbeit konnte erreicht werden, daß gegenwärtig etwa 80 % aller Kinder und Jugendlichen unserer Republik in den Schulsportgemeinschaften bzw. in den Grundorganisationen des DTSB erfaßt sind und - wenn auch unterschiedlich hinsichtlich Qualität und Regelmäßigkeit - Sport treiben."[415]

Die quantitative Steigerung der Teilnehmerzahlen verweist zwar auf den gesellschaftlichen Stellenwert der Spartakiade, hatte aber nur bedingt einen qualitativen Zuwachs zur Folge. Trotz wachsender Teilnehmerzahlen stagnierte die Leistungsentwicklung anscheinend ab 1975.

	Kreisrekorde	Bezirksrekorde	DDR-Rekorde
1965	1.933	85	6
1970	6.349	276	12
1975	7.387	465	19
1980	7.126	416	17
1985	5.435	304	9
1988	4.406	206	3[416]

Als gesondert hervorgehobene Aufgabe wurde deshalb im Verlauf der achtziger Jahre die Notwendigkeit der Vervollkommnung der Spartakiadebewegung durch den DTSB gegenüber seinen Mitarbeitern betont.[417] Die Möglichkeiten der Sichtung wurden schon bei den Vorwettkämpfen und den Kreisspartakiaden durch die Trainer der Sportklubs und die Ü-

---

[414] Diese Zahlen stammen von Dr. Ulrich Wille, einem der Mitbegründer der Spartakiadebewegung. Sie befinden sich in einem unveröffentlichten Manuskriptteil für die Zeitschrift Leistungssport, welcher dem Verfasser schriftlich vorliegt.

[415] Röder in Theorie und Praxis der Körperkultur, Beiheft 2 (1985), S. 9.

[416] Vgl. Thieß in Leistungssport, 5 (1989), S. 14.

[417] Vgl. DTSB (Hg.): Aufgaben, Verantwortungsbereiche und Arbeitsweise des Mitarbeiters für Kinder- und Jugendsport beim Bezirksvorstand des DTSB der DDR, 1985, S. 9.

bungsleiter der TZ genutzt.[418] Erstmals wurde bei der nationalen Spartakiade 1975 eine sozialwissenschaftliche Datenerhebung eingeführt, die mittels standardisierter Fragebögen Aufschluss über die sportliche Ausbildung, die Einstellung der Sportler zu ihrer leistungssportlichen Entwicklung und zu den Bedingungen des leistungssportlichen Trainings liefern sollte.[419] 1985 waren bspw. von den 10.525 Teilnehmern der Spartakiade in den Sommersportarten 9.181 (87 %) in diese Befragung einbezogen. Dabei zeichnete sich ab, dass die meisten Teilnehmer (ca. 35 % im Durchschnitt) durch die TZ-Trainer und Übungsleiter in den Schulen für das Training gewonnen wurden. Etwa 20 % kamen durch Interesse und Einflussnahme der Eltern zum TZ-Training. Durchschnittlich begannen 84 % der Spartakiadeteilnehmer das intensive Training im dritten TZ-Jahr, also im Alter von zehn bis elf Jahren.

Der Stellenwert des Sports in der DDR war laut der Untersuchung auch in den achtziger Jahren nicht in Frage gestellt: Von den in den TZ trainierenden Sportler waren 1985 74 % (1981 und 1983 jeweils 68 %) bereit, ihre Laufbahn in einer KJS fortzusetzen.[420]

Eine Diskrepanz zwischen den Umfrageergebnissen und den erfolgten Delegierungen ergab sich laut Kutschke allerdings aus der Tatsache, "daß relativ viele Sportler, die für eine Delegierung nicht vorgesehen waren, bei der Spartakiade die Plätze 1 bis 3 belegten."[421]

5.2.3 Problemstellungen durch überhöhte Leistungsanforderungen

Die Spartakiade wurde teilweise von den verantwortlichen Funktionären zur eigenen Profilierung missbraucht. Grundsätzlich flossen neben den spezifischen auch allgemeine Anforderungen wie z.b. Athletikprogramme bei der Bewertung der Spartakiadewettkämpfe ein. Diese Entwicklung zeichnete sich allerdings erst ab, als von der wissenschaftlichen Seite bewiesen wurde, dass eine zu frühe Spezialisierung sich negativ auf die spätere Leistungsentwicklung der Sportler auswirkte. Einen anderen Grund sah Stark in den teilweise überhöhten Ansprüchen, die Funktionäre an diejenigen Sportler stellten, die für ihren Verantwortungsbereich starteten:

---

[418]   Vgl. Hotopp, 1989, S. 6.
[419]   Vgl. Kutschke in Theorie und Praxis des Leistungssports, 1/2 (1986), S. 227.
[420]   Vgl. ebenda, S. 228 ff..
[421]   Ebenda, S. 235.

"Schädlich für die Nachwuchsentwicklung war auch die olympische Nationenwertung nach Bezirken bei der Spartakiade. Denn der Bezirk, der die meisten Nationenwertungspunkte hatte, wurde auch noch ausgezeichnet. Da fing die gute Spartakiadeidee an, faul zu werden, weil zunehmend mehr hochspezifisch für den aktuellen Erfolg trainiert wurde. Die Spartakiade war eine sehr gute Sache zur Mobilisierung der Kinder und Jugendlichen für den Sport, denn die Spartakiadebewegung fing in der Schule an. Es wurde die Schulspartakiade organisiert, dann die Kreisspartakiade, die Bezirksspartakiade und zuletzt die Gesamtspartakiade. Die Spartakiade war also jährlich eine riesige Bewegung in der sportlichen Vorbereitung und der Leistungsbewährung. Als aber das Politbüro die Bezirksverantwortlichen zur Rechenschaft zog, wenn sie schlechte Spartakiadeergebnisse hatten, ging natürlich das Hetzen um zahlreiche Siege los und die Forderung nach Steigerungsfähigkeit der Nachwuchssportler wurde teilweise zur Makulatur. Es ging diesen Funktionären vorrangig um die hohen Punktwertungen, weil die Spartakiade nach derselben Punktwertung wie die Olympischen Spiele gehandhabt wurde. Das war ein gefährlicher Einfluß."[422]

Um dieser "Verzerrung" der Intentionen der Spartakiadebewegung und einer verfrühten Spezialisierung vorzubeugen, entschied man, allgemeine Komponenten in die Bewertung zu integrieren. Stark kennzeichnet diese Veränderung als stark durch die Sportwissenschaft geprägten Vorgang:

"Die Wissenschaft hat unter diesen Bedingungen darauf reagiert, indem gesagt wurde: Weg von ausschließlichen sportartspezifischen Leistung in der Disziplin und weg von der Übertragung der Methoden aus dem Hochleistungssport auf das Nachwuchstraining. Wir veränderten die Wettkampfinhalte und nahmen Leistungsvoraussetzungen in die Wettkampfprogramme auf. Wir haben mit dazu beigetragen, daß zum Wettkampfsieg nicht nur die Disziplinleistung z.B. im Turnen, sondern bestimmte Kontrolleistungen der Beweglichkeit und der Kraftvoraussetzungen sowie der sporttechnischen Grundlagen mitentscheidend für die Wettkampfplazierung waren. Damit hat der Wettkampfinhalt einen anderen Charakter für den langfristigen Leistungsaufbau bekommen."[423]

Trotz dieser positiven Entwicklung nahmen Funktionäre weiterhin Einfluss auf die Trainingsgestaltung der Teilnehmer.

"Machen wir uns nichts vor. Die zweiten Bezirkssekretäre der Partei waren für den sportlichen und kulturellen Bereich mit ver-

---

[422]   Siehe Anlage 4.
[423]   Siehe Anlage 4.

antwortlich. Die wollten natürlich glänzen und eine erfolgreiche Entwicklung nachweisen."[424]

Laut Dannhauer war die Entwicklung der Spartakiade zunehmend leistungssportlich orientiert. Als eine zwangsläufige Folge des früh beginnenden Trainings in den TZ bestand bei den Wettkämpfen kaum noch eine Startmöglichkeit für Kinder oder Jugendliche, die nicht bereits in ein TZ integriert waren.[425]

Auch Seifert kritisierte die stringente Orientierung zum Leistungssport, die sich in den letzten Jahren der Spartakiade verstärkt dadurch äußerte, dass das Leistungsniveau schon auf der Kreisebene rapide angehoben werden sollte.[426] Diese Entwicklung setzte sich, forciert durch den DTSB, weiter fort.

> "Mit der weiteren Erhöhung des Niveaus der Spartakiadebewegung sind auch zukünftig mehr sportliche Talente zu erkennen und zu sichten. Sie sind im Verlauf des mehrjährigen Trainings- und Wettkampfprozesses kontinuierlich zu höherer Leistungsfähigkeit zu führen und auf sportliche Höchstleistungen vorzubereiten."[427]

Seifert kommt nach der Beurteilung der Situation im Nachwuchsbereich und Leistungssport der DDR zu folgendem Fazit:

> "Wenn sich schon in der Leistungsspitze in den Jahren 1988 und 1989 - also vor der Revolution - die Zeichen mehrten, daß DDR-Athleten nicht mehr unumschränkt zahlreiche Sportarten beherrschten, so hätte das mit großer Sicherheit bei gleichbleibender Politik künftig eine Fortsetzung in weitaus stärkerem Maße gefunden. Mit einer falschen Grundeinstellung zum Sport der jungen Generation setzte die DDR-Sportführung selbst den Grabstein für den Ruhm des DDR-Sports."[428]

---

[424] Siehe Anlage 3.
[425] Vgl. Anlage 3.
[426] Vgl. Seifert, 1990, S. 65·
[427] Beschluss des Präsidiums des Bundesvorstandes des DTSB der DDR "Zur weiteren Entwicklung der Spartakiadebewegung in der DDR" vom 22.04.1988, in Start, (1988), S. 45.·
[428] Seifert, 1990, S. 66.

5.3 Die Förderstufe 1

5.3.1 Die Entwicklung der Trainingszentren (TZ)

Die Kinder und Jugendlichen, die das Probetraining im Anschluss an die ESA bestanden hatten, wurden in ein TZ delegiert. Die ersten TZ entstanden bereist 1964. In Gebieten, in denen keine TZ bestanden, wurden die Kinder in Trainingsstützpunkte (TS) zusammengefasst bzw. trainierten in Schulsportgemeinschaften (SSG).Während die ersten SSG 1956 gegründet wurden, erfolgte die Errichtung von TS erst seit 1974. Bis 1976 wurden außerdem Bezirkstrainingszentren (BTZ) gebildet, in denen sich talentierte Kinder auf die nächste Förderstufe vorbereiten sollten. Die weitläufige Errichtung von TZ erfolgte erst Anfang der siebziger Jahre. In diesen Institutionen wurden laut Schumann jährlich ca. 26.000 geeignete Kinder in die erste Förderstufe aufgenommen.[429]

Die Beweggründe zu der Errichtung einer Stufe zwischen Talentsichtung und den KJS erläutert Ewald:

> "Nach den ersten Jahren Erfahrung in diesen Kinder- und Jugendsportschulen kamen wir zu der Schlußfolgerung, daß es ineffektiv war, alle Talente sofort auf solche Spezialschulen zu schicken, ohne sie vorher ausreichend auf bestimmte Fähigkeiten und Eignungen getestet und danach gründlich vorbereitet zu haben. Es ergab sich die Notwendigkeit, eine Vorschaltstufe zu schaffen, eine Stufe zwischen dem Schulsport bzw. den Kinder- und Jugendabteilungen der Sportgemeinschaften und den Kinder- und Jugendsportschulen. Deshalb bauten wir Trainingszentren auf."[430]

Ausgehend von dieser Erkenntnis wurde die Profilierung der TZ als wichtige Komponente des Fördersystems im Nachwuchsbereich im Leistungssportbeschluss des Präsidiums des DTSB 1969 fixiert:

> "Als erste Vorbereitungsstufe für den Nachwuchs in den erfolgversprechendsten olympischen Sportarten der DDR sind die Trainingszentren mit dem Ziel weiterzuentwickeln, daß sie in Quantität und Qualität den Anforderungen an spätere Weltspitzenleistungen entsprechen. Insbesondere ist der Anschluß an das künftige, höhere Leistungsniveau der Kinder- und Jugendsportschulen herzustellen. In den wichtigsten Sportarten ist auf der Basis von fortgeschrittenen BSG-Sektionen das Netz der Trainingszentren für die Jugend zu erweitern. Die planmäßige Quali-

---

[429] Vgl. Schumann, 1992, S. 124.
[430] Ewald, 1994, S. 76.

fizierung der Übungsleiter aller Trainingszentren ist eine erstrangige Aufgabe."[431]

Die TZ, die in den siebziger Jahren in beachtlicher Vielzahl entstanden, kooperierten mit den Verbänden und den Sportklubs. Röder kennzeichnet die erste Förderstufe als eine tragende Komponente des DDR-Leistungssports.

"1. Die 1. Förderstufe ist und bleibt für die Wichtigkeit und Auswahl sportlicher Talente im Rahmen unseres Fördersystems die wichtigste Etappe.

2. Die 1. Förderstufe ist und bleibt das Fundament unserer sportlichen Kaderpyramide unter den Aspekten Sportart, Alter, Geschlecht und auch Gewichtsklasse.

3. Die 1. Förderstufe ist und bleibt die grundlegende erste Etappe des langfristigen Aufbaus sportlicher Höchstleistungen und bildet das Realisierungsfeld für die vielseitige sportartgerichtete Ausbildung der jüngsten Leistungssportler der DDR."[432]

Zur Aufrechterhaltung der untersten Stufe der "Kaderpyramide" wurden verschiedenste Maßnahmen angewandt. Der DTSB-Stadtvorstand Halle, der die Verantwortung für 19 TZ und 2 TS trug, führte zur Sicherstellung der geforderten Delegierungen an die TZ einen Wettbewerb durch, an dem alle Schulen beteiligt wurden. Folgende Kriterien wurden beurteilt:

- fehlerfreie Erfassung der dritten Klassen im ersten Auswahlschritt.
- Teilnahme an einem Komplexwettkampf der ersten und dritten Klassen.
- Teilnahme an der sportartspezifischen Überprüfung der ersten und dritten Klassen in
- den TZ.
- Aufnahme-, Probe- bzw. TZ-Training der ersten und dritten Klassen.[433]

Als "Auszeichnung und Stimulierung" erhielt die beste Schule jedes Stadtbezirks eine Ehrenurkunde und eine finanzielle Vergütung.[434]

Neben den TZ des DTSB unterhielten die uniformierten Sportklubs und die GST für die Schießsportarten separate TZ.[435] Auf dem Stand vom 31.11.1986 befanden sich auf dem gesamten Gebiet der DDR 1.692 TZ, in denen 173 Bezirkstrainer, 1.577 TZ-Trainer und 8.760 Übungsleiter be-

---

431   Beschluss des Präsidiums des DTSB vom 22.04.1969 in Frost, Heise, Liebold u.a. (Hg.), 1991, S. 177.

432   Röder in Theorie und Praxis des Leistungssports, 11 (1985), S. 73.

433   Pohle in Theorie und Praxis des Leistungssports, 11 (1985), S. 65 ff..

434   ebenda, S. 68.

435   Vgl. Ledig/Schulze/Thümmler in Theorie und Praxis des Leistungssports, 10 (1986), S. 4.

schäftigt waren. In ihnen trainierten 67.034 Kinder, deren Altersstruktur sich folgendermaßen gliederte:

	männlich	weiblich
1. TZ-Jahr	18.268	9.667
2. TZ-Jahr	13.339	6.592
3. TZ-Jahr	8.641	3.885
längeres Training	5.686	956
Gesamt:	45.934	21.100

Die Sportarten und die Anzahl ihrer TZ war dabei wie folgt verteilt:

	Anzahl TZ	Anzahl Trainierende
Leichtathletik	263	16.022
Schwimmen	128	9.396
Fußball	141	8.534
Handball	99	4.130
Ringen	104	3.133
Boxen	109	2.550
Radsport	102	2.549
Volleyball	72	2.390
Rudern	61	2.159
Kanu Kajak	71	1.803
Ski Langlauf	73	1.726
Gewichtheben	66	1.678
Eisschnelllauf	31	1.592
Geräteturnen	137	1.449
Judo	51	1.424
Fechten	39	1.392
Schlittensport	31	874
Wasserspringen	12	796
Schießen	27	708
Segeln	31	670
Kanu Kanadier	3	505
Ski Sprung	10	495
Ski Nordisch	6	458
Biathlon	16	457
Gymnastik	9	144
Gesamt	1.692	67.034[436]

---

[436] Wallberg, 1993, S. 12. Ewald spricht von ca. 2.000 TZ in denen 60.000 bis 65.000 Kinder und Jugendliche trainierten. Vgl. Ewald, 1994, S. 74.

5.3.2 Das TZ-Training und die Vorbereitung auf die nächste Förderstufe

Das Training, das drei- bis fünfmal pro Woche unter professionellen Bedingungen durchgeführt wurde, war bereits anfänglich leistungsorientiert:

> "Jede Trainingseinheit und jede Trainingsaufgabe von der Erwärmung bis zum Ausklang ist auf ein abrechenbares Ausbildungsergebnis gerichtet. Zeit, in der die Kinder lediglich "beschäftigt" werden, ist verschenkte Zeit."[437]

Die Ausbildungszeit in den TZ betrug sportartabhängig zwischen drei und fünf Jahren. Mitte der siebziger Jahre wurden in einzelnen Sportarten Überprüfungen im zweiten TZ-Jahr eingeführt, die den Ausprägungsgrad der Leistungsvoraussetzungen der Sportler dokumentierten.[438] Diese Überprüfungen wurden ab 1977 obligatorisch für alle Sportarten. Ab dem Trainingsjahr 1985/1986 führte man Leistungsüberprüfungen für alle drei TZ-Jahrgänge (alle Sportler) durch, wobei die Überprüfung im dritten TZ-Jahr bereits im Rahmen der Aufnahmeprozedur der KJS stattfanden.[439]

Anhand der Ergebnislisten konnten u.a. Informationen zur Umsetzung und Qualität der Trainingsprogramme, zu dem gesamten und individuellen Leistungsstand und differenzierte Aussagen zu den Trainierenden in den einzelnen Sportarten sowie zur Einordnung von Leistungsunterschieden in den Bezirken und Kreisen getroffen werden. In den Wintersportarten Sprunglauf, Nordische Kombination, Skilanglauf und Eisschnelllauf fand eine Winter- und Sommerüberprüfung statt. In den restlichen Sportarten erfolgte nur eine Überprüfung.[440]

Die Daten wurden in der Mehrzahl der Sportarten dezentral erhoben auf Bezirksebene, auf der Ebene des Einzugsbereichs (Fechten, Wasserspringen, Gymnastik, Geräteturnen männlich) oder unter Verantwortung der Sportklubsektionen (Eiskunstlauf) gemäß der unterschiedlichen Altersklassen (AK), in denen gesichtet bzw. trainiert wurde:

- AK 5:   Eiskunstlauf.
- AK 7:   Geräteturnen weiblich.
- AK 8:   Geräteturnen männlich, Wasserspringen, Rhythmische Sportgymnastik.
- AK 9:   Schwimmen.

---

[437]   Ledig/Schulze/Thümmler in Theorie und Praxis des Leistungssports, 10 (1986), S. 7.
[438]   Vgl. Dietrichkeit in Theorie und Praxis des Leistungssports, Beiheft 1/2 (1976), S. 49.
[439]   Vgl. Wallberg, 1993, S. 13.
[440]   Vgl. Wallberg, 1993, S. 53 f..

- AK 11: Leichtathletik, Skisprung, Skilanglauf, Fußball, Nordische Kombination, Biathlon.
- AK 12: Radsport, Rudern, Kanurennsport, Segeln, Boxen, Fechten, Judo, Ringen, Gewichtheben, Handball, Volleyball, Eisschnelllauf, Rennschlittensport, Sportschießen (Disziplinen Gewehr, Pistole, laufende Scheibe).
- AK 14: Sportschießen (Disziplinen Wurftaube Trap, Wurftaube Skeet).[441]

Die so erzielten Ergebnisse bildeten die Grundlage "zur Weiterführung der Sportler im 3. TZ-Jahr und Vorbereitung auf die Aufnahmeprozedur in eine Kinder- und Jugendsportschule."[442]

5.3.3 Die Kooperation zwischen den einzelnen Förderstufen

Die wesentlichen Arbeitsgrundlagen für die Zusammenarbeit von TZ, KJS und Sportklubs (SC) waren die Leistungssportbeschlüsse, die Nachwuchsentwicklungspläne des Bezirksvorstands des DTSB und des betreffenden SC sowie die Arbeitsrichtlinien des DTSB für die TZ.[443]

Die Trainer und Funktionäre der SC hatten die Aufgabe, monatliche Hospitationen in den TZ durchzuführen, bei der Realisierung der Trainingsprogramme des DTSB in der ersten Förderstufe mitzuarbeiten und die Führung der Trainingsdokumentation zu überwachen. Die Abteilung Leistungssport des DTSB in den Bezirken unterstützte die Aus- und Weiterbildung der TZ-Übungsleiter, die Kooperation zwischen DTSB, TZ und den Eltern der trainierenden Kinder, die Sichtung und die Kontaktaufnahme zwischen Sportlern und Übungsleitern etc.. Die dabei angestrebten Schwerpunkte der Zusammenarbeit waren:

- die KJS/SC-Delegierungen einschließlich aller Sichtungsveranstaltungen abzusichern.
- die TZ-Übungsleiter und Trainer aus- und weiterzubilden.
- den internen und externen Erfahrungsaustausch der Übungsleitern und Trainern der ersten mit denen der zwei anderen Förderstufen zu verbessern.[444]

Schnell konstatierte die Priorität der ersten Förderstufe:

"Wichtigstes Kriterium der Arbeit in der 1. Förderstufe ist die jährliche Erfüllung der KJS/SC-Delegierungen mit hoher Qualität."[445]

---

[441] Wallberg, 1993, S. 54.
[442] Wallberg, 1993, S. 53.
[443] Vgl. Schnell, 1978, S. 2.
[444] Vgl. Schnell, 1978, S. 3 ff..

Eine besonders hervorstechende Problematik beim Übergang von der ersten zur zweiten Förderstufe waren die teilweise enormen Unterschiede in der Trainingsbelastung zwischen dem TZ und der KJS. Die Steigerung der Trainingsintensität war zwar planmäßig vom ersten bis zum dritten TZ-Jahr vorgesehen, wurde aber oftmals nicht realisiert.

> "Es gab auch für die TZ Vorgaben, was die einzelnen Altersstufen an Umfängen zu absolvieren hatten. Unter günstigen Bedingungen wurden solche Sachen realisiert, teilweise war es einfach Wunschdenken."[446]

Licht beziffert die Belastungssteigerung vom dritten TZ- zum ersten KJS-Jahr sportartabhängig mit bis zu 300 %. Weitere Mängel in der Übergangsphase zwischen TZ und KJS ergaben sich aus den Qualitätsunterschieden der einzelnen TZ, Mängel in der letzten Phase des TZ-Trainings und das Fehlen einer ausreichenden Dokumentation der im TZ geleisteten Trainingsarbeit.[447]

5.4   Die Förderstufe 2

5.4.1 Die Entwicklung der Kinder- und Jugendsportschulen (KJS)

Die zweite Förderstufe bestand aus den KJS. Die ersten vier Schulen dieser Art nahmen 1952 in Ostberlin, Halberstadt, Brandenburg und Leipzig ihren Unterricht auf.[448] In den KJS, in denen jeweils Internate angegliedert waren, wurden die talentiertesten Kinder aus der ersten Förderstufe übernommen. Hier erfolgte, wie im gesamten Fördersystem der DDR, der Eintritt nur über eine Delegierung. Die Gründung der anfangs noch nicht ausschließlich leistungssportlich orientierten Schulen wurde durch den Besuch einer Studiendelegation in der UdSSR motiviert und im Beschluss des ZK der SED zu den Aufgaben auf dem Gebiet der Körperkultur und des Sports im März 1951 fixiert.[449]

Über den Status der KJS äußerte sich Ewald wie folgt:

> "Über diese Schulen wurden viele Gerüchte verbreitet. Es waren aber normale zehnklassige Schulen mit einem Abiturteil und den üblichen Lehrplänen. Der Unterschied zu normalen Schulen be-

---

445   Schnell, 1978, S. 5.
446   Siehe Anlage 3.
447   Vgl. Licht in Theorie und Praxis des Leistungssports, Beiheft 1/2 (1976), S. 59 f..
448   Vgl. Ehrich in Riemer (Hg.), 11981, S. 32.
449   Vgl. Becker/Helfritsch, 1993, S. 12.

stand darin, daß Schule und Training koordiniert waren und das Training Vorrang hatte."[450]

Der "Gründungsboom" der fünfziger Jahre - von 1952 bis 1962 entstanden 18 weitere KJS - hielt in den darauffolgenden Jahren nicht an. Von 1962 bis 1989 erhöhte sich die Anzahl der KJS nur um drei. Seit Beginn der sechziger, vor allem aber in den siebziger Jahren veränderten sich die Standorte der Schulen. Einige der KJS wurden in die Bezirksstädte verlagert oder dort bestehenden Einrichtungen angegliedert (z.b. Anklam und Güstrow nach Rostock bzw. Schwerin, Brandenburg nach Potsdam), andere verlegte man in die Standorte der Sportklubs (Bad Blankenburg nach Jena). In einigen Bezirksstädten entstanden aufgrund der günstigen Voraussetzungen (z.b. größere Anzahl der betriebenen Sportarten, gut funktionierendes Sichtungssystem mit entsprechender Anzahl von TZ und SSG) neue KJS (Berlin, Leipzig), während andere Standorte aus rationellen Gründen geschlossen wurden.[451] Als besonders effektive Kombination erwiesen sich die KJS, bei denen Schule, Trainingsstätte, Internat, Versorgungs-/Verpflegungseinrichtungen und eine Außenstelle des SMD eine bauliche und funktionelle Einheit bildeten (z.b. Berlin, Halle, Magdeburg, Leipzig, Jena, Potsdam). Auf dem Gelände der KJS oder in unmittelbarer Nähe befand sich in der Regel der Sitz des zugehörigen Sportklubs, wodurch die schulische, sportliche und medizinische Betreuung wesentlich besser koordiniert werden konnte. Auf dem Stand von 1989 bestanden 25 KJS in den Standorten Berlin (4), Potsdam, Frankfurt (Oder), Neubrandenburg, Rostock, Schwerin, Magdeburg, Luckenwalde, Cottbus, Halle, Leipzig (2), Dresden, Altenberg, Chemnitz (2), Oberwiesenthal, Klingenthal, Oberhof, Zella-Mehlis, Erfurt und Jena.[452]

Die Einzugsgebiete der KJS waren in der Regel die Bezirke. In bestimmten Sportarten sowie den uniformierten Sportvereinigungen SV Dynamo und ASV Vorwärts erfolgte eine überbezirkliche Aufnahme.[453]

Einen nahtlosen Übergang zwischen den einzelnen Förderstufen sollten neben den Institutionen selbst die Verbandstrainer gewährleisten, indem sie koordinierend in die Arbeitsvorgänge eingriffen. Die Bezirkstrainer hatten die Aufgabe, mit den Cheftrainern der Sportverbände und den Nachwuchstrainern der Sportklubs in allen Belangen wie z.b. der Weiterbildung der TZ-Trainer, Durchführung von Elternversammlungen etc. zu kooperieren. Zu diesem Zweck trafen sich bspw. beim TSC Berlin in

---

450   Ewald, 1994, S. 76.
451   Vgl. Becker/Helfritsch, 1993, S. 13.
452   Vgl. Becker/Helfritsch, 1993, S. 14.
453   Vgl. Schumann, 1992, S. 126.

der Sektion Handball Chef- und Bezirkstrainer monatlich, um alle aktuellen Maßnahmen zu koordinieren.[454]

Für die Delegation in eine KJS waren neben den sportlichen die schulischen Leistungen entscheidend. Ehrich bezeichnet die Note eins bis zwei im Sportunterricht und den allgemeinen Durchschnitt in wissenschaftlichen Fächern von 2,5 als obligatorisch für die Aufnahme.

> "Die Schüler müssen gesellschaftspolitisch sehr aktiv sein, d.h. zumindest als Mitglied den Pionieren oder der FDJ angehören."[455]

Ein weiteres Kriterium war der Grad der Westverwandtschaft. Dieser Aspekt wurde unterschiedlich gehandhabt. Bei einem Defizit an Talenten in einer Sportart und in Abhängigkeit von der "Linientreue" der Verantwortlichen erfolgten teilweise auch Delegierungen trotz des Westkontakts.[456] Eine ähnliche Verfahrensweise erfolgte bei der Beurteilung der schulischen Leistungen. Wenn die Delegierungsquote gefährdet war, wurden auch Schüler mit schlechteren Noten aufgenommen. Auftretende schulische Defizite versuchte man durch Einzelunterricht, geringe Klassenstärken und eine Schulzeitstreckung in trainingsintensiven Sportarten wie z.b. dem Schwimmen zu kompensieren.

Die Aufnahme der eigenen Kinder an einer KJS wurde von einem Großteil der Eltern positiv angesehen, da sie finanzielle und soziale Besserstellungen zur Folge hatte. Die Kosten für einen Internatsplatz betrugen bspw. 35 Mark monatlich inklusive aller Kosten. Die Trainingskleidung und Sportgeräte wurden an den Schulen gestellt.[457] Die Belastung der Schüler war sportartabhängig allerdings extrem hoch. In Sportarten wie z.b. dem Schwimmen sah der Stundenplan der KJS Karl-Marx-Stadt (Chemnitz) bereits 1968 einen Umfang von ca. 50 Stunden in der Woche vor, aufgeteilt in 28 Unterrichtseinheiten, 15 Stunden Schwimmtraining und sechs Stunden Athletik.[458]

Für die sportliche Ausbildung zeichneten die Trainer der SC auf der Grundlage der RTP der Sportverbände verantwortlich. Die Allgemeinbildung wurde durch die KJS auf der Grundlage der staatlichen Lehrpläne realisiert.[459] Gemäß des Aufnahmealters waren die KJS Gesamtschulen mit den Klassen eins bis dreizehn (bei Förderung von Eiskunstlauf) bzw. sieben bis dreizehn (wenn die untere Aufnahmestufe der zu

---

[454] Vgl. Benecke, 1982, S. 2.
[455] Ehrich in Riemer (Hg.), 1981, S. 32.
[456] Vgl. Anlage 3.
[457] Vgl. Anlage 3.
[458] Vgl. Heinrich-Vogel in Riemer (Hg.), 1981, S. 50.
[459] Vgl. DTSB/Abt. Kinder- und Jugendsport (Hg.): Grundsätzliche Informationen zur sportlichen Ausbildung in den Sportclubs/Kinder- und Jugendsportschulen, 1988, S. 1.

fördernden Sportart die Altersklasse 13 war). Das Einzugsalter verschob sich im Verlauf abhängig von dem Niveau der Weltspitze in bestimmten Sportarten (z.b. Eiskunstlauf) in die jüngeren Jahrgänge.[460]

Auf dem Stand von 1988 erfolgte die Aufnahme in die KJS entsprechend der Sportart in folgendem Alter:

• AK 7 (1. Klasse):	Eiskunstlauf.
• AK 9 (3. Klasse):	Turnen weiblich.
• AK 10 (4. Klasse):	Turnen männlich, Rhythmische Sportgymnastik, Wasserspringen.
• AK 11 (5. Klasse):	Schwimmen weiblich.
• AK 12 (6. Klasse):	Schwimmen männlich.
• AK 13 (7. Klasse):	Ski/Biathlon.
• AK 13/14 (7./8. Klasse):	Leichtathletik.
• AK 13/14/15 (7./8./9. Klasse):	Fußball.
• AK 14/15 (8./9. Klasse):	Rudern.
• AK 14 (8. Klasse):	Handball, Volleyball, Boxen, Fechten, Ringen, Judo, Radsport, Kanu, Segeln, Gewichtheben, Eisschnelllauf, Eishockey, Rennschlitten.[461]

Die Schwerpunkte der KJS-Tätigkeit neben der Ausbildung als solches lagen:

- in der Koordination von Unterricht und Training.
- in der Unterrichtsgestaltung nach der Trainingsperiodisierung.
- in der Ferienverlagerung bei anstehenden Wettkämpfen.
- in der Freistellung der Schüler vom Unterricht für die Teilnahme an Wettkämpfen.
- in der Erteilung von Unterricht zur Heranführung der Wettkampf- und

---

[460] Laut Stark waren die Vorverlagerung des Hochleistungsalters besonders ausgeprägt in den Olympiazyklen 1972 - 1976 und 1980 - 1984. Vgl. Stark in DSB/BA-L (Hg.): Beiträge zur Förderung im Nachwuchsleistungssport. 1993, S. 45.

[461] DTSB/Abt. Kinder- und Jugendsport (Hg.): Grundsätzliche Informationen zur sportlichen Ausbildung in den Sportclubs/Kinder- und Jugendsportschulen, 1988, S. 2. Die teilweise differierenden Aufzählungen der Sportarten in den verschiedenen Kapiteln dieser Arbeit entstanden durch die unterschiedliche Förderung im DDR-Leistungssport, in die gewisse zu bestimmten Zeiten nicht geförderte Sportarten gemäß den Leistungssportbeschlüssen des DTSB wieder aufgenommen wurden, zumeist unter dem Aspekt der Aussicht auf olympische Medaillen.

- Lehrgangsteilnehmer an das Niveau des in der Schule verbliebenen Klassenverbands.
- in der Erteilung von Gruppen- und Einzelunterricht für Auswahlkader.
- in der Internatsbetreuung für Schüler, die nicht am Standort der KJS wohnhaft waren.[462]

An den KJS der DDR trainierten 1990 10.658 Schüler, von denen 1.394 keine leistungssportliche Ausbildung erhielten.[463]

5.4.2 Die pädagogische KJS-Forschung

Um die Ausbildung an den KJS zu optimieren, wurde eine Forschungsgruppe Pädagogische KJS-Forschung an der Akademie der Pädagogischen Wissenschaften der DDR eingerichtet. Diese koordinierte die KJS-Forschung, erarbeitete Konzepte zur Wochen- und Tagesgestaltung der KJS-Ausbildung und untersuchte das Freizeitverhalten der Schüler. Laufende Forschungsvorhaben wurden von einem Forschungsverband bestehend aus der Pädagogischen Hochschule Erich Weinert in Magdeburg, der Technischen Universität Otto von Guericke in Magdeburg, der DHfK und dem FKS bearbeitet.[464] Diese Institutionen erarbeiteten differenzierte Konzepte zu aktuellen Problemstellungen von der Unterrichts- bis zur Freizeitgestaltung und der Doppelbelastung durch Schule und wachsende Trainingsintensitäten.

> "Die KJS-Forschung hat der konsequenten Hinwendung zum einzelnen Schüler zur optimalen Ausprägung seiner Individualität verstärkte Aufmerksamkeit zu widmen und daraus im engen Zusammenwirken mit der Praxis Handlungsorientierungen für die Führung des Unterrichts und die Gestaltung des pädagogischen Gesamtprozesses abzuleiten."[465]

Trotz dieser umfangreichen wissenschaftlichen Unterstützung wurde die Belastung für die Schüler der KJS immer höher:

> "Die an die Schüler gestellten weiter stark zunehmenden Trainingsanforderungen sowie die für alle Sportler der höheren Kadergruppen sich mehrenden Wettkampf- und Lehrgangsverpflichtungen führten zu einem verstärkten Leistungsdruck in den KJS."[466]

Die Aufgaben der KJS bestanden in den letzten Jahren des Bestands der DDR zunehmend darin:

---

[462] Vgl. ebenda, S. 2.
[463] Vgl. Becker/Helfritsch, 1993, S. 24.
[464] Vgl. Becker/Helfritsch, 1993, S. 43.
[465] Helfritsch in Theorie und Praxis des Leistungssports, 8/9 (1989), S. 127.
[466] Becker/Helfritsch, 1993, S. 26.

- die Vermittlung der vorgeschriebenen Unterrichtsinhalte trotz z.T. höchster sportlicher Belastung zu gewährleisten.
- eine zunehmende Anzahl von Spitzensportlern der Kaderkreise 2 und 3 auf Abitur- und Abschlussprüfungen bei weitgehend diskontinuierlichem Unterricht vorzubereiten.
- bei der ganztägigen Betreuung der Schüler unter den Bedingungen hoher physischer und psychischer Belastung und eines mit Anforderungen überlasteten Wochen- und Tagesablaufs mitzuwirken.
- auf eine altersgerechte, die Persönlichkeitsentwicklung fördernde und den Wechsel von Belastung und Erholung berücksichtigenden Wochen- und Tagesablauf einzuwirken.[467]

5.5 Die Förderstufe 3

5.5.1 Die Sportklubs des DTSB der DDR (SC)

Die besten Sportlerinnen und Sportler der DDR wurden in den Sportklubs zusammengefasst. In den zugeordneten Trägerbetrieben erhielten die Athleten Arbeits- oder Ausbildungsstellen. Viele Spitzensportler absolvierten ein Studium, vorrangig an der DHfK. Bei der Unterstützung der Sportler wurde nach dem Grad der Leistung differenziert, der durch den Vergleich der erzielten Leistungen des Einzelnen mit dem internationalen Niveau seiner Sportart jedes Jahr vorgenommen wurde. Ausgehend von diesem Vergleich erfolgte eine Einteilung der Sportler in verschiedene Kaderstufen:

Kaderstufe 3.

Inhaber einer K 3-Stelle wurden zeitweise von der Berufsausbildung freigestellt. Dabei handelte es sich um Reservesportler für die Nationalmannschaften, Trainingspartner (bspw. in den Kampfsportarten) und Sportler aus Mannschaftssportarten (zumeist den Sportspielen), die nicht dem Nationalmannschaftskader angehörten.[468]

Kaderstufe 2

Sportler der K 2-Kategorie wurden wöchentlich 16 Stunden vom Trägerbetrieb freigestellt.

---

467 Vgl. Becker/Helfritsch, 1993, S. 26.
468 Die Fußballer, zumindest der Oberliga, bildeten die Ausnahme. Sie waren auch trotz Nichtnominierung in der Nationalmannschaft fast alle vollständig von der Berufsausübung freigestellt.

Laut Schumann waren in dieser Kategorie die besten Nachwuchssportler eingestuft.

Kaderstufe 1

Athleten, die den K 1-Status erhielten, waren in der Regel Mitglieder der Nationalmannschaft und wurden bei voller Entlohnung vollständig von der Berufsausübung freigestellt.

Bei studierenden Hochleistungssportlern wurde eine ähnliche Regelung praktiziert. In Einzelfällen erstellte man Sonderstudienpläne. Wie in der KJS gab es auch in der Berufsausbildung und im Studium geplante Verlängerungen. Die soziale Absicherung der "Staatsamateure" war in allen Belangen gewährleistet.[469] In den SC erfolgte eine Konzentration der Betreuung der Athleten unter professionellen Bedingungen. Vom Training, der Bereitstellung einer Wohnung bis zur sportmedizinischen, psychologischen, biomechanischen etc. Individualbetreuung waren alle Aspekte berücksichtigt.

Auf dem Stand von 1988 bestanden 22 Sportklubs auf dem Gebiet der DDR, in denen die sportliche Elite trainierte. Sie waren nach dem territorialen Prinzip aufgeteilt, d.h. jedem SC waren in seinem Bezirk zur Sicherung der Kaderpyramide eine entsprechende Anzahl von KJS zugeteilt.[470]

In den Klubs wurde das Training der Kaderathleten durch Heimtraining am Ort des SC oder durch Lehrgangstraining in zentralen Trainingsstätten, wie z.b. der Sportschule des DTSB in Kienbaum, organisiert.[471] Die Umsetzung erfolgte auf der Basis der DTSB-Planvorgaben.

> "Alle Sportclubs [...] organisieren die Führungs- und Leitungstätigkeit durch Umsetzung des Perspektiv- bzw. Olympiaplanes, jeweils im Vierjahresrythmus - gleich Olympiazyklus - wobei die Hauptaufgaben und Schwerpunkte speziell ausgewiesen werden."[472]

In Vorbereitung auf die olympischen Spiele wurde in der Regel zwei Jahre vor dem Wettkampfhöhepunkt ein Olympiakaderkreis in jeder Sportart berufen, zu denen vorrangig Athleten des Kaderkreises 1 gehörten. Für die Betreuung dieser Kader erfolgte in jeder Sportart die Berufung eines Olympiatrainers durch das Präsidium des entsprechenden

---

[469] Vgl. Ehrich in Riemer (Hg.), 1981, S. 36. Vgl. Schumann, 1991, S. 127.
[470] Vgl. Mocker in dvs-Protokolle, 30 (1988), S. 84.
[471] Besonders die Leichtathleten, Turner, Radsportler, Kanuten und die Mannschaften der Spielsportarten bereiteten sich in Kienbaum auf internationale Einsätze vor. Vgl. Ewald, 1994, S. 84 f..
[472] Hartmann, 1982, S. 5.

Sportverbands. Die Vorbereitung auf die Olympischen Spiele erfolgte in zentralen Lehrgängen und durch mehrere Überprüfungs- bzw. Qualifikationswettkämpfe, um eine möglichst objektive Nominierung und Qualifizierung der Olympiakandidaten zu ermöglichen.[473]

5.5.2 Die Leitungsstruktur eines Sportklubs

Die Leitungsstruktur der Sportklubs in der DDR wird hier beispielhaft am SC Magdeburg dargestellt. Die Leitungs- bzw. Führungsebene setzte sich aus dem Vorstand, dem Sekretariat, einem Leitungskollektiv und dem Trainerkollektiv zusammen. Das politische Führungsorgan war das Sekretariat des SC, das aus hauptamtlichen und ehrenamtlichen Funktionären bestand.[474] Es tagte vierzehntägig und hatte als maßgebliche Aufgabengebiete:

- die Annahme der ITP der Sportler des Kaderkreises 1.
- operative Kontrollen im Trainings- und Wettkampfprozess.
- Entgegennahme von Berichten der Cheftrainer und Trainer zum Stand der Ausbildung der Sportler.
- Koordination und Kontrolle des Einsatzes von Arbeitsgruppen zur Behebung von Defiziten, die in den im Klub betreuten Sportarten auftraten.
- Beratung und Bestätigung von Konzeptionen, die auf der Basis der Plandokumente des DTSB die Entwicklung des Klubs gewährleisten sollte.[475]

Der Vorstand des Klubs setzte sich aus dem Sekretariat, den Cheftrainern, den Sektionsleitern und Vertretern aus gesellschaftlichen Bereichen des Territoriums zusammen.. Der Vorstand tagte drei- bis viermal jährlich. Hauptaufgabe war die Beschließung wichtiger Plandokumente bzw. -materialien und eine entsprechende Rechenschaftslegung. Zur Gewährleistung einer hohen Effizienz erfolgte eine differenzierte Anleitung durch den Vorstand. Die Sektionsleiter erhielten bspw. monatlich exakte Weisungen durch den Vorsitzenden. Alle Vorstandsmitglieder waren in die laufenden Arbeiten wie die Durchführung von Trainingsgruppenberatungen, Sektionsversammlungen und der Leitung von Delegationen integriert.

Das "Kollektiv" zur Leitung des SC bestand aus den Stellvertretern des Vorsitzenden und ausgewählten Mitarbeitern der Bereiche Organisation und Kader. An den Leitungssitzungen nahmen in der Regel die Partei-

---

473   Vgl. Schumann, 1991, S. 127.
474   Vgl. Hartmann, 1982, S. 8.
475   Vgl. ebenda, S. 9.

und FDJ-Sekretäre teil. Die einzelnen Leiter erledigten die ihnen zugeteilten Aufgaben in Eigenverantwortung. Bei Nichterfüllung waren sie rechenschaftspflichtig gegenüber dem Vorstand.

Hauptaufgabe der SC-Führung war die regelmäßige Anleitung der Trainer und Cheftrainer. Die Cheftrainer erhielten zusätzliche Weisungen und aktuelle Informationen zu sportartspezifischen Problemen von den Verbandstrainern. Um eine effektive Zusammenarbeit zu gewährleisten, nahmen Mitglieder der SC-Leitung an den wöchentlichen Trainersitzungen unter Leitung der Cheftrainer teil.[476]

---

[476]   Vgl. ebenda, S. 10 ff..

6. Probleme nach dem Zusammenschluss der beiden deutschen Staaten

Durch den Zusammenschluss der beiden deutschen Staaten wurde das Sportsystem der DDR in der bestehenden Form obsolet, da es auf das Gesellschaftssystem der DDR abgestimmt war. Die Übertragung dieser zentralistisch gesteuerten Struktur und ihrer gesellschaftlichen und staatlichen Organisationen in das Gesellschaftssystem der Bundesrepublik war nicht möglich.

Einzelne Institutionen wie das FKS, die FES und das Dopingkontrolllabor Kreischa wurden aufgrund ihrer Leistungsfähigkeit übernommen. Ehemalige DDR-Sportler haben für einen gewissen Zeitraum eine hohe Medaillenzahl für den deutschen Sport nach 1989 bei internationalen Wettkämpfen garantiert. Ohne eine kontinuierliche Nachwuchsentwicklung ist eine Erhaltung des Leistungssportniveaus allerdings nicht möglich.

Ein wesentliches Merkmal des DDR-Sports war die frühe Ausklammerung des *"unpolitischen Sports"*. Der Leistungssport war in der DDR zumindest für die politische Führungsspitze ein Mittel zur Demonstration von Systemstärke, das mit allem Nachdruck entwickelt und eingesetzt wurde. Diese Priorität zeichnete sich in der Bundesrepublik nicht ab. Ein hoher Standard wird aber auch für den gesamtdeutschen Sport angestrebt.

Lintner, damaliger Parlamentarischer Staatssekretär des Bundesministeriums des Inneren, erklärte auf dem III. Eichholzer Sportforum 1992:

> "Für mich gilt uneingeschränkt die Aussage: Sport ist ohne Leistungssport nicht denkbar. [...] Ihm kommt [...] eine Vorbildfunktion für den Breiten- und Freizeitsport zu, und er dient zugleich auch der staatlichen Repräsentation nach außen."[477]

Der Verfasser geht deshalb an dieser Stelle nicht auf die Gegenüberstellung der beiden Sportsysteme vor dem Zusammenschluss ein, sondern versucht, ausgehend von der Zeit nach 1989 Probleme des deutschen Sports darzustellen. Durch die ungleich höhere Gewichtung des Leistungssports in der DDR ergaben sich zwangsläufig Diskrepanzen in der Interessenlage der Vertreter des ehemaligen DDR- und BRD-Sports bei der Zusammenlegung.

Emrich/Altmeyer/Papathanassiou bezeichneten die Integration der DDR-Leistungssportler in das Sportsystem der Bundesrepublik aus folgenden Gründen als äußerst problematisch:

---

[477] Konrad-Adenauer-Stiftung (Hg.): Konferenzbericht des III. Eichholzer Sportforums, 1992, S. 27.

- Die Bewertung des Spitzensports in der DDR war auf gesellschaftlicher und individueller Ebene extrem hoch. Damit ging eine ausgeprägte Förderung des Leistungssports einher.
- Die Motivationslage der Sportler und Trainer war durch zahlreiche Privilegien wie z.b. Westreisen entsprechend hoch.
- Es erfolgte ein umfangreicher Personaleinsatz in allen leistungsrelevanten Bereichen (Trainer, Mediziner, Biomechaniker etc.).
- Die Sportwissenschaft, die Sportmedizin und die an der Sportgeräteentwicklung beteiligten Wissenschaftsdisziplinen hatten einen starken obligatorischen Praxisbezug.
- Im Sportstättenbereich war eine zahlen- und funktionsmäßig gute infrastrukturelle Ausstattung vorhanden.
- Die Sportler konnten sich durch Rücksichtnahme von Schule, Ausbildungs- und Berufsstätte fast ausschließlich auf den Leistungssport konzentrieren.
- Alle olympisch erfolgreichen Sportarten wurden gleichbehandelt.
- Die Sportler identifizierten sich durch die ideologische Schulung stark mit dem System.
- Leistungsunterstützende Mittel wurden professionell eingesetzt.
- Es fand eine flächendeckende Talentsichtung und -förderung in den TZ und KJS statt.[478]

Zu der Notwendigkeit der Entscheidungsfindung über die Integration von Sportlern, Trainern, Wissenschaftlern und Institutionen des DDR-Sports kamen bereits vorhandene Probleme im Leistungssport der Bundesrepublik z.b. bezüglich der Finanzierung von Fördermaßnahmen und der Gestaltung der Nachwuchsarbeit.

Die drei im Einigungsvertrag als förderungswürdig angesehenen Institute, das Dopingkontrolllabor in Kreischa, das FKS, welches unter der Bezeichnung Institut für Angewandte Trainingswissenschaften (IAT) weitergeführt wurde, und die Forschungs- und Entwicklungsstelle für Sportgeräte (FES)[479] sind aufgrund mangelnder Finanzierungsmöglichkeiten mittel- bis langfristig vom Abbau bedroht. Die DHfK ist mit reduziertem Personalstand der Universität Leipzig angegliedert worden.

Die Möglichkeit einer sinnvollen Nutzung und Integration der Erkenntnisse des DDR-Sports im Nachwuchsbereich, die modifiziert in die Sichtungsbemühungen der Verbände hätte eingebracht werden können, blieb fast vollständig ungenutzt.

Es erfolgte ein radikaler Abbau des Nachwuchssystems der DDR nach dem Zusammenschluss der beiden Teile Deutschlands:

---

[478] Vgl. Emrich/Altmeyer/Papathanassiou in Fuchs (Hg.), 1992, S. 69 f..
[479] Vgl. Presse- und Informationsamt der Bundesregierung (Hg.): Einigungsvertrag, Art. 39, Abs. 2, 1990, S. 887 f..

"Gegenwärtig wird auf dem Gebiet der Ex-DDR eine über Jahrzehnte aufgebaute Fachkompetenz nahezu restlos abgebaut. Die Entlassung aller Nachwuchstrainer auf zentraler Ebene bei noch nicht gebildeten Ländern, die darauf folgende Entlassung der hauptamtlich in den Sportclubs und nun auch in den Trainingszentren wirkenden Trainer und das Versickern der Honorarmittel für ehrenamtlich im Nachwuchsleistungssport tätige Übungsleiter lassen den Vorsatz, den sportlichen Nachwuchs des DDR-Sports und den damit verbundenen Erfahrungsschatz in den vereinigten deutschen Sport einzubringen, nur noch als frommen Wunsch erscheinen."[480]

Die hieraus resultierende Konsequenz ist ein gesamtdeutsches Sportniveau auf der Basis westdeutscher Standards.

Auf dem Gebiet der Talentsichtung und Nachwuchsförderung zeigen sich die offensichtlichsten Mängel im deutschen Leistungssport. Der Bundesausschuss für Leistungssport (BAL) bezeichnete 1991 folgende Bereiche als problematisch:

Die Talentfindung, da die Talentsichtung größtenteils an Leistungsvorgaben orientiert ist. Die Sichtung ist auf momentanen Erfolg und nicht auf die weiteren Entwicklungsmöglichkeiten ausgerichtet.

Die Talentbewahrung, da in vielen Sportarten keine entsprechenden Konzeptionen vorhanden sind, die eine gezielte Ausrichtung des Trainings auf die jeweilige Altersstufe ermöglichen. So erfolgt durch eine frühe Spezialisierung oftmals ein früh beginnender Leistungsabfall.

Die Wettkampfsysteme, da Konzepte über einen langfristigen Leistungsaufbau ohne kinder- und jugendgerechte Wettkampfsysteme Makulatur bleiben. Das Wettkampfsystem bestimmt letztlich die Ziele, Inhalte, Methoden und Gestaltung des Trainingssystems.

Die Rahmentrainingspläne, da ein langfristiger Leistungsaufbau eine Rahmentrainingsplanung voraussetzt. Nur wenige Verbände haben einen solchen Plan erstellt. In vielen Fällen hatten angefertigte Rahmentrainingspläne nur den Charakter einer umfangreichen "Stoffsammlung".

Erschwerend kommen personelle Probleme, wie die zu geringe Zahl von Nachwuchstrainern, hinzu. Ein weiterer Kritikpunkt ist die mangelnde fachliche Qualifikation der Trainer sowie fehlende soziale und pädagogische Führungs- und Betreuungskompetenzen, Kompetenzprobleme bzw. Überschneidungen bei der Kaderbildung auf Bundes- und Landesebene und Finanzierungsengpässe.

---

[480]   Schreiter/Rahn/Pfeiffer in Training und Wettkampf, 6/7 (1990), S. 7 f..

Ein ebensolches Manko sind die unkoordinierten oder parallel laufenden Einzelmaßnahmen zur Sichtung und Förderung in Schulen, Vereinen und Verbänden, welche bereits finanziert werden.[481]

Im *siebten Sportbericht der Bundesregierung* werden als Möglichkeiten einer verbesserten Nachwuchssichtung und -förderung die Optimierung der Zusammenarbeit zwischen Schulen und Vereinen, die Qualifikation und Motivation der Sportlehrer und die vermehrte Auswahl von Talenten anhand von Auswertungen der Bundesjugendspiele sowie des Bundeswettbewerbs der Schulen Jugend trainiert für Olympia genannt. Einen wesentlichen Beitrag zur "Erhaltung und Verbesserung der Wettbewerbsfähigkeit der Hochleistungssportler der Bundesrepublik Deutschland" wird von den seit 1987 bestehenden 15 Olympiastützpunkten in den alten und mittlerweile errichteten sieben Stützpunkten in den neuen Bundesländern erwartet.[482] Die Nachwuchsentwicklung stagniert trotz der Bemühungen der Verbände weiterhin. In einer Studie des BA-L, die vom IAT erstellt wurde, ergibt sich für diesen Bereich im internationalen Vergleich eine negative Bilanz, da:

- die Nachwuchstrainings- und fördersysteme der Mehrzahl der Sportfachverbände der Bundesrepublik nur zum Teil internationalen Standards entsprechen.
- die internationalen Standards der Nachwuchstrainings- und -fördersysteme derzeit wenig Entwicklungsimpulse durch Innovationen aus deutschen Sportfachverbänden erhalten.[483]

Das Konzept der Olympiastützpunkte ist ebenso seit ihrer Gründung Anlass zu kontroversen Diskussionen:

"Die ursprüngliche Absicht, Staats- und Sponsorengelder in den Medaillenschmieden zu bündeln, scheiterte. Die Olympiastützpunkte blieben Kostgänger des Steuerzahlers."[484]

Auch unter den Athleten gibt das Thema "Olympiastützpunkt" Anlass zur Kritik. Silke Renk, Olympiasiegerin im Speerwurf 1992, äußerte sich auf einem Symposium des DSB folgendermaßen:

"Wenn ich zur Zeit sehe, welche Aufgaben BLZ und Olympiastützpunkte im Moment haben, ist das zwar gut gemeint, aber es kommt nicht da an, wo es eigentlich hin soll.[...] Zum Beispiel der

---

481   Vgl. BA-L/Abt. Trainingswissenschaften (Hg.): Talent- und Nachwuchsförderung im Leistungssport, 1991, S. 1 ff.. Vgl. Friedrich/Holz in Training und Wettkampf, 6/7 (1990), S. 26 ff..

482   Bundesministerium des Innern (Hg.): Siebter Sportbericht der Bundesregierung, 1990, S. 235. Vgl. Emrich/Oberst in Fuchs (Hg.), 1992, S. 10 f..

483   Vgl. Stark in DSB/BA-L (Hg.): Beiträge zur Förderung im Nachwuchsleistungssport, 1993, S. 47.

484   Der Spiegel, 52 (1994), S. 130.

Olympiastützpunkt Halle Magdeburg lebt eigentlich nur von einem SV Halle und einem Sportverein Magdeburg. Wenn diese beiden Sportvereine nicht mehr existieren, gibt es dort auch keine erfolgreichen Kadersportler mehr. Das ist schon lange so, glaube ich, in Stuttgart oder Hannover eingetreten. Schauen sie sich einen Olympiastützpunkt an. Ich war so schockiert über diese Möglichkeiten zum Sporttreiben, aber es war kein Mensch da, der trainiert hat."[485]

Lintner prognostizierte 1992 während des III. Eichholzer Sportforums eine weiterhin steigende Kostentendenz für die bestehenden 22 Olympiastützpunkte und 44 Bundesleistungszentren (BLZ).[486]

In Anbetracht der Lage in der Nachwuchssichtung und -förderung forderte Lintner eine Verbesserung zur Erhaltung des deutschen Standards im Weltsport und eine Überprüfung des Konzepts der Olympiastützpunkte und Leistungszentren. Weiterhin räumt er ein, dass der deutsche Sport bei den Olympischen Spielen 1992 und anderen internationalen Meisterschaften vom Leistungsstandard der ostdeutschen Athleten "gelebt" hat und führt diesen auf die effiziente Nachwuchsarbeit der DDR zurück.[487]

Die angeführten Defizite im Leistungssport der Bundesrepublik hätten durch eine exaktere Prüfung der Konzepte des DDR-Sports für die Talentsichtung und -förderung behoben werden können. Die Entwicklung des Spitzensports steht unmittelbar in einer Wechselbeziehung zur Entwicklung von Nachwuchssichtungs- und -förderprogrammen, da ohne eine effektive Arbeit in diesem Bereich alle nachgeschalteten Fördermaßnahmen langfristig scheitern oder gefährdet sind.

Der Leistungssport der Bundesrepublik hat die Möglichkeit ungenutzt gelassen, zumindest die Erfahrungen der DDR im Nachwuchsbereich hinreichend auszuwerten und mit erfolgten Änderungen des Konzepts eine Neuerung für den deutschen Sport anzustreben.

Nach Ansicht des Verfassers wären hier Modifikationen möglich durch:

---

[485] DSB/BA-L (Hg.): Hat der Spitzensport noch eine Zukunft ?, 1993, S. 59.

[486] Die Aufwendungen vom Bund betrugen 1992 für die Stützpunkte 20,5 und die Leistungszentren 40,2 Mio. DM allein für die Betriebs- und Unterhaltskosten. Damit hat sich der finanzielle Aufwand der Olympiastützpunkte von der Erstellung 1987 bis 1992 von 3,5 Mio. DM auf20,5 Mio. DM innerhalb von sechs Jahren fast versechsfacht. Dies lässt sich nur teilweise aus der Erstellung der sieben Stützpunkte in den neuen Bundesländern erklären. Vgl. Bundesministerium des Innern (Hg.): Siebter Sportbericht der Bundesregierung, 1990, S. 74. Vgl. Konrad-Adenauer-Stiftung (Hg.): Konferenzbericht des III. Eichholzer Sportforums,1992, S. 31.

[487] Vgl. ebenda, S. 29 ff.

- Eine Verbesserung der Kooperation zwischen den Schulen, Vereinen und Verbänden. Dies könnte durch ein Schulungsangebot der Verbände für Sportlehrer, den partiellen Einsatz von Übungsleitern der Verbände bei der Gestaltung des Sportunterrichts, die Hospitation bzw. Demonstration von Trainern und Sportlern der Verbände im Schulsport, der Herausgabe von Informationsmaterial der Verbände für die Gestaltung von Unterrichtseinheiten für Sportlehrer und die Hospitation von interessierten Schülern in einem Leistungszentrum erreicht werden.
- Die fundierte Aus- und Weiterbildung von Übungsleitern und Trainern für den Nachwuchsbereich. Dabei sollte in den Verbänden eine stärkere Einbindung von Lehrkräften des Bereichs der Sportwissenschaften aus erreichbaren Institutionen stattfinden. Die Integration von spezialisierten Lehrkräften für Bereiche wie die Trainingsmethodik, die Biomechanik, die Sportmedizin etc. wäre eine positive Bereicherung der Ausbildungsinhalte. Darüber hinaus ist die Erstellung von aktuellem Informationsmaterial und die Abhaltung von regelmäßigen Weiterbildungsmaßnahmen ein probates Mittel.
- Die Errichtung von Sportfördergruppen an den Schulen unter Einbeziehung von Übungsleitern und Trainern der Verbände, um eine interessengerichtete Förderung für die Schüler nicht von der Vereinsebene abhängig zu machen.
- Die Erstellung von trainingsmethodischen Konzeptionen für die Nachwuchsentwicklung durch die Verbände unter Einbeziehung der entsprechenden Experten, um auf dieser Basis kontrolliert für den langfristigen Leistungsaufbau im Nachwuchsbereich arbeiten zu können.
- Die Modifikation der Sichtungskriterien in den Verbänden. Rückschlüsse vom momentanen Leistungsstand der Nachwuchssportler auf die folgende Leistungsentwicklung sind nur unter Gewährleistung eines kontinuierlich auf den einzelnen Sportler ausgerichteten Konzepts möglich.
- Eine attraktivere Gestaltung der Bundesjugendspiele und dem Wettbewerb Jugend trainiert für Olympia. Dabei könnten bei den Bundesjugendspielen eine Vielzahl von kleineren Spielen unter dem Aspekt der Vielseitigkeit integriert werden. Wenn eine effektive Sichtung beabsichtigt ist, wäre die Hospitation von erfahrenen Trainern sowohl bei den Bundesjugendspielen als auch bei Jugend trainiert für Olympia schon auf der unteren Leistungsebene nötig.

7. Abschließende Betrachtungen des DDR-Leistungssportsystems

Der Leistungssport in der DDR kann als ein Subsystem der Gesellschaftsform DDR betrachtet werden, das sich durch seinen komplexen Aufbau und eine flexible Anpassung an auftretende Problemstellungen über Jahrzehnte eine erstaunliche Leistungsstärke auf internationalem Niveau erhielt. Die Gestaltung der Sichtung und Auswahl von Talenten und die Konzeptionierung der Förderung waren die entscheidenden Kriterien für die Leistungsstärke des DDR-Sports. Das ESA-System, die Spartakiadebewegung und die Förderstufen konnten aber nur durch eine ausreichende Anzahl von qualifizierten Mitwirkenden in diesem Maß entwickelt werden. Ein wesentlicher Aspekt für das Engagement der Beteiligten war das große Sozialprestige, das der Sport in der Gesellschaft der DDR genoss.

Hinzu kamen materielle Vergütungen, die ein "Normalbürger" nicht oder nur nach längeren Bemühungen erreichte.

Die Bestrebungen, durch qualitativ hochwertige Aus- und Weiterbildung von Trainern und Übungsleitern schon auf den unteren Stufen des Fördersystems ein hohes Niveau zu erreichen, sowie die Interaktion und der Informationsaustausch zwischen den Trainern der unterschiedlichen Alters- bzw. Förderstufen sind nicht zu unterschätzende Komponenten. Sie trugen wesentlich zur positiven Entwicklung des Sports bei.

Die effektive Gestaltung des Trainings war durch die Erstellung von Trainingskonzeptionen - Rahmentrainingsplänen usw. - schon im unteren Nachwuchsbereich gewährleistet.

Unterstützt wurde der Leistungssport durch die Praxisbezogenheit von Sportwissenschaft und Sportmedizin, zu der auch die Anwendung unterstützender Mittel gerechnet werden muss, wie auch durch die Entwicklung und Produktion von hochwertigem Sportgerät.

Die sportmedizinische Betreuung oder den Gesamterfolg von DDR-Athleten ausschließlich auf die Verabreichung von Dopingmitteln zu reduzieren, ist durch die eingehende Beschäftigung mit der Materie nach Ansicht des Verfassers eine nicht vertretbare Auffassung.

Die in dieser Arbeit geschilderten Maßnahmen brachten zu großen Teilen das erfolgreiche System des DDR-Leistungssports hervor. Sie wirkten in ihrer Gesamtheit und wären nicht auf ein anderes Gesellschaftssystem übertragbar gewesen. Ein mitentscheidender Grund dafür war, dass unter dem Zwang der staatlichen Prämisse der Leistungssportförderung das Konkurrenzdenken im Bereich der sportlichen Höchstleistungen auf nationaler Ebene zwar nicht ausgeschaltet, aber erheblich reduziert wurde. Es fand Kooperation in fast allen Bereichen statt, die für den Leistungssport zuständig waren.

Die Entwicklung des Sportsystems der DDR hatte ihren Höhepunkt zum Ende der achtziger Jahre allerdings bereits länger überschritten. Die flexible Gestaltung von Trainingssystemen, Sichtung etc. hatte mit dem zunehmenden Druck durch die Steigerung des internationalen Leistungsniveaus ein Ende. Die Verantwortlichen, besonders die politische Führungsspitze, reagierten auf die Situation mit der starren Forderung, die Position in der Weltspitze zu festigen bzw. zu halten.

Diese unrealistische Einstellung führte auch im Leistungssport, in deren Führung die Gefahr einer fortschreitenden Zentralisation bereits durch die teilweise jahrzehntelange Verantwortung weniger Funktionäre für leitende Bereiche gegeben war, zu unkontrollierten Reaktionen.

Die Verantwortlichen im Sport der DDR versuchten mit allen Mitteln, die durch den Staat vorgegebenen Repräsentationsfunktionen des Leistungssports aufrecht zu erhalten. Durch eine übertriebene Steigerung der Anforderungen im Nachwuchsbereich, der Leistungen bei Spartakiaden, der Trainingsbelastungen für KJS-Schüler und Hochleistungssportler in den Klubs - der Fixierung auf den "Kampfauftrag" - verkehrten sich auch gute Ansätze ins Gegenteil.

Der Leistungssport der DDR hätte bei einem Weiterbestand des Systems in absehbarer Zeit einen rigorosen Leistungseinbruch verzeichnen müssen, da erfolgreiche Konzepte auf eine strikte Leistungserfüllung reduziert wurden.

8. Literaturverzeichnis:

Abteilung Kinder- und Jugendsport der Deutschen Hochschule für Körperkultur Leipzig (Hg.): Grundlagen zur Aufstellung von Rahmentrainingsplänen für das Aufbautraining. Referate und Zusammenfassungen eines Seminars über die Planung des Aufbautrainings am 4./5.10.1962. Leipzig, 1962.

Anordnung über das Statut des Sportmedizinischen Dienstes vom 10.09.1963. In: Staatssekretariat für Körperkultur und Sport (Hg.): Körperkultur und Sport - Rechtliche Bestimmungen. Berlin, 1984.

Anordnung über die staatliche Anerkennung als Sportarzt vom 18.12.1956. In: Frost, Wolfhard/ Heise, Norbert/Liebold, Klaus/Melchert, Siegfried/Simon, Hans: Studienmaterial zur Sportwissenschaft. Quellenauszüge zur Sportgeschichte Teil II: 1945 - 1970 (DDR-Sport). Braunschweig/Magdeburg, 1991.

Anordnung über die staatliche Anerkennung als Sportarzt vom 18.12.1956. In: Theorie und Praxis der Körperkultur, Beiheft: 20 Jahre DDR - 20 Jahre Körperkultur des Volkes. Dokumentationen. (1969), S. 87 - 88.

Arbeitsrichtlinien und Hinweise zur Qualifizierung von Übungsleitern im DTSB der DDR. In: Harmel, Siegfried/Heise, Norbert/Melchert, Siegfried: Sport und Recht - Handbuch für Sportpädagogen, 2. bearb. Auflage. Berlin, 1986.

Aufruf der FDJ und des FDGB zur Gründung einer demokratischen Sportbewegung am 01.08.1948. In: Frost, Wolfhard/ Heise, Norbert/Liebold, Klaus/Melchert, Siegfried/Simon, Hans: Studienmaterial zur Sportwissenschaft. Quellenauszüge zur Sportgeschichte Teil II: 1945 - 1970 (DDR-Sport). Braunschweig/Magdeburg, 1991.

Aufruf der FDJ, des DTSB und der GST vom 25.08.1958 zum "Treffpunkt Olympia" in der DDR. In: Frost, Wolfhard/ Heise, Norbert/Liebold, Klaus/Melchert, Siegfried/Simon, Hans: Studienmaterial zur Sportwissenschaft. Quellenauszüge zur Sportgeschichte Teil II: 1945 - 1970 (DDR-Sport). Braunschweig/Magdeburg, 1991.

Bäskau, Heinz: 25 Jahre DTSB der DDR. In: Körpererziehung, 4 (1982), S. 145 - 151.

Becker, Ulrich/Helfritsch, Wolfgang: Dokumentationsstudie Pädagogische KJS-Forschung. Berichte und Materialien des Bundesinstituts für Sportwissenschaft, Bd. 3, Köln, 1993.

Benecke, Otto: Aufgaben- und Verantwortungszuordnung- und abgrenzung zwischen Sportclub und Bezirksvorstand innerhalb des Verfahrens zur

Aufnahme in die KJS/SC. Arbeit für den Weiterbildungslehrgang der Kader des Leistungssports vom 10.5.1982 bis 30.5.1982. Leipzig, 1982.

Berendonk, Brigitte: Dopingdokumente - Von der Forschung zum Betrug. Berlin/Heidelberg, 1991.

Bericht über die Tätigkeit und die Ergebnisse der 1. deutschen Studiendelegation in der Sowjetunion vom 30.10. bis 14.12.1950. In: Frost, Wolfhard/ Heise, Norbert/Liebold, Klaus/Melchert, Siegfried/Simon, Hans: Studienmaterial zur Sportwissenschaft. Quellenauszüge zur Sportgeschichte Teil II: 1945 - 1970 (DDR-Sport). Braunschweig/Magdeburg, 1991.

Bericht über die Tagung vom 5. - 6.02.1955 in Halle über Fragen der Leibeserziehung zwischen Fachvertretern aus der Bundesrepublik und aus der Sowjetzone (DDR). O.V., o.O., 1955.

Beschluss des Bundesvorstandes über die Aufgaben des DTSB der DDR in Vorbereitung des IX. Parteitages der SED. In: Theorie und Praxis der Körperkultur, 10 (1975), S. 942 - 944.

Beschluss des Präsidiums des Bundesvorstandes des DTSB der DDR vom 27.04.1988: Zur Weiterentwicklung der Spartakiadebewegung in der Deutschen Demokratischen Republik. In: Start, o. Nr. (1988), S. 44 - 47.

Beschluss des Präsidiums des Bundesvorstandes des DTSB der DDR vom 22.04.1969: Die weitere Entwicklung des Leistungssports bis zu den Olympischen Spielen 1972. In: Frost, Wolfhard/ Heise, Norbert/Liebold, Klaus/Melchert, Siegfried/Simon, Hans: Studienmaterial zur Sportwissenschaft. Quellenauszüge zur Sportgeschichte Teil II: 1945 - 1970 (DDR-Sport). Braunschweig/Magdeburg, 1991.

Beschluss über die weitere Entwicklung der Körperkultur und des Sports in der Deutschen Demokratischen Republik vom 09. 02.1956. In: Theorie und Praxis der Körperkultur, Beiheft: 20 Jahre DDR - 20 Jahre Körperkultur des Volkes. Dokumentationen. (1969), S. 75 - 87.

Beschluss der XII. Tagung des Bundesvorstandes des DTSB vom 26.03.1964. In: Frost, Wolfhard/ Heise, Norbert/Liebold, Klaus/Melchert, Siegfried/Simon, Hans: Studienmaterial zur Sportwissenschaft. Quellenauszüge zur Sportgeschichte Teil II: 1945 - 1970 (DDR-Sport). Braunschweig/Magdeburg, 1991.

Brauns, Lothar: Zu einigen Aspekten der Forschungstechnologie in der Leistungssportforschung. In: Theorie und Praxis des Leistungssports, 6 (1976), S. 132 - 147.

Buggel, Edelfrid: Die Sportwissenschaft im 30. Jahr der DDR aus der Sicht der Vollversammlung des Wissenschaftlichen Rates für Körperkultur und Sport 1979 in Leipzig. In: Theorie und Praxis der Körperkultur, 9 (1979), S. 716 - 720.

Bundesausschuss für Leistungssport/Abt. Trainingswissenschaften (Hg.): Talent- und Nachwuchsförderung im Leistungssport - Anforderungen an das Nachwuchskonzept des Deutschen Sportbundes und dessen Realisierung. Frankfurt/Main, 1991.

Bundesminister des Innern (Hg.): Siebter Sportbericht der Bundesregierung. Köln, 1991.

Bundesministerium für innerdeutsche Beziehungen (Hg.): DDR-Handbuch. Köln, 1975.

Clausnitzer, C. : Das Dopingkontroll-Labor Kreischa - historische Entwicklung, Arbeitsweise, Vorstellungen zur Perspektive. Internes Material. Kreischa, 1989/1990.

Crasselt, Wolfram/Forchel, Ingrid/Kroll, Monika/Schulz, Andreas: Zum Kinder- und Jugendsport - Realitäten, Wünsche und Tendenzen. Deutsche Hochschule für Körperkultur Leipzig/Institut Schulsport/Kinder- und Jugendsport (Hg.). Leipzig, 1990.

Crasselt, Wolfram/Forchel, Ingrid/Stemmler, Rudi (Hg.): Zur körperlichen Entwicklung der Schuljugend in der Deutschen Demokratischen Republik. Sportmedizinische Schriftenreihe der Deutschen Hochschule für Körperkultur Leipzig und des Forschungsinstituts für Körperkultur und Sport. Leipzig, Bd. 23. Leipzig, 1985.

Deiß, Dieter: Zur Arbeit mit Weltstandsanalysen sowie Trainings- und Wettkampfbeobachtungen in den Maximal- und Schnellkraftsportarten. In: Theorie und Praxis des Leistungssports, 1 (1982), S. 11 - 19.

Denz, Dietrich: Die "Geheimnisse" des DDR-Leistungssports, Artikel des Sportinformationsdienstes vom 20. September 1990.

Denz, Dietrich: Eine Chronik in Fakten und Zahlen. Artikel des Sportinformationsdienstes vom 28. September 1990.

Der III. Parteitag der SED zur weiteren Entwicklung des Sports (20. - 24.7.1950). In: Frost, Wolfhard/ Heise, Norbert/Liebold, Klaus/Melchert, Siegfried/Simon, Hans: Studienmaterial zur Sportwissenschaft. Quellenauszüge zur Sportgeschichte Teil II: 1945 - 1970 (DDR-Sport). Braunschweig/Magdeburg, 1991.

Der Spiegel: Doping - vertuscht und vertagt. 29 (1989), S. 173 - 174.

......   Bisher war hier kein Fremder. 4 (1990), S. 156 - 162.

......   Pillen wie das tägliche Brot. 11 (1990), S. 214 - 216.

......   Gib das mal den Mädels. 11 (1990), S. 218 - 234.

......   Ratten strampelten für Olympia. 12 (1990), S. 243 - 256.

......   Ohne das Zeug geht es nicht. 35 (1990), S. 178 - 182.

......   Auch für Bomberpiloten gut. 8 (1991), S. 192 - 200.

......   Tod oder Vermännlichung. 37 (1991), S. 280 - 281.

......   Stämmige Zwerge für Olympia. 38 (1991), S. 296 - 304.

...... Harte Waden. 2 (1992), S. 164 - 165.

...... Schlimme Finger. 8 (1993), S. 194 - 196.

...... Kräftig verrechnet. 52 (1994), S. 130.

Deutsche Hochschule für Körperkultur Leipzig (Hg.): Studienplan für die Grundstudienrichtung Sportwissenschaften, Leipzig, 1981.

Deutsche Hochschule für Körperkultur Leipzig (Hg.): Statut - Deutsche Hochschule für Körperkultur Leipzig. Leipzig, 1975.

Deutscher Sportausschuss (Hg.): Sportler - Kämpfer für den Frieden. Protokoll der konstituierende Sitzung des Deutschen Sportausschusses am 01. Oktober 1948. O. O., 1948.

Deutscher Sportbund/Bundesausschuss für Leistungssport (Hg.): Hat der Spitzensport noch eine Zukunft? Symposium des DSB/BA-L, Frankfurt/Main, 1993.

Deutscher Turn- und Sportbund/Abteilung Kinder- und Jugendsport (Hg.): Grundsätzliche Informationen zur sportlichen Ausbildung in den Sportclubs/Kinder- und Jugendsportschulen. o.O., 1988.

Deutscher Turn- und Sportbund (Hg.): Aufgaben, Verantwortungsbereiche und Arbeitsweise des Mitarbeiters für Kinder- und Jugendsport beim Bezirksvorstand des DTSB der DDR. o.O., 1985.

Dietrichkeit, Horst: Die effektive Gestaltung des dritten Trainingsjahrs in den Trainingszentren zur optimalen Vorbereitung der Sportler auf den Übergang in die 2. Förderstufe. In: Theorie und Praxis des Leistungssports, Beiheft 1/2 (1976), S. 48 - 57.

Direktive des Staatlichen Komitees für Körperkultur und Sport zur Entwicklung der sozialistischen Körperkultur bis zum Jahre 1965 (01.02.1960). In: Frost, Wolfhard/ Heise, Norbert/Liebold, Klaus/Melchert, Siegfried/Simon, Hans: Studienmaterial zur Sportwissenschaft. Quellenauszüge zur Sportgeschichte Teil II: 1945 - 1970 (DDR-Sport). Braunschweig/Magdeburg, 1991.

Ehrich, Dieter: Leistungssport in der DDR unter besonderer Berücksichtigung der Talentsuche und Talentförderung. In: Riemer, Rudolf (Hg.): Die DDR: Breiten- und Spitzensport. München, 1981.

11. Tagung des Parteivorstandes der SED am 29. und 30. 06.1948. In: Frost, Wolfhard/ Heise, Norbert/Liebold, Klaus/Melchert, Siegfried/Simon, Hans: Studienmaterial zur Sportwissenschaft. Quellenauszüge zur Sportgeschichte Teil II: 1945 - 1970 (DDR-Sport). Braunschweig/Magdeburg, 1991.

Emrich, Eike/Altmeyer, Lothar/Papathanassiou, Vassilios: Laufbahnberatung in Olympiastützpunkten. In Fuchs, Erich (Hg.): Olympiastützpunkte im Brennpunkt praxisorientierter Sportwissenschaft. Schriftenreihe des Deutschen Sportbundes und des Bundesinstituts für Leistungssport: Informationen zum Leistungssport, Bd. 10, Frankfurt/Main, 1992.

Emrich, Eike/Oberst, Steffen: Olympiastützpunkte - Ein neues Modell zur Förderung des Spitzensports. In: Fuchs, Erich (Hg.): Olympiastützpunkte im Brennpunkt praxisorientierter Sportwissenschaft. Schriftenreihe des Deutschen Sportbundes und des Bundesinstituts für Leistungssport: Informationen zum Leistungssport, Bd. 10, Frankfurt/Main, 1992.

Engelhardt, Gerhard: Die Leibeserziehung an den Schulen in der Sowjetischen Besatzungszone. Bonner Berichte aus Mittel- und Ostdeutschland. Bundesministerium für gesamtdeutsche Fragen (Hg.). Bonn/Berlin, 1965.

Entschließung der VII. Plenartagung des Wissenschaftlichen Rates. In: Frost, Wolfhard/ Heise, Norbert/Liebold, Klaus/Melchert, Siegfried/Simon, Hans: Studienmaterial zur Sportwissenschaft. Quellenauszüge zur Sportgeschichte Teil II: 1945 - 1970 (DDR-Sport). Braunschweig/Magdeburg, 1991.

Entschließung des II. Deutschen Turn- und Sporttages des DTSB (27./28.05.1961). In: Frost, Wolfhard/ Heise, Norbert/Liebold, Klaus/Melchert, Siegfried/Simon, Hans: Studienmaterial zur Sportwissenschaft. Quellenauszüge zur Sportgeschichte Teil II: 1945 - 1970 (DDR-Sport). Braunschweig/Magdeburg, 1991.

Erbach, Günter (Hg.): Kleine Enzyklopädie - Körperkultur und Sport. Leipzig, 1979.

Erbach, Günter: Er war nicht der Sport. In: Neues Deutschland, 14./15.01.1995.

Ewald, Manfred: Die gesellschaftliche Funktion des Deutschen Turn- und Sportbundes im System der sozialistischen Körperkultur in der Deutschen Demokratischen Republik. In: Theorie und Praxis der Körperkultur, Beiheft zum Sportwissenschaftlichen Kongress "Sozialismus und Körperkultur", (1968), S. 53 - 64.

Ewald, Manfred: Ich war der Sport. Wahrheiten und Legenden aus dem Wunderland der Sieger, Berlin, 1994.

Ewald, Manfred: Zu den weiteren Aufgaben des DTSB der DDR. Referat auf der 6. Tagung des Bundesvorstandes des DTSB der DDR am 24.4.1980. In: Theorie und Praxis der Körperkultur, 8 (1980), S. 561 - 569.

Forschungsinstitut für Körperkultur und Sport Leipzig (Hg.): Ausgewählte wissenschaftlich-theoretische Ergebnisse im Olympiazyklus 1980 - 1984. Leipzig, 1984.

Forschungsinstitut für Körperkultur und Sport Leipzig/Wissenschaftlicher Rat (Hg.): Wissenschaftsstruktur des FKS. Internes Material. Leipzig, 1974.

Forschungsinstitut für Körperkultur und Sport Leipzig/Zentrum für Wissenschaftsinformation (Hg.): Sportwissenschaftliche Ergebnisse des FKS 1984 - 1990. Hamburg, 1990.

Frankfurter Allgemeine Zeitung: Eine Chronik des deutsch-deutschen Sports. Vom erzwungenen Nebeneinander zum freiwilligen Miteinander. 2./3.10.1990, S. 31 - 32.

Friedrich, Eduard/Holz, Peter: Ein Konzept zur Talentförderung im bundesdeutschen Leistungssport. In: Training und Wettkampf, 6/7 (1990), S. 26 - 37.

Fuchs, Ruth/Ullrich, Klaus: Lorbeerkranz und Trauerflor. Aufstieg und Untergang des Sportwunders DDR. Berlin, 1990.

Gesetz über die Teilnahme der Jugend am Aufbau der Deutschen Demokratischen Republik und die Förderung der Jugend in Schule und Beruf, bei Sport und Erholung vom 8.02.1950. In: Frost, Wolfhard/ Heise, Norbert/Liebold, Klaus/Melchert, Siegfried/Simon, Hans: Studienmaterial zur Sportwissenschaft. Quellenauszüge zur Sportgeschichte Teil II: 1945 - 1970 (DDR-Sport). Braunschweig/Magdeburg, 1991.

Gesetz über die Teilnahme der Jugend am Aufbau der Deutschen Demokratischen Republik und die Förderung der Jugend in Schule und Beruf, bei Sport und Erholung vom 8.02.1950. In: Theorie und Praxis der Körperkultur, Beiheft: 20 Jahre DDR - 20 Jahre Körperkultur des Volkes. Dokumentationen. (1969), S. 67 - 69.

Gieseler, Karlheinz: Das Leitungs- und Leistungssystem der Körperkultur in der DDR. In: Sportwissenschaft, 2 (1983), S. 113 - 133.

Gieseler, Karlheinz: Im Ziel: Die halben Deutschen. Referatsmanuskript zum Seminar "Das Ammenmärchen vom unpolitischen Sport" in Hannover, 1992.

Gilbert, Doug: The miracle machine. New York, 1980.

Gräßler, Thomas: Deformation statt Innovation? Zwei Seiten einer Medaille oder Die Entwicklung des DTSB in den sechziger Jahren. In: Wissenschaftliche Zeitschrift der Deutschen Hochschule für Körperkultur Leipzig, 1 (1990), S. 38 - 50.

Gründungskonferenz des Wissenschaftlich-Methodischen Rates. In: Theorie und Praxis der Körperkultur, Beiheft: 20 Jahre DDR - 20 Jahre Körperkultur des Volkes. Dokumentationen. (1969), S. 39 - 45.

Gründungsurkunde des Deutschen Turn- und Sportbundes. In: Frost, Wolfhard/ Heise, Norbert/Liebold, Klaus/Melchert, Siegfried/Simon, Hans: Studienmaterial zur Sportwissenschaft. Quellenauszüge zur Sportgeschichte Teil II: 1945 - 1970 (DDR-Sport). Braunschweig/Magdeburg, 1991.

Günther, Ernst: Zur Erarbeitung anforderungsgerechter ITP - ein wichtiges Leitungsanliegen in den Sportclubs des DTSB der DDR. In: Theorie und Praxis des Leistungssports, 4 (1987), S. 141 - 151.

Hannemann, D./Kabisch, D./Schüler, K.-P.: Aufgaben und Ziele bei der weiteren Entwicklung der sportmedizinischen Betreuung in der DDR. In: Medizin und Sport, 7 (1980), S. 193 - 197.

Harre, Dietrich: Trainingslehre - Einführung in die Theorie und Methodik des sportlichen Trainings. Berlin, 1979.

Hartmann, Günter: Gestaltung der Anleitungs- und Kontrolltätigkeit in den Sportclubs der DDR bei der Führung der Leitungs- und Arbeitskollektive. Magdeburg, 1982.

Heidler, Gerhard: Die Planung in den Kreisorganisationen des DTSB der DDR. In: Theorie und Praxis der Körperkultur, 9 (1980), S. 652 - 657.

Heinrich-Vogel, Renate: Mein Lebensweg vom sportbegeisterten Kind zur Hochleistungssportlerin der DDR. In: Riemer, Rudolf (Hg.): Die DDR: Breiten- und Spitzensport. München, 1981.

Helfritsch, Wolfgang: Einige Überlegungen zur Weiterentwicklung der KJS-Forschung nach dem IX. Pädagogischen Kongress. In: Theorie und Praxis des Leistungssports, 8/9 (1989), S. 122 - 129.

Herrmann, Hans-Georg (Hg.) : Zeittafel zur Geschichte der DHfK 1950 - 1980. Leipzig, 1981.

Herrmann, Hans-Georg: 30 Jahre Deutsche Hochschule für Körperkultur. In: Theorie und Praxis der Körperkultur, 10 (1980), S. 721 - 726.

Hollmann, W.: Vergleichende Betrachtung der Sportmedizin in der Sowjetunion, der DDR und der Bundesrepublik Deutschland. in: Deutsche Zeitschrift für Sportmedizin, 3 (1986), S. 67 - 86.

Holzweißig, Gunter: Sport und Politik in der DDR. Berlin, 1988.

Honecker, Erich: Aus meinem Leben. Berlin, 1981.

Hotopp, Gerd: Erfahrungen bei der Vervollkommnung der Erfassung der sportlich geeigneten Kinder im Kreis - Saalkreis. Arbeit für den Weiterbildungslehrgang für Kader des Leistungssports vom 03.04.1989 - 21.04.1989 an der Deutschen Hochschule für Körperkultur Leipzig. Leipzig, 1989.

Huhn, Klaus: Doping, Doping und kein Ende. Berlin, 1991.

Karbe, Siegwart: Einige Grundanforderungen an Übungsanleitungen für den ÜTW des DTSB der DDR. In: Theorie und Praxis der Körperkultur, 6 (1980), S. 460 - 464.

Kluge, Volker: Die Olympischen Spiele von 1896 bis 1980. Berlin, 1981.

Knecht, Willi Ph.: Wege nach Olympia. Entwicklungen des Sports in Deutschland. Dortmund, 1980.

Köhler, Helmut: Zu Anliegen, Organisation und Inhalt der Weiterbildung für Trainer und Funktionäre des Leistungssports der DDR. Arbeit für den Weiterbildungslehrgang der Kader des Leistungssports vom 29.3. bis

17.4.1982 an der Deutschen Hochschule für Körperkultur Leipzig. Leipzig, 1982.

Konrad-Adenauer-Stiftung (Hg.): Die Zukunft des Sports in einem vereinten Deutschland. Konferenzbericht I. Eichholzer Sportforum,o.O., 1990.

Konrad-Adenauer-Stiftung (Hg.): Nach Olympia - vor Europa: Ist der Sport auf die Zukunft vorbereitet - organisatorisch, inhaltlich, strukturell? Konferenzbericht III. Eichholzer Sportforum, o.O., 1992.

Kühnst, Peter: Der mißbrauchte Sport - Die politische Instrumentalisierung des Sports in der SBZ und DDR 1945 - 1957. Bielefeld, 1982.

Kutschke, Frank: Zum Entwicklungsstand von Ausbildung und Erziehung der Teilnehmer an der X. Kinder- und Jugendspartakiade in den Sommersportarten. In: Theorie und Praxis des Leistungssports, 1/2 (1986), S. 227 - 239.

Langenbucher, W. R./Rytlewski, R./Weyerfrag, B. (Hg.): Kulturpolitisches Wörterbuch: Bundesrepublik Deutschland/DDR im Vergleich. Stuttgart, 1983.

Ledig, Rudolf/Schulze, Dieter/Thümmler, Karin: In der Einheit von Bewährtem und Neuem zu höheren Ergebnissen in der 1. Förderstufe. In: Theorie und Praxis des Leistungssports, 10 (1986), S. 3 - 11.

Lehnert, Alfons: Erfahrungen bei der Leitung und Organisation interdisziplinärer, übergreifender Forschung im Leistungssport. In: Theorie und Praxis des Leistungssports, 8/9 (1987), S. 116 - 129.

Lehnert, Alfons/Schnabel, Günter: Zur Theorie und Methodik des Trainings in der DDR. Historische Aspekte - Stand - Tendenzen. In: Theorie und Praxis der Körperkultur, 5 (1989), S. 301 - 307.

Licht, Klaus: Probleme des Übergangs von der 1. zur 2. Förderstufe aus der Sicht einer Sportklubleitung. In: Theorie und Praxis des Leistungssports, Beiheft 1/2 (1976), S. 58 - 65.

Mocker, Kurt: Aspekte der Talentförderung in der DDR. In: Deutsche Vereinigung für Sportwissenschaften (Hg.): Die Talentproblematik im Sport. dvs-Protokolle 30 (1988). Clausthal-Zellerfeld, 1988.

Neugebauer, Gero: Die führende Rolle der SED - Prinzipien, Strukturen und Mechanismen der Machtausübung in Staat und Gesellschaft. In: Spittmann, Ilse (Hg.): Die SED in Geschichte und Gegenwart. Köln, 1987.

Nitschke, Willi: Kann der Sport neutral sein? Über den Charakter von Körperkultur und Sport in beiden deutschen Staaten. Berlin, 1981.

Ordnung für die politisch-organisatorische Vorbereitung und Durchführung der zentralen Weiterbildung der im Leistungssport tätigen Trainer und Funktionäre in Lehrgängen an der DHfK. O.V.. Berlin, 1985.

Pfeiffer, Ulli: Quo vadis oder Nachdenken über Motivationsstrukturen. In: Training und Wettkampf, 4 (1990), S. 3 - 6.

Planungsordnung des DTSB der DDR - Beschluss des Sekretariats des Bundesvorstands vom 03.04.1979. In: Harmel, Siegfried/Heise, Norbert/Melchert, Siegfried (Hg.): Sport und Recht - Handbuch für Sportpädagogen, 2. bearb. Auflage. Berlin, 1986.

Pickenhain, Lothar: Den Sport wie die Armee organisiert. In: Sports, 3 (1990), S. 48.

Pickenhain, Lothar: Mit erbarmungsloser Härte. In: Der Spiegel, 11 (1992), S. 232.

Pohle, Jürgen: Zur Sicherung einer stabilen Kader- und Leistungspyramide. In: Theorie und Praxis des Leistungssports, 11 (1985), S. 65 - 68.

Presse und Informationsamt der Bundesregierung (Hg.): Vertrag zwischen der Bundesrepublik Deutschland und der Deutschen Demokratischen Republik über die Herstellung der Einheit Deutschlands - Einigungsvertrag. Bonn, 1992.

Resolution zur Gründung des Deutschen Sportausschusses vom 01.10.1948. In: Forst, Wolfhard/ Heise, Norbert/Liebold, Klaus/Melchert, Siegfried/Simon, Hans: Studienmaterial zur Sportwissenschaft. Quellenauszüge zur Sportgeschichte Teil II: 1945 - 1970 (DDR-Sport). Braunschweig/Magdeburg, 1991.

Richtlinie und Hinweise zur Gestaltung der Ausbildung von Übungsleitern der Stufen I, II und III im Deutschen Turn- und Sportbund der DDR. In: Harmel, Siegfried/Heise, Norbert/Melchert, Siegfried (Hg.): Sport und Recht - Handbuch für Sportpädagogen, 2. bearb. Auflage. Berlin, 1986.

Röder, Horst: Die 1. Förderstufe - die Grundlage für die Leistungsfähigkeit des DDR-Sports. In: Theorie und Praxis des Leistungssports, 11 (1985), S. 72 - 79.

Röder, Horst: Die notwendige Offensive im Training und in der Sportwissenschaft zur beschleunigten Leistungsentwicklung im Hinblick auf die Wettkampfhöhepunkte 1984. In: Theorie und Praxis des Leistungssports, 12 (1983), S. 3 - 33.

Rogalski, Norbert/Lesky, Andrea: Notwendigkeit und wesentliche Aufgaben der weiteren Entwicklung des Studiums an der DHfK. In: Wissenschaftliche Zeitschrift der Deutschen Hochschule für Körperkultur Leipzig, 3 (1986), S. 3 - 11.

Rost, K.: Standpunkte zum langfristigen Trainings- und Leistungsaufbau. In: Deutscher Sportbund/Bundesausschuß für Leistungssport (Hg.): Beiträge zur Förderung im Nachwuchsleistungssport, Frankfurt/Main, 1993.

Schabowski, Günter: Das Politbüro - Ende eines Mythos. Sieren, Frank/Koehne Ludwig (Hg.), Reinbek bei Hamburg, 1990.

Schiele, Heinz: Die neue Sportklassifizierung - ein Beitrag zu höherer Qualität und größerer Breite im Übungs-, Trainings- und Wettkampfbetrieb des

DTSB der DDR. In: Theorie und Praxis der Körperkultur, 10 (1982), S. 732 - 737.

Schlegel, Roger/Hiller, Jürgen: Ein Wort zum Sport. Berlin, 1987.

Schmickler, Ernst Dieter: Die Vorbereitung läuft auf Hochtouren! Der DDR-Sport und die Olympischen Spiele 1988 in Calgary und Seoul. In: Führungs- und Verwaltungsakademie Berlin des Deutschen Sportbundes e.V. (Hg.): Sport im geteilten Deutschland. Akademieschrift Bd. 36. Frankfurt/Main, 1986.

Schnabel, Günter: Allgemeine Theorie und Methodik des Trainings. In: Wissenschaftliche Zeitschrift der Deutschen Hochschule für Körperkultur Leipzig, 3 (1984), S. 88 - 98.

Schnell, Hans-Dieter: Wirksamkeit des SC DHfK Leipzig bei der Unterstützung der Arbeit in den Trainingszentren seines Einzugsbereichs auf der Grundlage des Beschlusses der 9. Tagung des Bundesvorstandes des DTSB der DDR vom 20. 1.1977 "Die Weiterentwicklung des Leistungssports der DDR und die Vorbereitung der Olympischen Spiele !980" unter stärkerer Berücksichtigung des Prozesses der KJS/SC-Delegierung. Belegarbeit des Weiterbildungslehrganges der leitenden Kader des Leistungssports an der Deutschen Hochschule für Körperkultur Leipzig Januar - Februar 1978. Leipzig, 1978.

Schreiter, Rainhard/Forchel, Horst: Über einige Hintergründe der Turbulenzen im Leistungssport der DDR. In: Training und Wettkampf, 4 (1990), S. 194 - 206.

Schreiter, Rainhard/Rahn, Siegmund/Pfeiffer, Ulli: Deutsche Olympiabewerbung 2000 oder 2004 ohne erfolgsträchtige Nachwuchsentwicklung? In: Training und Wettkampf, 6/7 (1990), S. 5 - 8.

Schulze, Dieter: Hauptaufgaben des Zentralen Trainerrates des DTSB der DDR und Ergebnisse seiner bisherigen Tätigkeit. In: Theorie und Praxis des Leistungssports, 9/10 (1985), S. 264 - 269.

Schulze, Dieter/Reiß, Manfred: Die Gestaltung des Trainings in den Ausdauersportarten im Olympiajahr 1975/76 unter besonderer Berücksichtigung der Wettkampfperiode und der UWV sowie der Organisation der Wettkampfleistung. In: Theorie und Praxis des Leistungssports, Beiheft 3 (1975), S. 3 - 49.

Schumann, Karsten: Empirisch-theoretische Studie zu entwicklungsbestimmenden Bedingungen des Leistungssports der DDR. Dissertation. Leipzig, 1992.

Schuster, Hans: Referat zur Vollversammlung des Forschungsinstituts für Körperkultur und Sport am 7.2.1985. Tagungsbericht, Leipzig, 1985.

Seifert, Manfred: Ruhm und Elend des DDR-Sports. Berlin, 1990.

Simon, Hans: Die Bedingungen für Körperkultur und Sport in den sechziger Jahren und die Entstehung der Spartakiadebewegung in der DDR. In: Theorie und Praxis der Körperkultur, 1 (1986), S. 12 - 17.

Simon, Hans: Zur politischen Geschichte der sozialistischen Sportbewegung der DDR - 1945 bis zur Gründung des DTSB. In: Theorie und Praxis der Körperkultur, 8 (1984), S. 618 - 626.

Simon, Hans/Wonneberger, Günther : Geschichte der Körperkultur. In: Wissenschaftliche Zeitschrift der Deutschen Hochschule für Körperkultur Leipzig, 3 (1984), S. 26 - 35.

Simon, Hans/Wonneberger, Günther: Zur Entwicklung des DDR-Leistungssports in den ersten beiden Jahrzehnten nach Konstituierung des Deutschen Sportausschusses. In: Theorie und Praxis des Leistungssports, 10 (1988), S. 142 - 151.

Simon, Hans/Wonneberger, Günther: Zur Gründung des Staatlichen Komitees für Körperkultur und Sport 1952. In: Wissenschaftliche Zeitschrift der Deutschen Hochschule für Körperkultur, 3 (1982), S. 5 - 13.

Skorning, Lothar: Chronik des DDR-Sports. Gesellschaft zur Förderung des olympischen Gedankens in der DDR (Hg.), Berlin, 1975.

Sportmedizinischer Dienst (Hg.): Richtlinie zur sportmedizinischen Betreuung der Sportler der Trainingszentren und Trainingsstützpunkte des Deutschen Turn- und Sportbundes der DDR, o.O., 1988.

Sportecho: 1977 - gute Ausgangsposition für unseren weiteren erfolgreichen Weg. Interview zum Jahreswechsel 1977/78 mit dem Präsidenten des DTSB der DDR, Manfred Ewald. 30./31.12.1977, S. 3.

Sports: Im Geheimlabor der Supermacht. 3 (1990), S. 38 - 52.

Stark, Gottfried: Folgerungen zur Nachwuchsförderung und zum Nachwuchstraining aus den Leistungsentwicklungsanalysen 1992. In: Deutscher Sportbund/Bundesausschuß für Leistungssport (Hg.): Beiträge zur Förderung im Nachwuchsleistungssport, Frankfurt/Main, 1993.

Statistisches Amt der DDR (Hg.): Statistisches Jahrbuch der Deutschen Demokratischen Republik '90. Berlin, 1990.

Statistisches Amt der DDR (Hg.): Statistisches Taschenbuch der Deutschen Demokratischen Republik '90. Berlin, 1990.

Statut des Deutschen Turn- und Sportbundes der DDR (DTSB der DDR). Beschlossen auf dem VI. Turn- und Sporttag des DTSB der DDR vom 26. bis 28.05.1978. In: Harmel, Siegfried/Heise, Norbert/Melchert, Siegfried (Hg.): Sport und Recht - Handbuch für Sportpädagogen, 2. bearb. Auflage. Berlin, 1986.

Statut der Sozialistischen Einheitspartei Deutschlands. Angenommen auf dem IX. Parteitag der SED in Berlin, 18. bis 22. Mai 1976. 12. Auflage, Berlin, 1988.

Steger, Peter: Grundlagen, Herausbildung und Prinzipien der Wissenschafts-
politik auf dem Gebiet der Forschung im Leistungssport der DDR. Dissertation. Leipzig, 1975.

Stern: Doping - der Beweis. Wie die DDR Sieger machte. 49 (1990), S.
198 - 203

Syrbe, Frank: Die effektive Nutzung der Bedingungen meines Kreises durch
die Anwendung flexibler Methoden der Sichtung und die Förderung ge-
eigneter Sportler im Trainingsprozeß. Arbeit für den Weiterbildungslehrgang der Kader des Leistungssports vom 03. - 21. 04.1989 an der Deutschen Hochschule für Körperkultur Leipzig. Leipzig, 1989.

Thieß, Günter: Die Auswahl sportlicher Talente in der DDR. In: Leistungssport, 5 (1989), S. 11 - 14.

Tittel, K. : Grundgedanken zu den Aufgaben, zur Stellung und Einordnung
der Sportmedizin an der Deutschen Hochschule für Körperkultur. In:
Wissenschaftliche Zeitschrift der Deutschen Hochschule für Körperkultur
Leipzig, 1/2 (1975), S. 113 - 127.

Treutlein, Gerhard: Doping bei Minderjährigen. In: Sportpädagogik, 15 (1991),
S. 6 - 13.

Ulbricht, Walter: Erläuterung des Sportprogramms der Regierung (18.11.1949).
In: Frost, Wolfhard/ Heise, Norbert/Liebold, Klaus/Melchert, Sieg-
fried/Simon, Hans: Studienmaterial zur Sportwissenschaft. Quellenauszüge zur Sportgeschichte Teil II: 1945 - 1970 (DDR-Sport). Braun-
schweig/Magdeburg, 1991.

Verdofsky, Heinz: Die Planung in den Grundorganisationen und Sektionen
des DTSB der DDR. In: Theorie und Praxis der Körperkultur, 1 (1981), S.
43 - 48.

Vereinbarung über die weitere Verbesserung der sportmedizinischen Betreuung der sporttreibenden Bevölkerung vom 01.11.1979. In: Staatssekretariat für Körperkultur und Sport (Hg.): Körperkultur und Sport - Rechtliche
Bestimmungen. Berlin, 1984.

Verfassung der Deutschen Demokratischen Republik (von 1949). In: Frost,
Wolfhard/ Heise, Norbert/Liebold, Klaus/Melchert, Siegfried/Simon,
Hans: Studienmaterial zur Sportwissenschaft. Quellenauszüge zur Sportgeschichte Teil II: 1945 - 1970 (DDR-Sport). Braunschweig/Magdeburg,
1991.

Verfassung der Deutschen Demokratischen Republik (vom 06. 04.1968) O. V.,
o. O., 1968.

Verordnung über das Staatliche Komitee für Körperkultur und Sport vom 06.
Juni 1957. In: Theorie und Praxis der Körperkultur, Beiheft: 20 Jahre DDR
- 20 Jahre Körperkultur des Volkes. Dokumentationen. (1969), S. 88 - 89.

Verordnung über das Statut des Staatlichen Komitees für Körperkultur und
Sport vom 23.03.1961. In: Theorie und Praxis der Körperkultur, Beiheft:

20 Jahre DDR - 20 Jahre Körperkultur des Volkes. Dokumentationen. (1969), S. 91 - 95.

Verordnung über das Statut des Staatsekretariats für Körperkultur und Sport vom 17.06.1970. In: Harmel, Siegfried/Heise, Norbert/Melchert, Siegfried (Hg.): Sport und Recht - Handbuch für Sportpädagogen, 2. bearb. Auflage. Berlin, 1986.

Verordnung über die Errichtung des "Sport-Toto" (12.12.1953). In: Frost, Wolfhard/ Heise, Norbert/Liebold, Klaus/Melchert, Siegfried/Simon, Hans: Studienmaterial zur Sportwissenschaft. Quellenauszüge zur Sportgeschichte Teil II: 1945 - 1970 (DDR-Sport). Braunschweig/Magdeburg, 1991.

Verordnung über die Errichtung von Staatlichen Komitees für Körperkultur und Sport vom 24.07.1952. In: Frost, Wolfhard/ Heise, Norbert/Liebold, Klaus/Melchert, Siegfried/Simon, Hans: Studienmaterial zur Sportwissenschaft. Quellenauszüge zur Sportgeschichte Teil II: 1945 - 1970 (DDR-Sport). Braunschweig/Magdeburg, 1991.

Verordnung über die Errichtung von Staatlichen Komitees für Körperkultur und Sport vom 24.07.1952. In: Theorie und Praxis der Körperkultur, Beiheft: 20 Jahre DDR - 20 Jahre Körperkultur des Volkes. Dokumentationen. (1969), S. 69 - 72.

Wallberg, Uwe: Sportpädagogische Problemstudie zur Förderung der an regelmäßiger sportlicher Betätigung interessierten Kinder und Jugendlichen in Sportarten durch Aufarbeitung von Ergebnissen des Fördersystems im Nachwuchsbereich des ehemaligen DDR-Leistungssports. Bericht zum Forschungsauftrag. Leipzig, 1993.

Weidner, Edgar: Der VI. Turn- und Sporttag des DTSB der DDR leitete einen neuen Abschnitt bei der Verwirklichung der Beschlüsse des IX. Parteitages der SED im Bereich von Körperkultur und Sport ein. In: Wissenschaftliche Zeitschrift der Deutschen Hochschule für Körperkultur, 1 (1979), S. 5 - 14.

Weiss, Helmut: Bezirks- und Kreislehrkollektive - wichtige Gremien für die Aus- und Weiterbildung ehrenamtlicher Kader des DTSB der DDR. In: Theorie und Praxis der Körperkultur, 6 (1980), S. 431 - 435.

Weissig, R.: Aufgaben der Wissenschaft auf dem Gebiet der Körperkultur im Kampf um Frieden und nationale Einheit. In: Frost, Wolfhard/ Heise, Norbert/Liebold, Klaus/Melchert, Siegfried/Simon, Hans: Studienmaterial zur Sportwissenschaft. Quellenauszüge zur Sportgeschichte Teil II: 1945 - 1970 (DDR-Sport). Braunschweig/Magdeburg, 1991.

Welzel, Christian: Von der SED zur PDS. Eine doktringebundene Staatspartei auf dem Weg zu einer politischen Partei im Konkurrenzsystem? Frankfurt/Main, 1992.

Winkler, Gerhard: Sport in der DDR mit dem Schwerpunkt Leistungssport aus der Sicht eines Sportmediziners. in: Riemer, Rudolf (Hg.): Die DDR: Breiten- und Spitzensport. München, 1981.

Zusätzliche Materialien:

- Gespräch mit Rudolf Dannhauer am 23.02.1994 in Zella-Mehlis. Anlage 3.
- Gespräch mit Gottfried Stark am 08.09.1994 in Leipzig. Anlage 4.

9. Anlage

Anlage 1

Abb. 1: Darstellung des Leitungssystems im DDR-Leistungssport
(Gieseler in Sportwissenschaften, 13 (1983), S. 120.)

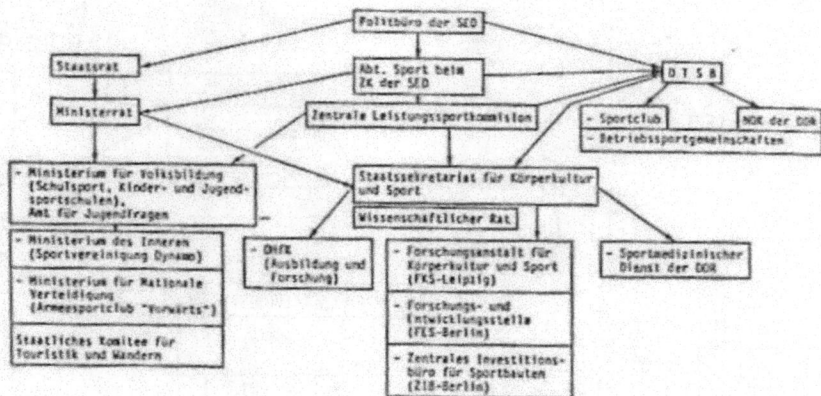

Abb. 2: Struktureller Aufbau des DTSB

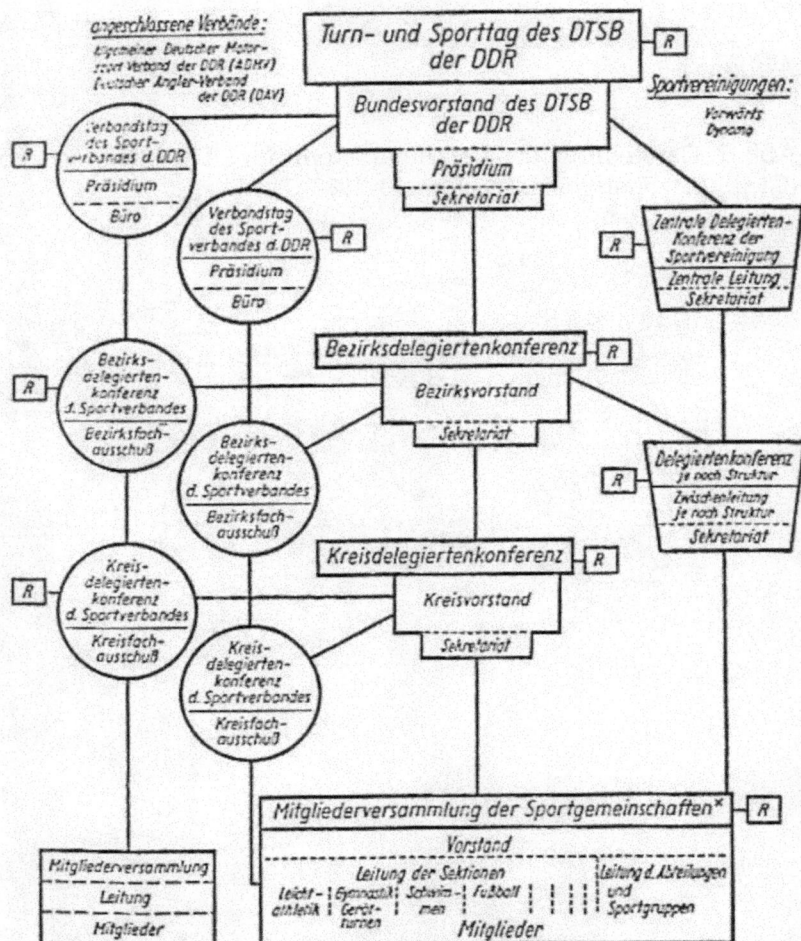

(**Erbach** (Hg.), 1979, S. 121)

Anlage 2: Chronologische Darstellung der wichtigsten Fakte und Zahlen des DDR-Sports bis zur Wende

(nach Denz, D.: Eine Chronik in Fakten und Zahlen, Artikel des Sportinformationsdienstes, 28.09.1990 / Eine Chronik des deutsch-deutschen Sports, Artikel der Frankfurter Allgemeinen Zeitung, 2./3.10.1990, S. 31 f / Skorning, L.: Chronik des DDR-Sports, Berlin, 1975, S. 3 ff)

03.05.1945: In fast allen Berliner Stadtbezirken werden die ersten Volkssportveranstaltungen unter Anwesenheit von leitenden Offizieren der sowjetischen Militärkommandantur durchgeführt.

Juni 1945: Beim Magistrat der Stadt Berlin wird ein Hauptsportamt gegründet, dem ein zentraler Sportausschuss mit zunächst zehn Sportfunktionären angehört.

21.08.1945: Das Hauptsportamt Berlin führt Schulungsabende mit sportpolitischen Grundfragen für Sportfunktionäre durch. Der zentrale Sportausschuss beim Hauptsportamt wird auf 15 Personen erweitert.

November 1945: Beim Hauptsportamt Berlin werden zentrale Spartenleitungen für die wichtigsten Sportarten gebildet.

07.03.1946: Aus den antifaschistischen Jugendausschüssen entsteht die Freie Deutsche Jugend (FDJ). Vorsitzender wird Erich Honecker. Die FDJ übernimmt die Sportgruppen der antifaschistischen Jugendausschüsse.

01.07. 1946: Die Kommission für Körpererziehung legt den ersten Stundenplan für Körpererziehung vor. Körpererziehung wird als gleichberechtigtes Fach in den Stundenplan aufgenommen.

Oktober 1946: Im Rahmen der ersten Hochschulreform nehmen an der Humboldt-Universität Berlin und an anderen Universitäten Institute für Körpererziehung die Ausbildung von Sportlehrern auf.

26./27.07.1947: In Halberstadt finden die ersten Schwimm-Meisterschaften der Ostzone statt.

13./14.09.1947: In Halle werden die ersten Ostzonen-Meisterschaften im Straßenradsport ausgetragen.

27.09.1947: Eröffnung der ersten Sportschule der FDJ.

20./21.05.1948: Der FDJ-Zentralrat beschließt verbindliche Richtlinien für den Aufbau des FDJ-Sports in Ostdeutschland und verstärkt seine Sportabteilung personell.

Juli 1948: In mehreren Sportarten finden Landesmeisterschaften in der sowjetischen Besatzungszone statt.

18./19.09.1948: In Bernsdorf bei Chemnitz finden die ersten Leichtathletik-Meisterschaften der Ostzone statt.

01.10.1948: Nach Aufrufen des Freien Deutschen Gewerkschaftsbundes (FDGB) und der Freien Deutschen Jugend (FDJ) wird mit der Gründung des Deutschen Sportausschusses (DS) in Ost-Berlin eine einheitliche Sportorganisation in der DDR geschaffen. Er ist Vorläufer des Deutschen Turn- und Sportbundes (DTSB).

Oktober 1948: Mit der Konstituierung des DSA entstehen neben den territorialen Sportgemeinschaften (SG) die ersten Betriebssportgemeinschaften (BSG).

09.11.1948: Die erste Sportschule des DS wird in Freyburg an der Unstrut eröffnet.

11. bis 13.02.1949: In Oberhof werden die ersten Ostzonen-Meisterschaften in den Wintersportdisziplinen ausgetragen. Von Juli bis August folgen Meisterschaften im Rudern, Kanu, Bahnradsport und Schwimmen.

14. bis 28.08.1949: Die Gewerkschaftsorganisation Ungarns ermöglicht 115 DDR-Sportlern bei den 2. Weltfestspielen der Jugend und Studenten zum ersten Mal einen internationalen Start.

09. bis 18.09.1949: Die erste Ostzonen-Rundfahrt findet statt. Sie geht über sieben Etappen und hat eine Gesamtdistanz von 1.186 km.

07.10.1949: Gründung der DDR. Der Deutsche Volksrat beschließt unter Vorsitz von Wilhelm Pieck in Berlin seine Umbildung zur Provisorischen Volkskammer der Deutschen Demokratischen Republik. Pieck wird von der Volkskammer zum ersten Präsidenten der DDR gewählt.

08.02.1950: Die Volkskammer beschließt das Gesetz Über die Teilnahme der Jugend am Aufbau der DDR und die Förderung der Jugend in Schule, Beruf, bei Sport und Erholung als Richtlinie der Jugend- und Sportpolitik.

03. bis 09.03.1950: Bei den 1. DDR-Wintersportmeisterschaften in Schierke starten zum ersten Mal seit 20 Jahren sowjetische Sportler auf deutschem Boden.

03.04.1950: Das Sekretariat des DS verabschiedet in Zusammenarbeit mit dem FDGB den Beschluss Über die Reorganisation des Sports in den volkseigenen und ihnen gleichgestellten Betrieben auf Produktionsbasis. Er sieht den Aufbau von Sportvereinigungen (SV) entsprechend der Organisationsstruktur der Gewerkschaften vor. Bis Dezember haben sich daraufhin neun Sportvereinigungen mit 583 BSG und 148.545 Mitgliedern gebildet.

02. bis 09.05.1950: DDR-Radsportler nehmen erstmals an der Friedensfahrt Warschau - Prag teil.

12.07.1950: Die Schachspieler werden als erster DDR-Sportverband in den Schach-Weltverband aufgenommen.

22.10.1950: Die Deutsche Hochschule für Körperkultur (DHfK) wird in Leipzig gegründet.

31.10. bis 14.12.1950: Eine Delegation des DS unternimmt auf Einladung die erste ausführliche Studienreise in die UDSSR. Die Auswertung der Reise beeinflußt die Entwicklung des DDR-Sports sehr nachhaltig.

22.02.1951: Im Rahmen der zweiten Hochschulreform wird der Sportunterricht obligatorisch für alle Studenten.

17.03.1951: Das Zentralkomitee der SED fasst den Beschluss über Die Aufgaben auf dem Gebiet der Körperkultur und des Sports, mit dem die Gestaltung der Körperkultur als gesellschaftlicher Teilbereich begründet wird.

22.04.1951: Das Nationale Olympische Komitee der DDR wird in Ost-Berlin gegründet. Erster Präsident ist Kurt Edel (bis 1955). Ihm folgen Heinz Schöbel (bis 1973), Manfred Ewald (bis 06.01.1990), Günther Heinze (bis 16.06.1990) und Prof. Joachim Weiskopf.

09.05.1951: Das Internationale Olympische Komitee (IOC) erkennt in Wien das NOK für Deutschland unter der Auflage an, mit einem zur Kenntnis genommenen NOK der DDR eine gesamtdeutsche Mannschaft für die Olympischen Spiele 1952 aufzustellen.

05. bis 25.07.1951: Eine aus 16 Spezialisten bestehende Trainer-Delegation aus der UdSSR arbeitet zur Unterstützung des DDR-Sports drei Wochen lang mit ostdeutschen Trainern in der DDR zusammen. Der

Delegation gehört unter anderen auch der bekannte Sportwissenschaftler und Leichtathletik-Trainer Prof. Dimitri Petrowitsch Markow an.

03.12.1951: Die Verhandlungen zwischen den beiden NOK zur Bildung einer gemeinsamen Mannschaft scheitern vorerst. Die DDR erkennt den vom IOC erteilten Alleinvertretungsanspruch der Bundesrepublik nicht an.

12.03.1952: In der sogenannten Hallstein-Doktrin manifestiert sich der Alleinvertretungsanspruch der BRD für Gesamtdeutschland, der auch von den Verantwortlichen des DSB der BRD unterstützt wird.

19./20.03.1952: In Leipzig findet die erste Sportwissenschaftliche Konferenz des DS statt. In Auswertung der ersten Studiendelegation in die UdSSR und der ZK-Entschließung vom 17.03.1951 wird die Grundlinie der sportwissenschaftlichen Arbeit beraten und ein Wissenschaftlicher Rat (WR) beim DS gegründet, der auf verschiedenen sportwissenschaftlichen Gebieten Fachkommissionen bildet.

24.07.1952: Der Ministerrat der DDR bildet das Staatliche Komitee für Körperkultur und Sport.

07.08.1952: In Ost-Berlin wird die Gesellschaft für Sport und Technik als paramilitärische Sportorganisation gegründet.

14.08.1952: In einer Vereinbarung zwischen dem Bundesvorstand des FDGB und dem Staatlichen Komitee für Körperkultur und Sport werden Maßnahmen zur Verbesserung der Sportarbeit in den Gewerkschaften und ihren Sportvereinigungen festgelegt.

21./22.08.1952: Das Präsidium des DSB der BRD beschließt auf einer Tagung in Oberwesel den Abbruch der Sportbeziehungen zur DDR. Dieser Beschluss ruft eine Protestwelle der Sportler in beiden deutschen Staaten hervor.

21.09.1952: Die Fußballnationalmannschaft der DDR bestreitet ihr erstes Länderspiel in Warschau gegen Polen und unterliegt mit 0:3.

12.12.1952: In Westberlin finden Verhandlungen zwischen Vertretern von DS und DSB statt. Im Rahmen dieser Verhandlungen wird der Beschluss von Oberwesel aufgehoben.

01.01.1953: Der DDR-Ministerrat stiftet die Titel Meister des Sports und Verdienter Meister des Sports für herausragende Leistungen. Das Staatliche Komitee für Körperkultur und Sport gibt die erste einheitliche Sportklassifizierung der DDR heraus.

30.04.1953: In einer Verordnung des Ministerrats der DDR wird die Körpererziehung zum Hauptfach in der Schule erklärt. Fachberater in den Kreisen und obligatorische Leistungsprüfungen werden festgelegt.

19.08.1953: Ulla Jurewitz läuft in Budapest die 880 Yards-Strecke in 2:12,6 min und erzielt damit den ersten Weltrekord des DDR-Sports.

September 1953: An den Berufsschulen wird der obligatorische Sportunterricht eingeführt.

12.12.1953: Auf Beschluss des Staatlichen Komitees für Körperkultur und Sport wird ein VEB Sport-Toto gegründet, der mit der Aufnahme seines Spielbetriebs am 03.01.1954 einen Großteil der finanziellen Unterstützung des DDR-Sports übernimmt.

22.04.1954: Alfred Spengler erzielt über 400 Meter Lagen in 5:18,3 min den ersten Schwimm-Weltrekord der DDR.

18. bis 22.08.1954: Das erste deutsche Turn- und Sportfest findet in Leipzig statt. Es nehmen 30.000 DDR-Sportler und 5.000 Gäste teil.

30.08.1954: Das Staatliche Komitee für Körperkultur und Sport beschließt ein einheitliches Wettkampfsystem des Kindersports in der DDR.

31. 08. bis 03.09.1954: Bei den Europameisterschaften im Schwimmen in Turin erringt Jutta Langenau in der Weltrekordzeit von 1:16,6 min über 100-Meter Schmetterling den ersten EM-Titel für die DDR.

21.09.1954: In Oberhof findet der erste Ski-Sprunglauf auf einem in der DDR entwickelten Kunststoff-Mattenbelag statt.

Oktober 1954: Die Sportvereinigungen bilden mit Unterstützung des Staatlichen Komitees für Körperkultur und Sport die ersten Sportclubs (SC) als Zentren des Leistungssports der DDR.

02./03.05.1955: In Berlin findet die erste zentrale Trainerkonferenz statt, auf der die Umsetzung der sowjetischen Erkenntnisse in den Trainings- und Wettkampfprozess des DDR-Sports beraten wird.

17.05.1955: Das DDR-Sportidol Gustav-Adolf Schur wird in Warschau erster Friedensfahrt-Sieger.

23.06.1955: Das NOK der DDR wird auf der 50. Session des Internationalen Olympischen Komitees (IOC) in Paris anerkannt. Das IOC besteht weiterhin auf die Bildung einer gesamtdeutschen Mannschaft für die Spiele 1956.

20.09.1955: In Moskau wird der Vertrag über die Beziehungen der DDR und der Union der Sozialistischen Sowjetrepubliken abgeschlossen. Auf der Grundlage des Staatsvertrages entwickeln sich auch die Beziehungen zwischen Sowjet- und DDR-Sport noch enger.

26.01. bis 05.02.1956: Im Rahmen der gesamtdeutschen Mannschaft nehmen DDR-Sportler zum erstenmal an Olympischen (Winter-) Spielen teil und erreichen durch Harry Glass mit Bronze im Spezialsprunglauf die erste Medaille.

09.02.1956: Der Ministerrat verabschiedet den Beschluss Über die weitere Entwicklung der Körperkultur und des Sports in der DDR. Er enthält ein umfassendes Programm für die Entwicklung des Sports über mehrere Jahre und stellt Aufgaben für alle Teilbereiche und Disziplinen.

02. bis 05.08.1956: Höhepunkt des II. Deutschen Turn- und Sportfestes in Leipzig ist eine Sportschau mit 39.000 Teilnehmern im neuen Zentralstadion vor 100.000 Zuschauern.

15.10.1956: Beide NOK beschließen in Köln, dass für deutsche Olympiasieger künftig Beethovens Hymne an die Freude gespielt wird.

22.11. bis 08.12.1956: Die DDR startet mit der Gesamtdeutschen Mannschaft erstmals bei Olympischen Sommerspielen in Melbourne. Erster Olympiasieger der DDR wird der Bantamgewichtsboxer Wolfgang Behrendt. Die 37 Aktiven der DDR gewinnen eine Gold-, vier Silber- und zwei Bronzemedaille und liegt noch hinter den Sportlern aus der BRD (3/6/4).

06. bis 10.03.1957: Helmut Recknagel sorgt als erster DDR-Gesamtsieger bei der Ski-Flugwoche in Planica für einen großen Erfolg.

27./28.04.1957: In Ost-Berlin wird der Deutsche Turn- und Sportbund (DTSB) der DDR mit 1,2 Millionen Mitgliedern gegründet. Seine Präsidenten sind Rudi Reichert (bis 1961), Manfred Ewald (bis 1988), Klaus Eichler (bis 1989) und Martin Kilian.

30.08.1958: Gustav-Adolf Schur wird in Reims Weltmeister im Straßen-Radsport.

21.11.1959: Das IOC entscheidet, dass die gesamtdeutsche Mannschaft bei künftigen Olympischen Spielen mit der schwarz-rot-goldenen Flagge und den olympischen Ringen einläuft. Willi Daume setzt die Eigenständigkeit des Sports gegenüber der Bundesregierung durch, die die Entscheidung des IOC nicht anerkennen will.

01.02.1960: Die Gesellschaft zur Förderung des Olympischen Gedankens in der DDR wird gegründet. Der Vorsitzende des Staatlichen Komitees für Körperkultur und Sport erlässt eine Direktive, in der die Entwicklung des Sports für den Siebenjahrplan von 1959-1965 festgelegt wird.

18. bis 28.02.1960: Helmut Recknagel im Skispringen und Helga Haase im 500m-Eisschnelllauf gewinnen Goldmedaillen für die DDR bei den Olympischen Winterspielen in Squaw Valley. Die gesamtdeutsche Mannschaft belegt Platz zwei (4/3/1) hinter der Sowjetunion.

25.08.1960: In Rom werden die Olympischen Sommerspiele eröffnet. Für die DDR gewinnt die Wasserspringerin Ingrid Krämer zweimal Gold. Immer noch liegen die BRD-Athleten (9/10/5) bei drei kombinierten Medaillen (1/0/2) vor den DDR-Sportlern (2/9/4).

28.04.1961: Der neue Vorsitzende des Staatlichen Komitees, Staatssekretär Alfred B. Neumann, nimmt auf einer Plenartagung die Umbildung des bisherigen Wissenschaftlichen Rates in den Wissenschaftlich-methodischen Rat vor. Ziel ist eine größere Effektivität und Praxisnähe der sportwissenschaftlichen Arbeit.

16.08.1961: Drei Tage nach dem Mauerbau werden die deutsch-deutschen Sportbeziehungen vom DSB und NOK der BRD eingefroren. Der Beschluss wird am 17. November 1965 revidiert.

10./11.02.1962: Ilse Geisler und der spätere DTSB-Vizepräsident Thomas Köhler eröffnen mit ihren WM-Titeln im polnischen Krynica die lange Erfolgsserie der Rennschlittensportler.

28.01.1964: Bei den Olympischen Winterspielen in Innsbruck gewinnt die gesamtdeutsche Mannschaft neun Medaillen (3/3/3). Alle vier DDR-Medaillen (2/2/0) gewinnen Rodler. Olympiasieger für die DDR werden Thomas Köhler und Ortrud Enderlein.

04.05.1964: Die Volkskammer der DDR beschließt das 2. Jugendgesetz Über die Teilnahme der Jugend am Kampf um den umfassenden Aufbau des Sozialismus und die allseitige Förderung ihrer Initiative bei der Leitung der Volkswirtschaft und des Staates, in Beruf und Schule, bei Kultur und Sport. Durch dieses Gesetz wird die staatliche Jugend- und Sportförderung auf den neuesten Stand gebracht.

13.08.1964: Zwischen dem DTSB und dem FDGB wird eine Vereinbarung zur Förderung des Volkssports getroffen.

20.10.1964: Mit dem Verlöschen des Olympischen Feuers bei den Sommerspielen in Tokio naht auch das Ende der gesamtdeutschen Mannschaft (10/22/18). Die DDR gewinnt 14 Medaillen (3/8/3), die BRD 36 (7/14/15).

23. bis 25.07.1965: Die ersten Bezirksspartakiaden für Kinder und Jugendliche begründet die lange Spartakiadetradition.

01.09.1965: Das Staatliche Komitee beschließt eine Direktive zur Ausarbeitung des Perspektivplans für die Entwicklung des Sports bis 1970.

08.10.1965: Das IOC gesteht dem NOK der DDR eine Starterlaubnis für eine eigene Mannschaft ab den Olympischen Spielen 1968 zu.

22.12.1965: Auf Beschluss des DTSB-Bundesvorstandes und des Präsidiums des DFV der DDR werden die Fußballsektionen aus den Sportclubs ausgesondert und spezielle Fußballclubs (FC) gegründet.

22. bis 27.02.1966: In Goldlauter im Kreis Suhl, Oberhof und Ostberlin findet die erste Zentrale Kinder- und Jugendspartakiade der DDR in den Wintersportarten statt.

08.05.1966: Die DDR und die Sowjetunion unterzeichnen in Ost-Berlin einen Freundschaftsvertrag zur Zusammenarbeit ihrer Sportorganisationen.

24. bis 31.07.1966: Die erste Zentrale Kinder- und Jugendspartakiade der DDR in den Sommersportarten findet in Ost-Berlin mit 12.774 Teilnehmern statt.

06. bis 12.02.1968: Die erste eigenständige Olympiamannschaft der DDR gewinnt in Grenoble durch das Rennschlitten-Doppel Thomas Köhler und Klaus Bohnsack Gold sowie je zweimal Silber und Bronze.

20.09.1968: Der Staatsrat fasst den Beschluss über die Aufgaben der Körperkultur und des Sports bei der Gestaltung des Entwickelten gesellschaftlichen Systems des Sozialismus in der DDR.

12.10.1968: Das IOC beschließt in Mexiko-Stadt, das die DDR mit eigener Hymne und eigener Flagge an den Start gehen darf.

12. bis 27.10.1968: Bei den Olympischen Sommerspielen in Mexiko belegt die DDR mit neun Gold-, neun Silber- und sieben Bronzemedaillen Platz drei der internationalen Länderwertung und läßt die Bundesrepublik (5/10/10) erstmals hinter sich.

26.02. bis 02.03.1969: Gabi Seyfert gewinnt in Colorado Springs den ersten WM-Titel im Eiskunstlaufen für die DDR.

16. bis 21.07.1969: Die DDR-Leichtathleten erringen in Athen bei der Europameisterschaft erstmals den ersten Platz der Länderwertung mit elf Gold-, sieben Silber- und sieben Bronzemedaillen.

17.07.1970: Das Staatssekretariat für Körperkultur und Sport wird als Organ des Ministerrates der DDR gebildet.

12.08.1970: Um ein zielgerichtetes Vorgehen aller staatlicher und gesellschaftlicher Institutionen zu gewährleisten, wird ein Komitee für Körperkultur und Sport gegründet. Das Komitee ist die gesellschaftliche Variante des in das Staatssekretariat umgewandelte Staatliche Komitee für Körperkultur und Sport.

05. bis 12.09.1970: Bei den Schwimm-Europameisterschaften in Barcelona gelingt der Durchbruch der DDR mit vier Weltrekorden und sechzehn EM-Titeln.

02.10.1970: Die DDR-Volleyballer werden in Sofia Weltmeister.

20.05.1971: Der bisherige Wissenschaftliche Rat beim Staatssekretariat für Körperkultur und Sport wird neu konstituiert unter dem Vorsitz von Prof. Dr. Günter Erbach. Stellvertreter werden Prof. Dr. Edelfried Buggel, Prof. Dr. Günter Wonneberger und Prof. Dr. Alfred Hunold.

03. bis 13.02.1972: Bei den Olympischen Winterspielen in Sapporo wird die DDR zweitbeste Mannschaft. Die Rennschlittenfahrer gewinnen acht von neun möglichen Medaillen. Insgesamt gewinnen DDR-Athleten vier Gold-, drei Silber- und sieben Bronzemedaillen.

26.08. bis 10.09.1972: Die DDR belegt bei den Olympischen Sommerspielen in München den dritten Platz in der Gesamtwertung (20/23/23) und hat mit der vierfachen Siegerin Kornelia Ender im Schwimmen und der Sprint-Doppelsiegerin Renate Stecher ihre überragenden Athletinnen. Die BRD (13/11/16) erreicht ihre größten Erfolge in der Leichtathletik.

07.07.1973: Renate Stecher läuft als erste Frau die 100-Meter-Strecke unter elf Sekunden (10,9 sek).

28.01.1974: Die Volkskammer beschließt das 3. Jugendgesetz, um die staatliche Sportförderung für die Jugend wiederum zu verbessern.

16. bis 24.02.1974: Die DDR-Skisportler feiern bei der Weltmeisterschaft in Falun mit je fünf Gold- und Silbermedaillen ihren größten Erfolg.

08.05.1974: Der 1. FC Magdeburg gewinnt den Fußball-Europapokal der Pokalsieger durch einen 2:0 Sieg über den AC Mailand.

18. bis 27.07.1975: Bei den Schwimm-Weltmeisterschaften in Cali wird Kornelia Ender vierfache Titelträgerin. Mit elf Gold-, sieben Silber- und fünf Bronzemedaillen behaupten die DDR-Schwimmer ihre internationale Position.

28. bis 30.08.1975: Bei den Ruder-Weltmeisterschaften in Nottingham verzeichnen die Ruderer aus der DDR einen einmaligen Erfolg. Alle 14 gestarteten Boote gewinnen eine Medaille (10/3/1).

15. bis 23.09.1975: Die zweite Europäische Sportkonferenz findet in der DDR statt. Führende Vertreter des Sports aus 27 Ländern beraten in Dresden Fragen der internationalen Sportentwicklung und Zusammenarbeit.

04. bis 15.02.1976: In Innsbruck verbessern die DDR-Sportler ihre Bilanz bei den Olympischen Winterspielen erneut. Mit sieben Gold-, fünf Silber- und sieben Bronzemedaillen belegen sie den zweiten Platz in der Nationenwertung hinter der Sowjetunion. In der Mannschaft der BRD (2/5/3) ist Rosi Mittermaier mit zwei Gold- und einer Silbermedaille die überragende Sportlerin.

17.07. bis 01.08.1976: Bei den Olympischen Sommerspielen in Montreal belegen die DDR-Sportler zum erstenmal in der Nationenwertung den zweiten Platz (40/25/25) und verdrängten die USA auf den dritten Rang der Nationenwertung. Die bundesrepublikanische Mannschaft erreicht 39 Medaillen (10/12/17).

31.10.1978: DTSB, FDGB und FDJ rufen zum regelmäßigen Sporttreiben im Rahmen ihres gemeinsamen Sportprogamms auf und leiten damit eine neue Etappe in der Entwicklung des Freizeit- und Breitensports ein.

07.12.1979: Detlef Ultsch gewinnt im Judo in der Mittelgewichtsklasse den Weltmeistertitel.

13. bis 24.02.1980: Bei den Olympischen Winterspielen in Lake Placid erreicht die DDR-Mannschaft mit 23 Medaillen den ersten Platz in der Länderwertung (9/7/7) und liegt damit erstmals vor der Sowjetunion. Die bundesdeutschen Athleten können keine Goldmedaille erringen (0/2/3).

19.07. bis 03.08.1980: Bei den Sommerspielen in Moskau gewinnt die DDR 47 Gold-, 37 Silber- und 42 Bronzemedaillen und rangiert hinter der Sowjetunion auf dem zweiten Platz. Die Bundesrepublik boykottiert mit 50 weiteren Ländern die Spiele.

01. bis 16.04.1981: In Ost-Berlin werden auf dem X. Parteitag der SED die Ziele für die 80er Jahre abgesteckt. Der Sportorganisation werden höhere Aufgaben für den Aufbau der entwickelten sozialistischen Gesellschaft gestellt.

07. bis 14.08.1983: Die erste Leichtathletik-Weltmeisterschaft in Helsinki beschließen die DDR-Athleten mit dem ersten Platz in der Länderwertung (10/7/5).

08. bis 19.02.1984: Die DDR belegt bei den Olympischen Winterspielen in Sarajewo erneut den ersten Platz in der Nationenwertung (9/9/6).

10.05.1984: Das NOK der DDR beschließt den Boykott der Olympischen Sommerspiele in Los Angeles. Die Bundesrepublik erreicht bei den ebenfalls von der Sowjetunion boykottierten Spielen 17 Gold-, 19 Silber- und 23 Bronzemedaillen.

13.01.1985: Der Berliner Andre Hoffmann gelingt der erste DDR-Weltrekord im Eisschnelllauf in Davos über 3000 m (4:03,31 min).

14.04.1985: Katrin Dörre gewinnt den ersten Marathon-Weltcup in Hiroshima in der Zeit von 2:33:30 Stunden.

03. bis 06.07.1985: Die 90. IOC-Session findet in Ost-Berlin statt.

14.03.1985: Weltmeisterin und Weltrekordläuferin Marita Koch aus Rostock wird in San Remo mit dem Oscar für sportliche Höchstleistungen geehrt.

13. bis 23.08.1986: Bei den fünften Schwimm-Weltmeisterschaften erreicht die DDR mit 14 Gold-, 12 Silber- und 4 Bronzemedaillen ihre beste Bilanz. Cornelia Sirch gewinnt die 50. Goldmedaille über 200 m Rücken.

13. bis 28.02.1988: Bei den XV. Olympischen Winterspielen gewinnt die DDR 25 Medaillen (9/10/6) und erzielt damit ihr bestes Ergebnis. Eiskunstläuferin Katarina Witt wird zum zweitenmal Olympiasiegerin.

16.02.1988: Die DDR und Kanada unterzeichnen in Calgary Vereinbarungen über eine langfristige Zusammenarbeit im Sport.

28.05.1988: Der Berliner Fußball-Club Dynamo wird zum zehntenmal in Folge DDR-Fußballmeister.

06.07.1988: IOC-Präsident Juan Antonio Samaranch überreicht Katarina Witt in Lausanne den Olympischen Orden.

01.09.1988: An der DHfK in Leipzig wird als neue Studienform ein Fachschul-Fernstudium für praxiserfahrene Trainer und Funktionäre auf allen Gebieten des Sports begonnen.

17.09. bis 02.10.1988: Bei den XXIV. Olympischen Sommerspielen in Seoul gewinnt die DDR 102 Medaillen (37/35/30). Die 500. olympische Goldmedaille der DDR erringen die Ruderinnen Birgit Peter und Martine Schröter. Die Schwimmerin Kristin Otto wird als sechsfache Medaillengewinnerin erfolgreichste Teilnehmerin.

05.11.1988: Klaus Eichler löst Manfred Ewald an der Spitze des DTSB ab.

15.05.1989: Der neunfache DDR-Sportler des Jahres, Gustav-Adolf Schur, wird zum populärsten DDR-Sportler in vier Jahrzehnten gewählt.

07.11.1989: Das Zentrale Doping-Labor der DDR in Kreischa öffnet sich erstmals den Medien.

15.11.1989: DTSB-Präsident Klaus Eichler kündigt die Freigabe von DDR-Spitzensportlern für Transfers ins westliche Ausland an. Am gleichen Tag legt der DTSB ein Positionspapier zur politischen Wende vor.

17.11.1989: Acht Tage nach der Maueröffnung treffen sich DSB-Präsident Hans Hansen und DTSB-Präsident Klaus Eichler zu einem Spitzengespräch in Berlin.

12.12.1989: Klaus Eichler tritt nach massiven Protesten aus dem ganzen Land zurück. Ein Arbeitsausschuss unter Leitung von Prof. Hans-Georg Herrmann und ein Arbeitssekretariat unter dem ehemaligen Vizepräsidenten Jochen Grünwald übernehmen die Geschäfte.

14.12.1989: Der DDR-Fußballer Andreas Thom kündigt seinen Wechsel zu Bayer Leverkusen an.

05.01.1990: Ein Runder Tisch des DDR-Sports nimmt die Arbeit auf.

06.01.1990: Manfred Ewald tritt als NOK-Präsident zurück. Der einst mächtigste Mann des DDR-Sports verliert damit auch sein letztes Spitzenamt.

15.01.1990: Manfred von Brauchitsch tritt als Präsident der Olympischen Gesellschaft der DDR zurück.

27.01.1990: Die ehemalige Führungsspitze des DDR-Sports mit Ewald, Eichler, Erbach und weiteren wird aus dem DTSB-Vorstand entfernt.

04.03.1990: Martin Kilian, bisheriger Präsident des Schlitten- und Bobsportverbandes, wird neuer Präsident des DTSB.

19.06.1990: Der DTSB kündigt eine umfassende Entlassungswelle an.

21.06.1990: Das Vermögen des DTSB wird beschlagnahmt und unter Treuhänderschaft gestellt.

17.08.1990: Die beiden deutschen NOK erzielen in Berlin weitgehende Einigkeit über den Weg zu ihrer Vereinigung. Diese soll am 17.11.1990 in Berlin vollzogen werden.

01.09.1990: Die DDR (12/12/10) verabschiedet sich bei der Europameisterschaft in Split als überlegene Leichtathletik-Macht Europas von der internationalen Bühne.

22.09.1990: Der DTSB-Bundesvorstand beschließt die Auflösung der Organisation zum 05. Dezember. Zuvor sollen die neu gegründeten Landessportbünde am 26. Oktober in Hannover dem DSB beitreten.

Medaillenspiegel der DDR im Überblick

Jahr	Winter-spiele	Jahr	Sommer-spiele	Jahr	Gesamt
1956	1	1956	7	1956	8
1960	3	1960	19	1960	22
1964	4	1964	19	1964	23
1968	5	1968	25	1968	30
1972	10	1972	66	1972	76
1976	19	1976	90	1976	109
1980	23	1980	126	1980	149
1984	24	1984	Boykott	1984	24
1988	25	1988	102	1988	127

Anlage 3: Gespräch mit Rudolf Dannhauer am 23.02.1994 in Zella-Mehlis

Anmerkungen:

Herr Dannhauer ist gelernter Elektromechaniker und hat an der DHfK ein Studium als Diplomsportlehrer absolviert. Er war von 1955 bis 1965 in der Ski-Nationalmannschaft im Langlauf aktiv, nahm 1960/64 an den Olympischen Spielen und 1958/62 an den Weltmeisterschaften teil. Nach zweijähriger Tätigkeit an einer Schule wechselte er zur Kinder- und Jugendsportschule Zella-Mehlis. Dort trainierte er die Schüler von der Altersklasse 13 bis im Juniorenbereich und arbeitete zeitweise direkt im Sportklub des ASK Vorwärts Oberhof.

Das Gespräch wird nicht wörtlich wiedergegeben. Der Verfasser beschränkt sich auf die Wiedergabe der für die Aufgabenstellung relevanten Passagen. Die Herausnahme von längeren Textpassagen ist mit einem (...) gekennzeichnet. Thematische Wiederholungen wurden nicht exakt transkribiert. Sprachliche Betonungen des Befragten sind aus Verständnisgründen durch Fettdruck markiert. Namensnennungen sind in Großbuchstaben fett hervorgehoben.

Verf.:

Herr Dannhauer, Sie waren durch Ihre Tätigkeit in der KJS direkt mit dem Sichtungs-System konfrontiert. Wie verlief die praktische Umsetzung?

Rudolf Dannhauer:

Die **normale** Sichtung lief über die Trainingszentren. Das heißt, es wurden im Schulsport schon talentierte Kinder von den Sportlehrern ausgewählt, bzw. Vorschläge gemacht, welche Schüler sich für einen Test eignen könnten. Wobei die **Verbindung** Schüler - Sportlehrer eine wichtige Rolle spielte, da der Lehrer den Schüler am besten einschätzen konnte. Auch von der Seite der Persönlichkeit her, weil das eine entscheidende Frage war, wenn man im Leistungssport Erfolg haben wollte. Das war der eine Bereich. Es gab natürlich auch direkt Programme, die z.b. Vorgaben für die Athletik enthielten. Es ging nicht nur um die hundertprozentige Erfüllung der Vorgaben, aber ein hoher Wert sollte schon erreicht werden. Es gab also einen speziellen und einen allgemeinen Bereich.

Hier aus dem Thüringer Raum z.b. kamen viele Sportler aus Kleingemeinschaften. Entsprechend viele haupt- und ehrenamtliche Übungsleiter waren beschäftigt, so dass eigentlich immer ein gewisses Reservoir an Nachwuchssportlern für die Kinder- und Jugendsportschulen vorhanden war. Es gab Delegierungsquoten. Für die einzelnen Altersstufen standen etwa sieben bis zehn Plätze zur Verfügung. Eine Rolle spielten hier auch die Schulsportgemeinschaften, die auch delegiert haben. Interessant war, dass **gerade** die Sportler, die in den Ausdauersportarten gut waren, öfter über den Schulsport gekommen sind, nicht unbedingt über die Trainingszentren.

Die Verbindung von Schulsport (SSG) und Trainingszentren war wichtig. Über den Schulsport wurden die Kinder in die Trainingszentren integriert, wo sie entsprechend trainieren konnten.

Beim ASK Oberhof waren praktisch sechs Trainer nur im Langlauf tätig, die die Kinder in den Trainingszentren hauptamtlich betreut haben. Sie haben mit Gruppen von fünfzehn bis zwanzig Schülern gearbeitet, von denen ungefähr zwei bis drei den Weg zum Leistungssport gegangen sind. Die Anderen sind teilweise im Schulsport aktiv geblieben oder haben quasi als Übungsleiter den Sportlehrer unterstützt, bzw. sind außerschulisch zu Trainingslagern mitgefahren und tätig geworden.

Es gab den **direkten** Weg zum Leistungssport über die KJS. Einige haben auch eine andere Alternative gewählt. Wer in einer Sportart nicht ganz nach vorne gekommen ist, hat z.b. den Weg über die GST oder andere Institutionen gewählt. Diejenigen, die den Sprung zur KJS nicht schafften, sind vielleicht bei der GST im militärischen Mehrkampf oder anderen GST-Sportarten gestartet. Das war allerdings nur ein geringer Anteil.

Hier aus Zella-Mehlis konnten im Laufe der Jahre über den Weg Schulsport - KJS fünf oder sechs Sportler in die Nationalmannschaft integriert werden, praktisch aus einer Schule. Die zielstrebige Arbeit der Sportlehrer hat sich ausgezahlt.

Verf.:

Wer erstellte die Vorgaben für die Sichtung in der Schule?

Rudolf Dannhauer:

Es gab sogenannte Nachwuchstrainerräte. Dort wurde festgelegt, welches Programm für die Sichtung durchgeführt werden sollte. Auch die Programme für die zentralen Testwettkämpfe wurden dort erstellt. Die Testwettkämpfe gab es für die Schüler, die schon in der KJS waren und auch für Kinder in den Trainingszentren. Für die Trainingszentren wurden z.b. schon Kreis- und Bezirksauswahlkreise gebildet. Diese Auswahlkreise wurden in Lehrgängen zusammengezogen. Da wir in der DDR einheitliche Ferien hatten, wurden unter Federführung des Bezirkstrainers in den Ferien Programme absolviert. Dazu wurden meist noch drei bis vier Übungsleiter eingeladen.

Entweder wurde noch ein Testprogramm abgewickelt oder es war ein reines Trainingslager.

Verf.:

Sind die Vorgaben für die einzelnen Sichtungsstufen nicht zentral von der DHfK vorgegeben worden?

Rudolf Dannhauer:

Das war in den einzelnen Verbänden unterschiedlich. Es gab z.b. einen Nachwuchs-Verbandstrainer. Eigentlich zwei, wenn man es genau nimmt.

Einer war für den unteren Bereich der Kinder im Alter von zehn bis dreizehn zuständig. Also bevor sie zur KJS delegiert wurden. Von da an war der zweite Verbandstrainer verantwortlich bis in die Altersklasse von circa 17 bis 18 Jahren bei den Männern, bei den Frauen bis zum 20. Lebensjahr. Das war die Förderstufe zwei.

In den Nachwuchstrainerräten wurden die entsprechenden Programme durchgesprochen und die Vorgaben festgelegt. Auch von der DHfK wurden dort Dinge zugearbeitet. Wir haben z.b. im Rahmen der Doktorarbeit eines Kollegen in Leipzig Punktetabellen erstellt. Es gab da auch die Unterteilung zwischen allgemeinen und speziellen Übungen.

Im Laufe der Jahre hat sich das etwas verschoben. Man kommt am schnellsten zum Erfolg, wenn man spezifischer arbeitet, nur für den **langfristigen** Leistungsaufbau ist das schädlich. Also wurde der Schwerpunkt allmählich auf die allgemeine Ausbildung verlegt.

Die Spezifik wurde erst später hinzugezogen. Es hat Sportarten gegeben, in denen die DHfK tiefer in die Gesamtproblematik eingedrungen ist, vor allem bei der Festigung der Programme, die sich im unteren Bereich bewegt haben. Für den Hochleistungsbereich war die Leistungssportkommission bzw. die dortigen Trainerräte zuständig, die in Verbindung mit dem FKS die Programme ausgearbeitet haben, weil das teilweise disziplinübergreifende Dinge waren. Das heißt, in einem Ausdauerseminar waren z.b. sowohl die Marathonläufer wie auch die Skilangläufer vertreten.

Es gab auch das Weiterbildungssystem an der DHfK im Vierjahres-Rhythmus der Olympiazyklen. Dort wurden die Trainer eingeladen, ihre Kenntnisse aufgefrischt und sie wurden mit den neuesten Entwicklungen vertraut gemacht. Am Anfang war das ein Zeitraum von fast sechs Wochen, später reduzierte sich die Weiterbildung auf drei bis vier Wochen. In der Regel war es so, dass vom Hochleistungs- bis zum Nachwuchstrainer alle zu dieser Fortbildung eingeladen wurden. Die Weiterbildung war umfassend. Da gab es medizinische Aspekte, methodische Dinge und fächerübergreifende als auch fachspezifische Sachen, die nur die einzelne Sportart betrafen. Der Erfahrungsaustausch mit den Trainern aus den verschiedenen Sportarten hat dem Einzelnen **sehr** viel gebracht. Im Rahmen dieser komplexen Weiterbildung wurden von den Teilnehmern Belegarbeiten angefertigt.

Verf.:

Sie haben bereits die Leistungssportkommission im Kontext der Sichtung erwähnt. Welche konkreten Funktionen hatte sie?

Rudolf Dannhauer:

Die Leistungssportkommission hat dafür gesorgt, das in den einzelnen Bezirken die Leistungsentwicklung möglichst systematisch geführt wurde. Sie hat die Wege auf der organisatorischen Strecke geebnet. Das ging vom Einsatz der Trainer bis hinein in den materiellen Bereich wie z.b. Hallen- und Sportstätten-Neubauten. Die Leistungsportkommission war für die Leistungsentwicklung in den einzelnen Bezirken zuständig, allerdings nicht von der methodischen Seite.

Verf.:

Die Übergänge in den einzelnen Stufen der Förderung waren sicher nicht reibungslos möglich. Wer war verantwortlich und wie sah die Praxis aus?

Rudolf Dannhauer:

Die Verbandstrainer sollten einen nahtlosen Übergang gewährleisten zwischen den einzelnen Förderungsstufen vom Übergang von den TZ über die KJS in die einzelnen Sportklubs bis hin zu den Auswahlmannschaften. In der KJS war das Zeitlimit entsprechend festgelegt. Es gab mal Knickpunkte. Zum Beispiel hatte ein Sportler bis zur zehnten Klasse mehr Zeit für das Training als in der Abiturzeit. Es gab ja die Schulzeitstreckung. Normalerweise wurde das Abitur an der KJS im dreizehnten Jahr gemacht. Die Sportler aus den Auswahlmannschaften haben teilweise auch 14 oder 15 Jahre gebraucht, um bis zum Abitur zu kommen. Mit denen wurde dann teilweise Einzelunterricht durchgeführt, von **der** Seite her war das eigentlich abgesichert.

Ich möchte noch das eine sagen. Die **Verbindung** Schule und Leistung hat eine sehr große Rolle gespielt. Man hat vielleicht in Einzelfällen Abstriche gemacht, aber die **Grundlinie** war so, dass sowohl die schulischen als auch die sportlichen Leistungen stimmen mussten.

Streckenweise stand der Sport im Vordergrund, aber das musste wieder nachgeholt werden. Es gab im Frühjahr diese Situation teilweise im Wintersport. Da wurde entsprechend Einzelunterricht realisiert. Die Klassen waren in der Regel zwischen 15 und 20 Schüler stark, mehr waren nicht in einer Klasse, meist sogar weniger.

In den Wintersportarten gab es selten reine Lauf- oder Sprungklassen. Meist waren z.b. Schüler und Schülerinnen aus den Ausdauersportarten, also Biathlon und Lauf, zusammen. Die Zusammenstellung hing auch von der Wettkampfplanung ab. Es ging darum, die Klassenverbände nicht zu lange auseinander zu reißen.

Verf.:

Was passierte, wenn die schulischen Leistungen eines Schülers oder einer Schülerin zu stark nachließen und der Einzelunterricht nicht mehr ausreichte?

Rudolf Dannhauer:

Wenn die schulischen Leistungen eines Schülers zu schlecht waren, musste derjenige eventuell nach der zehnten Klasse abgehen und den Weg in die Facharbeiterausbildung gehen. Das kam aber sehr selten vor und hing, wie gesagt, damit zusammen, dass es bereits bei der **Auswahl** der Kinder in den Trainingszentren für die KJS Auflagen für die Noten gab. Normalerweise sollte der Notenschnitt nicht schlechter als zwei sein. Das wurde nicht immer eingehalten. Mit einer vier konnte nur ein sehr gutes Talent delegiert werden. Wenn es zu der Zeit gerade eine breite Auswahl gab, hat man gesagt: *Hier ist Schluss!*

Ich habe aber auch andere Fälle erlebt. Wir hatten bei uns einen sehr guten Langläufer, der aus dem Harz kam. Zella-Mehlis hatte ein sehr großes Einzugsgebiet. Der ist in der KJS Zella, die später nach Oberhof verlegt wurde, nicht genommen worden. In Klingenthal wurde er angenommen, hat sich gut entwickelt und war auch in der Nationalmannschaft. Aber er war eben kein Abiturschüler und hat auch in der zehnten Klasse die KJS verlassen. Da ging die Förderung ja weiter. Wer nicht den Weg über das Abitur gemacht hat, ist in die Berufsausbildung gegangen. In den einzelnen Betrieben waren direkte Sportklassen. Im Elektrogerätewerk Suhl gab es z.b. diese Möglichkeit.

Verf.:

Dort wurden die Sportler dann für Training und Wettkämpfe entsprechend freigestellt...

Rudolf Dannhauer:

Die Sportler haben ihre Lehre **nicht** in der normal vorgesehenen Zeit beendet, sondern haben länger gelernt. Es gab ja die erwähnten Sportklassen. Die wurden extra betreut und hatten zusätzlich einen Klassenleiter, der für mehrere Disziplinen verantwortlich war, z.b. für die Wintersportler ebenso wie für die Sportschützen. Hauptsächlich koordinierte er allerdings zwischen schulischen und sportlichen Belangen.

Verf.:

Wie sah die Förderung für die Abiturienten aus, die von der KJS in den Seniorenbereich übernommen wurden?

Rudolf Dannhauer:

Hier gab es den Armeesportklub Oberhof und den SC Motor Zella-Mehlis. In Klingenthal war es der SC Dynamo, in Oberwiesenthal der SC Traktor. Diese Namen hingen bekanntlich mit der Struktur der Entwicklung des DDR-Sports zusammen. Der Name Traktor z.b. kam ursprünglich aus dem Bereich der Forst- und Landwirtschaft, das heißt, dass war der Trägerbetrieb. Bevor der DTSB gegründet wurde, waren die Betriebe die Trägerorganisationen des Sports. Motor bestand aus dem gesamten Bereich der Elektroindustrie und des Maschinenbaus. Rotation kam aus der Druckindustrie.

Hier waren die Sportler eben durch die Armee abgesichert. Man muss natürlich eines sagen. Es wurde **kein** individueller Trainingsplan bestätigt, bei dem nicht die berufliche Entwicklung mitberücksichtigt wurde. Wenn jemand seine Berufsausbildung abgeschlossen hatte, tauchte ja die Frage auf: *Was wird jetzt weiter?* Entweder ein Studium oder eine Ausbildung als Meister. In den meisten Fällen ging es Richtung Fachschulingenieur. Bei den Abiturienten stand beim Studium die DHfK im Vordergrund, weil man den Nachwuchs für die leistungssportliche Entwicklung sichern wollte. (...)

Die berufliche Entwicklung hat eine große Rolle gespielt und es gab Ärger, wenn dort Probleme auftraten. Darüber hat auch die Leistungssportkommission gewacht. Die haben die Wege über die Betriebe geebnet.

Verf.:

Wie hoch war die Unterstützung, wenn ein Sportler das Studium aufgenommen hatte?

Rudolf Dannhauer:

Wenn ein Sportler eine Ausbildung als Facharbeiter gemacht hatte, hat er während des Studiums das Facharbeitergehalt weiterhin vom Betrieb bezogen. Wenn jemand sportlich sehr gut war, z.b. Verdienter Meister des Sports, wurde sein Einkommen überprüft. War er Geringverdiener, also circa 700 bis 800 Mark, hat er 200 bis 300 Mark vom DTSB dazubekommen. Das war eine inoffizielle Geschichte. Das Geld wurde vierteljährlich ausgezahlt.

Verf.:

Wie wurden die Sportler gefördert, die direkt nach dem Abitur ins Studium gingen?

Rudolf Dannhauer:

Wer aus dem Leistungssport ausgeschieden war, hat das normale Stipendium erhalten. Die Sportler, die weiterhin im Leistungssport tätig waren, haben einen Ausgleich erhalten, so dass sie keine sozialen Probleme hatten. Es gab auch die Möglichkeit zur Förderung eines Zweitstudiums. Ich kann Ihnen ein Beispiel nennen: **HANS-GEORG ASCHENBACH.** Er hat an der DHfK Diplomsportlehrer studiert. Nachdem er fertig war, hat er ein Medizinstudium aufgenommen. Der ist praktisch wie ein Diplomsportlehrer bezahlt worden.

Wer ein Hochschulstudium hatte, konnte nach einer gewissen Zeit Offizier werden. Es kam darauf an, was er für ein Studium hatte. Das ist in der Bundeswehr ja nicht möglich.

Deshalb gab es unter den DDR-Leistungssportlern so viele Offiziere. Bei einem Fachschulstudium machte man schon Abstriche. Nur durch sehr gute sportliche Leistungen sind diese Sportler auch zum Offizier befördert worden.

Verf.:

Normalerweise war ein Zweitstudium bei normalen Studenten nicht ohne weiteres möglich...

Rudolf Dannhauer:

Das gab es zwar in vereinzelten Fällen, aber die Regel war es nicht. Ich selbst wollte im Anschluss an mein Studium noch Psychologie studieren. Die Studienplätze für diese Studienrichtung waren ohnehin knapp. Ich kam aus dem Nachwuchsbereich und gleichzeitig gab es noch einen Bewerber aus dem Hochleistungssport. Da wurde mir dann gesagt, **der** Mann ist uns wichtiger. Aber Möglichkeiten gab es schon. Eine ehemalige Langläuferin z.b. hat nach ihrem Studium noch eine Fachvertiefung als Deutschlehrerin gemacht. Das ist also möglich gewesen.

Verf.:

Gerade ist das Stichwort Psychologie gefallen. Wie umfangreich war die psychologische Betreuung im Sport?

Rudolf Dannhauer:

Der Armeesportklub Oberhof z.b. hat eine Psychologin gehabt. Sie war zu 90 % im Hochleistungsbereich beschäftigt, in Ausnahmefällen hat sie sich auch um Nachwuchssportler gekümmert. In den Bereichen Bob, Rennschlitten und Sprung deutlich mehr als im Ausdauerbereich.

Anfangs waren bei internationalen Wettkämpfen keine psychologischen Betreuer dabei. Da fuhr nur ein Arzt mit. Da gab es aber auch von der Einreise teilweise Probleme, von der Mannschaftsstärke her. Es sind damals auch Trainer zuhause geblieben, z. B. bei den Olympischen Spielen

1960 in den USA. Als wir in den fünfziger und sechziger Jahren ins Trainingslager gefahren sind, hatten wir noch nicht mal einen Arzt dabei. Da war höchstens ein Arzthelfer mit, der gleichzeitig Masseur war.

Das hat sich im Laufe der Jahre entwickelt. Man konnte dann Karikaturen in der Zeitung sehen: drei Athleten und vier Betreuer. Das gab es am Anfang nicht.

Verf.:

Gerade die ärztliche Betreuung wird immer wieder als vorbildlich dargestellt. Wie sah die Praxis aus?

Rudolf Dannhauer:

Im Klub hier war es so: Am Anfang hatten wir einen Arzt, zum Schluss waren drei da, die ständig im Klub waren oder mit der Mannschaft rausgefahren sind. Doktor **SIEBERT** war verantwortlich für den Bereich Ausdauer. Da hing Biathlon und Langlauf mit dran. Wenn die Biathlon-Mannschaft weggefahren ist, ist Doktor **SIEBERT** mitgefahren. Doktor **SCHNEIDER** war verantwortlich für Bob und Rennschlitten.

Ein Arzt ist meist zur medizinischen Absicherung im Klub geblieben. Wenn wir ins Höhentrainingslager nach Bulgarien zum Belmeken fuhren, wurde ein Arzt aus Kreischa angefordert.

Verf.:

Das Institut in Kreischa ist wegen seiner Rolle im Doping in Verruf gekommen...

Rudolf Dannhauer:

Ich glaube, man macht einen Fehler, wenn man versucht, die **ganzen** Erfolge des DDR-Sports auf das Doping zu reduzieren. Ich kann das für die Ausdauerdisziplinen und für Oberhof sagen. Hier ist im Juniorenbereich nichts gelaufen. Ich habe auch zeitweise bei den Vorbereitungen für die Armeespartakiaden mitgearbeitet und auch da ist nichts gelaufen. Wenn es Fälle gegeben hat, sind sie **ohne** Informationen vor sich gegangen. Natürlich ist so was wie in allen anderen Ländern der Welt vorgekommen. Aber es wurde systematischer betrieben und sportmedizinisch abgesichert. Ich bin mit solchen Dingen nicht konfrontiert worden.

Es gab aber auch Rundschreiben vom DTSB im Sportklub, das bei nachgewiesenem Doping ein Ausscheiden aus dem DDR-Leistungssport vorsah.

Wir hatten einen Dopingfall im Klub. Das betraf damals eine **JEANETTE RENNER**. Sie sollte ins Ausland fahren. Es war grundsätzlich so, das alle Teilnehmer an internationalen Wettkämpfen zur Dopingkontrolle mussten. Zu Beginn gab es das **gar** nicht. Die ständigen Kontrollen vor Wettkämpfen wurden erst in den 80ziger Jahren eingeführt.

Aber zurück zu Frau **RENNER**, die sich auf dem Sprung in die Nationalmannschaft befand. Sie sagte mir - ich sollte als Trainer mitfahren -, sie würde sowieso nicht mitkommen. Es hat sich dann herausgestellt, dass ihre Dopingprobe positiv war und ihr Trainer dafür verantwortlich war. Der wurde daraufhin mit dem Entzug der Leistungsprämie bestraft.

Es gab in der DDR zum normalen Grundgehalt des Trainers sogenannte Leistungszuschläge. Die konnte sowohl ein Trainer aus dem Nachwuchsbereich als auch aus dem Hochleistungssport bekommen. Das ging bei 150 Mark los und hat sich dann gesteigert, so dass ein Trainer, der vier Olympiasieger betreut hat - das hat es z.b. im Bobsport gegeben - 700 oder 800 Mark zusätzlich bekam. Es gab direkte, festgelegte Gehaltsregulative.

Dem Trainer von Frau **RENNER** wurden seine 500 Mark Leistungsprämie monatlich für ein Jahr gestrichen.

Ich will bloß sagen, wenn man von flächendeckendem Doping spricht, ist das **Blödsinn**. Es hat Fälle in Wurf- und Sprungdisziplinen, auch im Schwimmen, gegeben.

Seitdem der Kommerz in den Sport Einzug gehalten hat, ist auch das Doping immer stärker eingeflossen.

Verf.:

Noch einmal zurück zu dem Institut in Kreischa. Welche Aufgabengebiete gab es dort?

Rudolf Dannhauer:

Alle sportmedizinischen Untersuchungen wurden in Kreischa gemacht. Wenn wir aus dem Trainingslager zurückkamen, sind wir nach Kreischa gefahren. Dort wurden die Herzgrößen, der Sauerstoffpuls usw. ermittelt. Es gab auch Langzeituntersuchungen, die unmittelbar die Leistungsausprägung betrafen. Wir waren im Sommer, Herbst und Frühjahr da. Zu der Zeit war Prof. Dr. **ISRAEL** dort der federführende Mann.

Mit dem Dopinglabor in Kreischa hatte ich als Aktiver überhaupt nichts zu tun, weil es in der Zeit noch nicht bestand. Im Langlaufbereich sind dann auch später keine Untersuchungen mehr in Kreischa gemacht worden. Das Labor war ja nur die eine Seite.

In Kreischa war das Rehabilitationszentrum. Dorthin kamen Sportler nach Höhepunkten, nach langwierigen Sportverletzungen oder bei sportartbedingten Beschwerden.

Bei den Sportlern, die lange Zeit in einem bestimmten Bereich trainiert hatten, gab es z.b. Beschwerden im Rückenbereich. Meine Frau war auch mal sechs Wochen wegen Rückenbeschwerden in Kreischa. Sie war auch aktive Langläuferin. Über eine Aktivtherapie sind viele Dinge abgefangen worden. Es wurden Untersuchungen zur einseitigen Muskelausbildung angestellt.

Das Dopinglabor ist erst später hinzu gekommen und war auch nur den **unmittelbar** dort Beschäftigten zugänglich. Das Rehazentrum hatte im Prinzip mit dem Labor nichts zu tun. Das war ähnlich wie in Leipzig bei der DHfK und dem FKS.(...)

Verf.:

Sie haben bereits das Höhentrainingslager in Bulgarien erwähnt. Welche Sportarten nutzten diese Möglichkeit?

Rudolf Dannhauer:

Das Trainingslager auf dem Belmeken lief unter der Bezeichnung T2. Es wurde von zahlreichen Sportarten genutzt, hauptsächlich im Ausdauerbereich. Das Objekt ist gemeinsam von Bulgarien und der DDR gebaut worden. Die Kosten wurden zu gleichen Teilen getragen. Die klimatischen Bedingungen waren recht günstig. Man konnte z.b. bis ins Frühjahr hinein Ski laufen. Trainingsmöglichkeiten für andere Sportarten waren vorhanden, Wasser war vorhanden und Straßen für den Radsport. Eine Laufbahn, Sport- und Spielhallen - die Ringer haben das auch genutzt - und ein Hallenschwimmbad waren da.

Die Nationalkader fuhren zur Vorbereitung nach Bulgarien. Um die Kapazitäten auszunutzen, trainierten dort auch Nachwuchskader. Ich war mit Nachwuchssportlern öfter mal da oben, sogenannte JWdF-Kader (Jugendwettkämpfe der Freundschaft, Anm. d. Verf.).

Wenn hier (in Zella-Mehlis, Anm. d.Verf.) kein Schnee mehr war und der Anteil des spezifischen Trainings sollte erhöht werden, hat man zum Saisonende noch mal ein zwei- bis dreiwöchiges Trainingslager dort oben eingeschoben. Auch um technische Dinge zu verbessern und eine gute Ausgangsbasis für das kommende Jahr zu haben.

In der Sportschule in Kienbaum war ja auch noch die Barokammer. Die wurden von den Radsportlern, den Sprintern, den Langläufern usw. genutzt.

Verf.:

Hat sich das Höhentraining mit der Zeit mehr auf die Barokammer in Kienbaum konzentriert?

Rudolf Dannhauer:

Nein, Bulgarien war relativ günstig, sowohl klimatisch als auch von der Entfernung her. Es sind auch Sportler z.b. nach Mexiko ins Höhentrainingslager gefahren. Die Mexikaner hatten daran natürlich auch Interesse. Die Schwimmer waren dort. Aber aus hygienischen Gründen und der Ernährungsumstellung sind die Athleten eigentlich nicht gerne hingefahren. Zwei Jahre nach den Spielen in Mexiko fehlten schon Kacheln in der Schwimmhalle.

Wenn man es genau betrachtet, war T2 schon die Kaderschmiede. Einmaliges Training in der Höhe bringt nichts, man ist drei- bis viermal im Jahr dorthin gefahren. Die hygienischen Zustände waren zwar nicht immer optimal - es waren später Athleten aus den Altbundesländern oben, die waren etwas enttäuscht - aber es war eine gute Einrichtung.

Das Trainingszentrum liegt ziemlich abgelegen auf einem Plateau. Dort oben standen zwar vereinzelte Häuser und Bauerngehöfte, die nächste Stadt, Plovdiv, war allerdings 30 km entfernt.

Die Leitung hatte abwechselnd jemand aus Bulgarien und der DDR. Man arbeitete ein Programm über die Nutzung von Hallen und Sportstätten aus, das schon vorher hingeschickt wurde, damit die Nutzung optimal war und die einzelnen Sportarten sich nicht zu sehr ins Gehege kamen.

Das Trainingslager wird auch noch genutzt, letztes Jahr waren die Biathleten da.

Verf.:

Hat sich das Projekt in Kienbaum dann überhaupt noch bezahlt gemacht?

Rudolf Dannhauer:

Das ist ja von allen Sportarten genutzt worden. Zur Vorbereitung zum Beispiel. Bevor sie ins Ausland gefahren sind, waren viele Sportler in Kienbaum. Dort wurden die Möglichkeiten des Trainings schon genutzt. Ein Hauptaspekt dabei war, gerade die Vorbereitung in den letzten Tagen vor einem Wettkampf systematisch zu betreiben. In der Unmittelbaren Wettkampfvorbereitung - die ging in der Regel sechs Wochen - gab es feste Schemata für die einzelnen Sportarten. Im Biathlon wussten wir genau, wie die letzten acht bis vierzehn Tage abliefen. Die einzelnen Phasen wurden auch medizinisch abgetestet.

Es gab - unabhängig von der Vierjahresplanung - für jeden Wettkampf UWV-Pläne. Die gingen auch so weit runter, dass selbst für die Vorbereitung der Jugendwettkämpfe der Freundschaft oder für Juniorenweltmeisterschaften - anfangs auch noch -europameisterschaften - Pläne erstellt wurden. Dafür war der Auswahltrainer verantwortlich. Der Heimtrainer hat noch zugearbeitet und für bestimmte Sportler Schwerpunkte angegeben. So konnte es vorkommen, dass innerhalb einer Gruppe ein unterschiedliches Programm lief.

Verf.:

In wieweit hat in diesen Bereich das FKS in die Trainingsmethodik eingegriffen? Spitzensportler wie **SILVIO KROLL**, Weltmeister im Pferdsprung, haben Trainingseinheiten in Leipzig absolviert, um bestimmte Leistungen zu erreichen.

Rudolf Dannhauer:

Es ist kein Geheimnis, dass auch **JENS WEIßPFLOG** im letzten Jahr in der Vorbereitung mehrere Wochen in Leipzig im Windkanal trainierte, um den V-Stil zu erlernen. Da waren die absoluten Spitzensportler. Wintersportler z.b. konnte man nicht in Leipzig trainieren lassen. Aber es waren immer Leute vom FKS bei Wettkämpfen sowohl im In- als auch im Ausland und haben Analysen gemacht. **ARND PFITZNER** und **GÜNTER OSTROWSKI** z.b. haben sich mit dem Bereich Skilanglauf beschäftigt und sind auch bei Olympischen Spielen dabei gewesen, wo sie unter anderem Teilzeitanalysen gemacht haben.

Zusätzlich wurden Erkenntnisse aus den internationalen Trainersessionen gewonnen. In Davos waren die Finnen, die Schweden, die Norweger usw. und haben berichtet, wie sie sich vorbereiten. Diese Erkenntnisse wurden in der Fachzeitschrift der DHFK *Theorie und Praxis des Leistungssports* veröffentlicht.

Prof. **NEUMANN** vom FKS ist selbst Marathon gelaufen und hat den Ausdauerbereich sehr intensiv untersucht. Diese Untersuchungen liefen immer in Verbindung mit Leuten aus der Praxis. Wobei manchmal eins klar war: Wo die Leistungsentwicklung nicht so lief, hat das FKS auch **stärkeren** Druck ausgeübt. Da wurde gesagt: *Das müssen wir so machen, das sind unsere wissenschaftlichen Erkenntnisse.* Es gab auch Reibereien mit den Trainern. Solche Dinge sind vorgekommen, aber das ist ganz normal.

In bestimmten Dingen wie der Zusammenstellung von Rudermannschaften war die FKS involviert. Man setzte z.b. Leute zusammen, die vom Schlagablauf identisch waren.

Man hat sich immer Leute herausgepickt, von denen man annahm, dass sie potentielle Medaillengewinner sind. Die hat man von der Leistungsentwicklung her noch intensiver betreut, bzw. dort besondere unterstützende Maßnahmen durchgeführt.

Verf.:

Welche Instanzen haben bei der Ausarbeitung der Rahmentrainingspläne für die einzelnen Sportarten mitgewirkt

Rudolf Dannhauer:

Die Rahmentrainingspläne wurden von der FKS in Zusammenarbeit mit den Auswahltrainern und dem Trainerrat erstellt. Im Grunde genommen war der Auswahltrainer federführend, der musste ihn ja umsetzen. Wenn in einer Sportart Erfolge da waren, hatte der Auswahltrainer mehr individuelle Möglichkeiten. In Bereichen, in denen die Leistung nicht so gut waren, hat die Wissenschaft immer wieder versucht, neue Inhalte einfließen zu lassen. Es haben sich sportartübergreifende Erkenntnisse herauskristallisiert, z.b. für den Ausdauerbereich.

Ein Rahmentrainingsplan war folgendermaßen aufgebaut: der Zeitpunkt des Wettkampfs war bekannt. Das Training wurde in bestimmte Etappen zur linearen Leistungsentwicklung bis zum Wettkampf gegliedert. Für diese Etappen, die einfach oder doppelt periodisiert waren, gab es sogenannte Leistungskontrollen, um eventuellen Nachholbedarf in einzelnen Teilbereichen festzustellen. Im Skilanglauf z.b. waren die Leistungskontrollen in Oberwiesenthal und Oberhof oder auch in Leipzig.

Meist in Oberhof, weil hier z.b. mit der Rollerbahn und zwei schwenkbaren Laufbändern die besten Bedingungen herrschten. Die Laufbänder waren sehr stark genutzt. Man konnte dort z.b. bestimmte Streckenprofile eingeben, die ja vor Olympischen Spielen oder Weltmeisterschaften meist ein Jahr vorher bekannt waren, und konnte sie im Training auf dem Laufband mit dem Skiroller trainieren.

Es hat sich **bewährt**, dass das FKS bei der Erstellung solcher Kontrollen und bei der Festigung der Programme mitgearbeitet hat.

Im Frauenlanglauf haben wir eine rückläufige Entwicklung. So laufen die Skilangläuferinnen bei Leistungskontrollen im 5-km-Crosslauf auf einer Standardstrecke in Oberhof ca. zwei Minuten langsamer als die besten Skilangläuferinnen der DDR vor 10 bis 15 Jahren.

Verf.:

Welche Aspekte machen Ihrer Meinung nach diesen Leistungsunterschied aus?

Rudolf Dannhauer:

Meiner Auffassung nach ist es so: das gesamte Umfeld hat sich verändert. Schon in den Trainingszentren über die Entwicklung in der KJS war eine gewisse Härte. Den Athleten sind alle Steine aus dem Weg geräumt worden. Auf der anderen Seite wurden hohe Anforderungen an sie gestellt. Diesen Anforderungen stellen sich nur noch **wenige** Sportler.

Es wurde nicht danach gefragt, wann Weihnachten oder Feiertage waren, es wurde eben trainiert. Das ist heute im Leistungssport so: wenn ich vorne ankommen will, kann ich kein normales Familienleben führen. Das ist die eine Seite.

Zum anderen sind die Belastungsumfänge im Training zurückgegangen, weil die Athleten nicht mehr vom Training überzeugt waren. Das ist ein Grundproblem. Auch ein **BAUROTH** ist nicht mehr weitergekommen. Der hat unter DDR-Bedingungen enorme Umfänge realisiert. Ich weiß das beim Holger genau, weil ich ihn einmal im Jugend- und auch im Juniorenbereich trainiert habe. Er hatte zwischenzeitlich einen anderen Trainer. Dort weiß ich, was gemacht worden ist. Man kann den Umfang nicht ins Unermessliche steigern, aber man muss versuchen, kompakt neue Reize zu setzen. Diesen Dingen haben sich nicht alle gestellt. Das kam mit der Wende. **Plötzlich** war Geld und ein neues Auto da. **BAUROTH** ist einer der Ersten gewesen, der in die alten Bundesländer gewechselt ist. Er hat mit einem anderen Athleten zusammen ein Haus zur Verfügung gestellt bekommen. Da kann dann so eine weiche Linie mit hineinkommen und dem Athleten fehlt der nötige Biss.

Das ist im Frauenbereich noch ausgeprägter. Die Sportlerinnen sind sozial abgesichert, sind bspw. in der Bundeswehr eingestellt worden. Das war im Fall **OPITZ** so. Es gibt da ähnliche Trends. Natürlich sind auch noch anderen Gründe mitentscheidend.

Im Biathlon ist der Leistungsabfall längst nicht so groß. **Warum?** Erst mal ist der Trainer der Gleiche geblieben. Die Trainingsgrundkonzeption wurde kaum verändert, nur noch verbessert. Die Biathleten nutzen auch das Höhentrainingslager in Bulgarien weiter.

Um ein Beispiel zu bringen: In Ramsau wird auf dem Gletscher trainiert. Das ist Höhentraining, aber nur in **Anführungsstrichen**. Weil man in Ramsau auf einer Höhe von 1.100 bis 1.200 Metern lebt. Trainiert wird in knapp 3.000 Meter Höhe, dass nützt aber nicht sehr viel, wenn man sich dort nicht ständig aufhalten kann. Man müsste umgekehrt auf einer niedrigeren Höhe trainieren und anschließend wieder hoch nach dem Training. Aus dem einfachen Grund, weil man in geringerer Höhe motorisch voll arbeiten kann. Das lässt nämlich die Herz-Kreislaufbelastung in größerer Höhe gar nicht zu. Aber oben erfolgt erst die Anpassung und dadurch bringe ich unter normalen Bedingungen höhere Leistungen. Diese Dinge werden **nicht** genutzt bzw. nicht umgesetzt.

Wie bereits gesagt, das gesamte Belastungsvolumen ist zurückgegangen. Wenn sich nicht etwas vom Anspruchsniveau her verändert, laufen die Sportler hinterher.

Verf.:

Die Wiederherstellung der Sportler hatte bei den großen Umfängen im Training einen hohen Stellenwert. Was passierte, um die Sportler nach Belastungen wieder fit zu machen?

Rudolf Dannhauer:

Zur aktiven Wiederherstellungen gehörten Bereiche wie Nutzung der Schwimmhallen, Sauna, Gymnastik, Massage usw.. Die Massage z.b. wurde fest geplant. Das heißt, dass Sportler in den Klubs generell durch manuelle Massage behandelt wurden. Auch Unterwassermassage. Beim ASK waren in Spitzenzeiten vier Physiotherapeuten beschäftigt. Das scheint auf den ersten Blick viel zu sein. Aber da die Trainingszeiten vormittags bzw. nachmittags lagen, ging die Regeneration teilweise bis in die Abendstunden hinein.

Glykosegetränke wurden in **sehr** hohem Maße angewandt oder auch Vitaminpräparate wie **Dynvital** und **Regusal**. Die standen dauernd zur Verfügung, praktisch als Vitamintagesration. Zusätzlich wurden noch Glykoseinfusionen vorgenommen nach starken Belastungen, z.b. mehrere Wettkämpfe in kurzer Folge. Das war aber von Athlet zu Athlet unterschiedlich, der eine braucht das, der andere nicht. In den letzten zehn Jahren wurde das kaum noch praktiziert.

Verf.:

Sind in der Phase der Wiederherstellung Dopingmittel verabreicht worden, um einen größeren Trainingsumfang und eine schnellere Regeneration zu gewährleisten?

Rudolf Dannhauer:

Dort, wo Doping verabreicht wurde, hat das meiner Meinung nach der Athlet **genau** gewusst. Wenn überhaupt, haben drei Leute davon gewusst: der Arzt, der Trainer und der Aktive. Alle Anderen wurden in **keiner** Weise einbezogen. Es gab Mittel, um den gesundheitlichen Zustand von Sportlern nach Verletzungen wieder herzustellen. Beim Skilanglauf z.b. traten eine Zeitlang Überlastungsschäden in Form von Muskelablösungen am Beckenkamm auf. Da wurden Medikamente eingesetzt, die unter Doping fielen. Der Arzt hat aber dem Aktiven gesagt, das die Mittel unter Doping liefen und dass diese nur für den Zeitraum der Regeneration - ungefähr drei bis vier Wochen - eingesetzt werden. Solche Dinge gab es.

Bei einer Langläuferin traten Ende der fünfziger Jahre starke Beschwerden bei der Menstruation auf. Außerdem entwickelte sich die Brust zurück. Hier fiel die Entscheidung durch eine Konsultation des Trainers bei dem entsprechenden Sportarzt: Schluss mit dem Leistungssport, die Gesundheit geht vor.

Verf.:

Allein durch die Belastung?

Rudolf Dannhauer:

Wir nehmen es an, vielleicht war das auch anlagebedingt. Bei der Frau, die ich hier als Beispiel anführe, war immer schon ein bisschen Bartwuchs aufgetreten. Solche Zwitterstellungen gibt es manchmal, die treten im Leistungssport auf. Zum Beispiel die russische Langläuferin **KLAWDIJA BOJARSKICH** (Olympiasiegerin über die Fünf- und Zehnkilometer-Distanz 1964 in Innsbruck, Anm. d. Verf.), die ist nie wieder aufgetaucht nach den Olympischen Spielen damals in Innsbruck. Da sagten die Russen immer: *Jetzt kommt der Herr Bojarskich.* Zuerst konnten wir damit gar nichts anfangen. Das war eben auch so eine Zwitterstellung, die traten gerade in dem Bereich des Leistungssports auf, wo ein großes Kraftpotential in Verbindung mit Ausdauer gefragt war. Später wurden ja Untersuchungen eingeführt, ob die Athletinnen auch zum femininen Bereich gehörten. (...)

Verf.:

Wurden Spitzensportler bei anfallenden Operationen und Rehabilitation nach Verletzungen bevorzugt behandelt, um sie schnellstmöglich wieder herzustellen?

Rudolf Dannhauer:

Ich hatte selbst einen Achillessehnenriss, nicht als Aktiver, den ich mir beim Trainersport zugezogen hatte und bin schon einen Tag später in Suhl operiert worden. So eng war es bei solchen Operationen nicht. Wenn es darum ging einen Sportler aus dem Leistungskader wieder herzustellen, das war eine andere Frage. Die gesamte Bereitstellung bei den Ärzten war vollkommen ausreichend. Es war ja nicht so, dass es in der DDR keine Ärzte gab. In Spezialkliniken gab es schon einmal längere Wartezeiten. Aber zwischen den Ärzten gab es eben entsprechende Freundschaften.

Bei mir hatte man festgestellt, dass das EKG nicht stimmte. Dr. **SCHNEIDER** hat einen bekannten Arzt in Jena angerufen und der hat mich dann in seinen Behandlungsplan eingeschoben, so was gab es. Dass Leistungskader dabei bevorzugt wurden, kann man ohne weiteres sagen. Da ist schneller etwas gelaufen. Das ging soweit, das generell alle Athleten vor Höhepunkten - bzw. jedes Vierteljahr - zur zahnärztlichen Untersuchung mussten. Weil es vorgekommen war, dass Sportler vor oder bei einem Wettkampf wegen einer Zahnentzündung ausgefallen sind.

Verf.:

War die Rehabilitation für Spitzensportler nach Verletzungen generell in Kreischa?

Rudolf Dannhauer:

Das war ganz unterschiedlich. Teilweise in Kreischa, teilweise im eigenen Klub. Das kam auf die entsprechenden physiotherapeutischen Möglichkeiten an, die in den Klubs vorhanden waren. Armeesportler, die operiert wurden, sind sehr oft nach Bad Saarow gekommen, weil da das zentrale Armeekrankenhaus war. Auch zur Rehabilitation.(...)

Ob das ein Sportler aus der KJS war oder ein Hochleistungskader, die wurden **genauso** regelmäßig untersucht. Wenn es aber z.b. um die Termine beim Physiotherapeuten ging, hatten die Leistungskader Vorrang.

Verf.:

Wo wurden die Ergebnisse der regelmäßigen Kontrolluntersuchungen konzentriert?

Rudolf Dannhauer:

In Klubs mit eigener medizinischer Versorgung, z.b. beim ASK Oberhof, wurden alle Untersuchungsergebnisse für die einzelnen Sportler in einer Akte zusammengefasst. Bei bestimmten Sportlern, die von hohem Interesse waren, gingen die Ergebnisse möglicherweise zum SMD. Die Untersuchungen, die in Kreischa gemacht wurden, sind auch in der Zeitschrift *Theorie und Praxis* (des Leistungssports, Anm. d. Verf.) veröffentlicht und interpretiert worden. Allerdings nicht mit dem vollen Namen des Athleten, sondern nur mit Abkürzungen. Diese Zeitschrift wurde intern an Trainer verteilt. In Oberhof lag auch immer ein Exemplar zur Einsicht aus.(...)

Verf.:

Wie vertraulich musste mit Unterlagen wie dieser Zeitschrift oder den Rahmentrainingsplänen umgegangen werden?

Rudolf Dannhauer:

Das waren Dinge mit denen man **ständig** arbeiten musste. Die **großen** Rahmentrainingspläne mussten zurückgegeben werden. Aber die Individuellen Trainingspläne (ITP) habe ich ja selbst miterstellt. Ein Exemplar hatte man für die eigene Arbeit, eins bekam der Verbandstrainer und das dritte blieb im Klub, in der dortigen Abteilung für den Leistungssport. Da wurden auch die Trainingsumfänge für die Leistungskader protokolliert. Jeder Sportler hat **selbst** Protokoll über seinen Wochenverlauf im Training geführt, auch im Nachwuchsbereich ab einer bestimmten Altersklasse. Der Trainer hat die Protokolle abgeheftet. Im Nachwuchsbereich hatte man ja zwischen 10 und 15 Sportlern zu betreuen. Zum Juniorenbereich hin waren es nur noch sechs bis acht, manchmal auch nur drei oder vier, je nachdem, wie viel übriggeblieben waren in der Leistungsentwicklung von den Vierzehn- bis Einundzwanzigjährigen.

Verf.:

Sie haben bereits erwähnt, dass ein Hauptaspekt auf einer breitgefächerten Ausbildung lag. Gab es da nicht Interessenkonflikte?

Rudolf Dannhauer:

Die Tätigkeit des Trainers wurde auch anhand der Ergebnisse der zentralen Spartakiade eingeschätzt. Durch höhere Spezifik konnte man teilweise schneller gute Ergebnisse erzielen.

Im Skilanglauf gibt es sportartbedingt im Sommer so viele Möglichkeiten, dass sich diese Gefahr kaum ergibt. Bei den Schwimmern ist zeitweise über bestimmte Jahre sehr einseitig gearbeitet worden. Das hat man nachher zu kompensieren versucht.

Wer zur Spartakiade fahren wollte, musste bestimmte Normen erfüllen. Es gab einmal die spezifischen Normen. Die mussten bei bestimmten Wettkämpfen erreicht werden, hier waren das die Bezirksspartakiaden oder die DDR-Meisterschaften, je nachdem zu welchem Zeitpunkt sie lagen. Oder es wurden direkt vom Bezirk Qualifikationswettkämpfe ausgeschrieben.

Zum anderen **mussten** aber auch allgemeine Normen erfüllt werden, die Dinge wie Athletikprogramme, Rumpfaufrichten, Kraftziehen oder Hindernisläufe beinhalteten. Die Normen wurden vom Nachwuchstrainerrat in Verbindung mit den Trainern disziplinspezifisch erstellt. Die Springer hatten ein anderes Programm als die Langläufer. Das ist klar, weil dort die Schnellkraftfähigkeit eine größere Rolle spielt.

Außer der Athletik, die ich eben nannte, gab es noch den Leichtathletik-Vierkampf: die 100 m, die 1000 m, Weitsprung und Kugelstoßen. In den jüngeren Altersklassen Schlagball. Dort gab es ein altersklassenmäßig abgestuftes Punktlimit, das man erreichen musste.

Wir hatten einen Sportler, der später DDR-Meister geworden ist. Er ist aber nicht bei der zentralen Spartakiade gestartet, weil ihm irgendwo - bei der 100 m- oder der 1000 m-Zeit - die Punkte gefehlt haben. Das waren Überspitzungen, von denen man später wieder etwas abgegangen ist.

Am Anfang der Spartakiadebewegung stand allerdings die spezifische Seite im Vordergrund. Man hat später folgendes festgestellt: in den Ausdauersportarten - 1.500 m bis 5.000 m - haben sich die Rekorde bei den Jugendlichen immer weiter nach oben entwickelt. Im Spitzenbereich kam aber nichts mehr an, hier stagnierte die Leistungsentwicklung. Das führte dazu, dass mehr Wert auf allgemeine Aspekte gelegt wurde. Bei der Trainervergütung - jetzt komme ich wieder auf diese Sache - spielte das auch eine Rolle, nämlich dann, wenn man Kader ausgebildet hat, die zwar nicht Spartakiadegewinner wurden, aber die sich zwei, drei Jahre später für den Trainer bezahlt machten. Das war in anderen Sportarten, wie z.b. im Ringen, ganz anders.

Verf.:

Die langfristige Leistungsentwicklung war bei der Spartakiadewertung nach dem Olympischen System nur ein Aspekt. Haben an der Stelle Funktionäre versucht, Einfluss auf die Leistungsentwicklung zu nehmen?

Rudolf Dannhauer:

Jeder Bezirk wollte möglichst **groß** dastehen. Das ging auch von der Leistungssportkommission aus. Machen wir uns nichts vor. Die zweiten Bezirkssekretäre der Partei waren für den sportlichen und kulturellen Bereich mit verantwortlich. **Die** wollten natürlich glänzen und eine erfolgreiche Entwicklung nachweisen.

Vor dieser Entwicklung hat sogar die zentrale Sportführung - ob das nun **MANFRED EWALD** war oder seine nachgeordneten Organe - gewarnt, aber im Endeffekt kam das immer wieder durch. Mit dieser Auswertung ist schon eine Menge Schindluder getrieben worden. Am Abschlusstag wurde ja die Auszeichnung für die besten Bezirke vorgenommen.

Den Aktiven wurde bei der Spartakiade schon die einheitliche Kleidung kostenlos zur Verfügung gestellt, mit denen sie einmarschiert sind. Das war im Großen und Ganzen wie eine kleine Olympiade, mit der Eröffnungsveranstaltung, dem Eid und all diesen Dingen.

Auf jeden Fall war es ein Höhepunkt für die Jugendlichen, an der Spartakiade teilzunehmen. Genau wie die Berufung in die Olympiamannschaft gab es eine Spartakiademannschafts-Berufung. Die Schulspartakiaden waren mehr eine interne Sache. Bei den Kreisspartakiaden starteten noch Leute, die bei Zentralspartakiaden überhaupt nicht mehr in Erscheinung traten. Da sind z.b. Berufsschüler gestartet, die hatten natürlich gegen diejenigen, die schon im Mehrjahrestraining standen, keine Chance. Es gab Ausnahmeathleten. Wir hatten Fälle, da sind Schüler von der Erweiterten Oberschule über das Abitur zum Leistungssport gekommen. Also nicht den Weg über die KJS. Das war aber eine geringe Anzahl, die gingen auch zumeist in die Ausdauerdisziplinen. Im Eiskunstlauf z.b. wäre so was gar nicht möglich gewesen.

Die Kinder wurden auch schon in bestimmte Richtungen geeicht. In Thüringen war mehr oder weniger mit Oberwiesenthal, Klingenthal, Oberhof das Wintersportzentrum, da hatte kaum einer die Möglichkeit, bspw. im Schwimmen etwas zu werden. Die Kinder konnten nach Erfurt gehen, das war eine Alternative. Aber die Schwimm-KJS haben schon in der fünften Klasse eingeschult, im Wintersport geschah das erst in der siebenten bzw. achten Klasse. Im Schwimmen gab es in der achten Klasse bereits eine Schulzeitstreckung, das achte Schuljahr wurde auf zwei Jahre ausgedehnt. Das gab es im Wintersport nicht.

In Leipzig oder den größeren Städten sind viele Kinder neben der systematischen Sichtung zum Sport gekommen, weil sie von der Straße weg sollten, wenn beide Eltern berufstätig waren. So wurden auch Talente gesichtet. Die Kinder waren gut betreut und eins war auch klar: die Internatsplätze waren relativ billig. Ein Internatsplatz hat damals **35 Mark** im Monat gekostet und die Klubs haben das spezielle Material für die Kinder zur Verfügung gestellt. Jeder Sportklub hat in der Regel eine zugeordnete KJS gehabt. Die etwas höhere Anzahl der KJS gegenüber den Klubs erklärt sich aus den verschiedenen sportlichen Disziplinen. Die Einzugsgebiete für die KJS waren territorial festgelegt, damit nicht zu viele Abwerbungen vorkamen. Unser Einzugsgebiet ging bis zum Harz, wir hatten auch einige Schüler von dort an der Schule. (...)

Verf.:

Das Gegenstück für die Spartakiaden sollte in den alten Bundesländern *"Jugend trainiert für Olympia"* sein. Kann man diese Bereiche vergleichen?

Rudolf Dannhauer:

Das ist eine **ganz** anderer Aspekt. Das kann man nicht vergleichen. Ich habe auch *"Jugend trainiert für Olympia"* mitgemacht, weil ich mitverantwortlich war für die Vorbereitung und Koordination in Thüringen.

In der Spartakiade waren **deutlich** mehr Altersklassen integriert. Bei *"Jugend trainiert für Olympia"* treten reine Schulmannschaften in Erscheinung. Die laufen zwar teilweise bei Vereinen mit und es fließt eine Menge Geld ein, aber das ist eine andere Sache. Ich weiß z.b. von Fällen, da haben sich Schulen in Norwegen für *Jugend trainiert...* vorbereitet. Das Leistungsgefälle innerhalb dieser Mannschaften ist enorm groß. Die Teilnehmerzahlen sind zwar hoch, aber das Leistungsgefälle ist einfach **zu** groß. Wenn man die Möglichkeit hätte, aus den Einzeldisziplinen die besten männlichen und weiblichen Teilnehmer konkret zu fördern, dann wäre das eine ideale Sache. Da könnte man schon Talente sichten.

Bei den Spartakiaden waren ab der Bezirksebene kaum noch Sportler von anderen Schulformen vertreten, in der Regel kamen die startenden Schüler von den KJS bzw. vom TZ. Ausnahmsweise kamen ab und zu ein paar Talente mit hinein, die nicht von der KJS kamen oder nicht auf die KJS durften. Es gab da diese Kaderabsicherung. Westverwandtschaft usw. spielte da eine Rolle. Wir hatten ja damals die sogenannten ABV, die Abschnittsbevollmächtigten. Das waren Polizisten, die für kleinere Gemeinden oder Wohnbezirken zuständig waren. Die haben praktisch ein Leumundszeugnis ausgestellt. Wenn die Einen auf dem Kieker hatte, konnte es Probleme geben. Bei uns ist allerdings auch jemand in den Klub integriert worden, dessen Bruder in den Westen gegangen ist. Das musste man von Fall zu Fall sehen. Manche wurden nicht eingestellt und keiner wusste warum. Da konnte man nur den Kopf schütteln.

Verf.:

Die Sichtung in den einzelnen Bezirken lag ohne Einschränkung in der Hand der dortigen DTSB-Bevollmächtigten?

Rudolf Dannhauer:

Da gab es den Bezirkstrainer und den Bezirkssportlehrer vom DTSB. Kreissportlehrer gab es auch, aber die waren für den Breitensport verantwortlich. Das war diese zweite Säule. Wir hatten in Betrieben die Sportbüros, da waren einige Leute, je nach Größe, beschäftigt, die sich nur um die sportlichen Belange des Betriebs zu kümmern hatten. Freizeitaktivitäten der Betriebsangehörigen wie Kegeln und Volleyball, Wettkämpfe zwischen einzelnen Betrieben, Betriebssportfeste und solche Dinge.

Verf.:

Es gab für eine Delegierung eines Schülers zur KJS Prämien für die Übungsleiter. War das nicht eine gefährliche Entwicklung, die Leistung schon in den unteren Bereichen rücksichtslos voranzutreiben, um viele Delegierungen zu erreichen?

Rudolf Dannhauer:

Ja, für eine Delegierung gab es Prämien. Aber die Talente musste man erst einmal **haben**. Die Bezirkstrainer waren teilweise haupt-, teilweise ehrenamtlich. Für den Aufwand, den die Ehrenamtlichen betrieben haben, hatten sie eine gewisse finanzielle Unterstützung. Vielleicht haben sie auch einen **gewissen** Obulus dabei verdient. Es war natürlich auch eine moralische Anerkennung dabei, das sollte man nicht verkennen. Die Übungsleiter wurden z.b. nach guten Spartakiadeergebnissen am Jahresende ausgezeichnet, dazu gehörten Geldprämien oder andere materielle Vergütungen. Sicher steckt da eine gewisse Gefahr drin, aber dadurch, dass die Allseitigkeit eine Rolle spielte, war diese auch meist gewährleistet. Es gab ja für die Sportarten die drei Schwerpunkte: Athletik, Leichtathletik und Spezifik.

Verf.:

Sind trotzdem Verletzungen aufgetreten durch zu spezifisches Training oder zu hohe Intensitäten?

Rudolf Dannhauer:

Im Wintersport war die Anzahl der Verletzungen relativ gering. Was es gegeben hat, das waren typische Entwicklungserscheinungen, wie z.b. der Scheuermann. Wobei teilweise Athleten durch eine gute physiotherapeutische Behandlung im Leistungssport bleiben konnten.

Ich hatte einmal einen sehr guten Langläufer, der große Knieprobleme hatte. Der hat ein Jahr ein anderes Training absolviert, kaum Lauftraining, aber er ist dann auch wieder zur Spitze gekommen.

Es sind auch andere Dinge passiert. Bei uns ist einmal ein ehemaliger Klubtrainer in die unterste Förderstufe gerückt. Der hat praktisch methodische Formen des Training aus dem Hochleistungsbereich mit zehn- bis zwölfjährigen Schülern durchgeführt. Reaktivsprünge und so etwas, teilweise mit geringen Gewichten. Da sind wirklich **ernsthafte** Schäden zurückgeblieben. Der Arzt hat in einigen Fällen entschieden: Leistungssport ist nicht mehr möglich. Das waren Auswüchse. Der Trainer selbst hat das allerdings aus Unkenntnis gemacht, der hatte zwar die höchste Übungsleiterlizenz, aber war in dem Bereich zum ersten Mal tätig. Trotzdem ist das für einen Sportlehrer **nicht** ausreichend.

Verf.:

Die Förderung war dreigeteilt. Förderstufe 2 deckte den KJS-Bereich ab, mit Förderstufe 3 wurde der Seniorenbereich in den Klubs bezeichnet. Wo genau begann die Förderstufe 1?

Rudolf Dannhauer:

Die Förderstufe 1 fing mit der Sichtung in der dritten oder vierten Klasse an. Ganz Talentierte ließ man in Ausnahmefällen schon ab der zweiten Klasse ein bisschen nebenbei laufen.

Hier an der Lutherschule gab es erst in den letzten drei oder vier Jahren ein Trainingszentrum. Es war unterschiedlich. Manche gingen gleich ins TZ, andere sind im normalen Schulsport geblieben.

Verf.:

Wie groß war der Unterschied in der Trainingsintensität zwischen TZ und KJS?

Rudolf Dannhauer:

Das war **erheblich**. Es gab auch für die TZ Vorgaben, was die einzelnen Altersstufen an Umfängen zu absolvieren hatten. Unter günstigen Bedingungen wurden solche Sachen realisiert, teilweise war es einfach **Wunschdenken.** Eigentlich waren die Trainingskennziffern vom TZ über die KJS bis zu den Klubs so angelegt, dass eine kontinuierliche Belastungsentwicklung gewährleistet werden sollte, so will ich das mal ausdrücken. Wenn die Leute dort **verantwortlich** gearbeitet haben, ist das auch möglich gewesen. (...)

Verf.:

Sie sprachen vorhin die zweite Säule, den Breitensport, an. Hatten die Aktivitäten in dem Bereich nur Alibifunktion, um Vorteile für den Leistungssport zu bekommen?

Rudolf Dannhauer:

Es war schon so, dass man hier und da noch mal ein Talent sichten wollte. Im Grunde genommen war das, was z.B. in Schulen oder Betrieben gelaufen ist, aber mehr, um diesen Breitencharakter zu erhalten. Man merkte aber, dass es eine Konzentration auf bestimmte Sportarten gab. Tennis oder Tischtennis z.b. ist ja überhaupt nicht gefördert worden. In der Schule gab es zwar Schulsportgruppen für bestimmte Sportarten, oder die Sportler spielten in einem Verein, aber die Förderung war nicht annähernd so umfangreich wie bei den Medaillensportarten. Das war eben auch ein ökonomisches Problem.(...)

Verf.:

Nach dem Zusammenschluss der beiden Teile Deutschlands haben viele Funktionäre mit einem großen Medaillenregen gerechnet...

Rudolf Dannhauer:

Wir haben noch eine Zeit von der soliden Nachwuchsarbeit gelebt, aber es wird weniger. Man merkt es in Thüringen schon in diesem Jahr bei den Olympischen Spielen. Auch beim Biathlon, wo die Situation noch relativ stabil ist.

Im Prinzip wird die Leistungspyramide immer spitzer. Im Moment trainieren am Sportgymnasium Oberhof noch **relativ** viele Aktive. Von unten kommt aber immer weniger. Wenn ich mir die Thüringer Meisterschaften anschaue, die waren letzte Woche hier, merkt man, dass bei den Zehn- bis fünfzehnjährigen die Teilnehmerfelder **deutlich** zurückgegangen sind. Das hängt natürlich damit zusammen, dass die Interessenlage heute anders ist und der finanzielle Aufwand für den Einzelnen erheblich höher liegt.

Im Moment treten meist die Kinder noch in Erscheinung, deren Eltern als Übungsleiter, Aktive oder dergleichen selbst mit dem Sport zu tun hatten.(...)

Verf.:

Es hat nach dem Olympiaboykott 1984 in Los Angeles einen leichten Medaillenknick im DDR-Leistungssport gegeben. War die Förderung in den letzten Jahren schon nicht mehr so massiv?

Rudolf Dannhauer:

Man darf nicht **nur** die Anzahl der Medaillen bei den Olympischen Spielen sehen. Es kommt darauf an, wie stark die Kaderpyramide gerade ausgeprägt war. Gerade 1980 war die Basis sehr gut. Der Boykott war von der Parteispitze beschlossen, **MANFRED EWALD** wollte ja starten. Man muss sagen, dass es immer schlecht war, wenn Olympische Spiele oder auch nur einzelne Disziplinen nicht beschickt wurden. Die Stagnation war dann so groß, dass der Leistungsaufschwung nur langsam vor sich ging. Bei der Sportförderung selber hat es eigentlich keine Einschränkungen gegeben. (...)

Verf.:

Die Sportförderung war in der DDR auf einer breiten Basis angelegt. Welche Faktoren würden Sie als besonders wichtig ansehen?

Rudolf Dannhauer:

Es wurde einfach **nichts** dem Zufall überlassen. Das ganze System mit der Sichtung, der sportmedizinischen Betreuung, der Arbeit in den Klubs war sehr komplex. Die leistungssportliche Entwicklung war **allseitig** abgesichert. So global kann man das sagen.

Der vielleicht wichtigste Faktor war das System der KJS, die einen Schwerpunkt der Entwicklung im Leistungssport bildeten. Wobei die einzelnen methodischen Schritte bis zur KJS und weiter natürlich genauso wichtig waren. Heute findet man eben nicht mehr die hohe Anzahl an Kindern, um die KJS perspektivisch voll auszunutzen. Die nicht mehr vorhandenen TZ-Sichtungen könnte man über Sportlehrer und Übungsleiter abfangen, die im Schulsport tätig sind, um dort entsprechende Gruppen aufzubauen. Die Basis wäre zwar nicht mehr so breit, aber das wäre eine Möglichkeit.

Verf.:

Welche Motivationsgründe hatten die Leistungssportler in der DDR?

Rudolf Dannhauer:

In erster Linie war die persönliche, die **individuelle** Seite ausschlaggebend. Das die persönlichen mit den staatlichen Interessen in dem Moment übereingestimmt haben, ist eine **andere** Frage. In erster Linie hat der Athlet diese Leistung für sich gebracht, sonst ist so eine Motivation gar nicht möglich. Es wurde oft überspitzt dargestellt: der Sieg war be-

fohlen. Das ist **absoluter** Blödsinn. Das kommt vom Individuum. Und wenn man genau hinguckt, sind die Spitzenathleten auch welche: das sind meist **nicht** diejenigen, die immer im Gleichschritt marschieren. Zumeist sind solche Leute mal in irgendeiner Form angeeckt, sei es im positiven oder negativen Sinne.

Anlage 4: Gespräch vom 8.6.1992 und vom 8.9.1994 mit
Prof. Dr. Gottfried Stark am Institut für
angewandte Trainingswissenschaften (IAT) in
Leipzig

Anmerkungen:

Prof. Dr. Stark war Dekan an der Fakultät der Trainingsmethodik des
FKS und Inhaber des Lehrstuhls Theorie und Methodik des Trainings
technischer Sportarten am FKS. Er arbeitete seit 1963 in der Forschungsstelle der DHfK und übernahm bei deren Umbildung zum FKS die Forschungsgruppe Geräteturnen und leitete von 1977 bis 1990 den Forschungsbereich technische/akrobatische Sportarten. Dieses Gespräch
wurde vom Verfasser mit zwei weiteren Studenten einer Referatsgruppe
im Rahmen eines Spezialisierungsseminars im Bereich Sport und Gesellschaft unter Leitung von Dr. Wolfgang Buss geführt. Ein weiteres Gespräch fand statt, um Fragestellungen zu präzisieren und weitere Informationen über das FKS zu erhalten. Der Verfasser gibt die Gespräche
nicht wörtlich wieder. Nicht Relevantes oder Wiederholungen sind entsprechend gekürzt. Die Stellen, an denen längere Textpassagen herausgenommen wurden, sind mit einem (...) gekennzeichnet. Betonungen im
Text sind fett gedruckt, Namensnennungen sind durch Großbuchstaben
fett hervorgehoben.

Verf.:

Wann wurde das FKS gegründet und wie war es konzipiert?

Gottfried Stark:

Das FKS wurde 1969 aufgrund eines Leistungssportbeschlusses gegründet. Es entstand aus der Forschungsstelle der DHfK. Von dort wurden
ca. 100 Mitarbeiter ins FKS übernommen. Zu Beginn gab es am FKS fünf
Forschungsbereiche. FB 1 war zuständig für die sozialistische Erziehung.
FB 2 war die Abteilung Kinder- und Jugendsport, der später teilweise
von der DHfK übernommen wurde. Weiter war dort ein Teil der Sportmedizin, die Entwicklungsmedizin, angesiedelt. Im FB 3 waren die Ausdauersportarten zusammengefasst. Schwimmen, von der Leichtathletik
Laufen und Gehen, quasi alles, was über der 800-Meter-Distanz lag, und
Skilanglauf. Dazu kamen die Abteilungen Biochemie, Sport- und Leistungsmedizin.

Der FB 4 bestand aus den Schnellkraftsportarten Gewichtheben, Leichtathletik, Wurf-, Stoß- und Sprungdisziplinen, Zehnkampf der Leichtathletik und Skisprung. Im FB 4 waren noch die Wissenschaftsdisziplinen
Muskelphysiologie, die Biomechanik und Psychologie zugeordnet. Im
FB 5 wurden zunächst die Forschungsarbeit für drei Sportartengruppen,

für Spielsportarten wie Volleyball, Technische Sportarten - Turnen und Wasserspringen - und Zweikampfsportarten geleistet.

Die Zweikampfsportarten waren unterteilt in Boxen, Ringen, griechisch-römisch und Freistil, und Judo. Turnen war in Männer- und Frauenbereich unterteilt. Hier lag der Schwerpunkt der Forschung auf dem Männerbereich. Später kam bei den technischen Sportarten noch das Wasserspringen und der Eiskunstlauf dazu.

Im FB 5 arbeitete aufgrund der Lern- und Situationsproblematik außerdem noch die Wissenschaftsdisziplin Neurophysiologie.

Verf.:

Hatte die DHfK nach der Gründung des FKS noch wesentliche Aufgaben im Forschungssektor für den Leistungssport zu erfüllen?

Gottfried Stark:

Die DHfK erfüllte wichtige wissenschaftliche Aufgaben. Sie war aus leistungssportlicher Sicht in den Lehrbetrieb und die trainingsmethodische Forschung für den Nachwuchsleistungssport strukturiert. Zwischen diesen zwei Hauptbereichen gab es natürlich Interaktionen, z.b. im sportmedizinischen Sektor. Die Traineraus- und weiterbildung erfolgte an der DHfK. Die Trainer, das muss man sagen, wurden hervorragend ausgebildet. Durch einen Leistungssportbeschluss ausgelöst wurde die Forschung für den Hochleistungssport der Spielsportarten Fußball und Handball generell an der DHfK durchgeführt, weil sich die entsprechende Kapazität aufgrund der Traditionen erhalten hatte. Später ist deshalb Volleyball wieder der DHfK angegliedert worden. Leistungsportthemen für Kanu und Radsport wurden aus gleichen Gründen auch an der DHfK bearbeitet. Wie bereits für Volleyball angedeutet, kam es auch umgekehrt zur Verlagerung von Forschungskapazitäten; stets nach dem Gesichtspunkt der besseren personellen Kapazität und der größeren Mobilität. Zu vielen Sportarten, für die das FKS im Hochleistungsbereich forschte, wurden die wissenschaftlichen Arbeiten zum Grundlagen- und Aufbautraining von der DHfK realisiert. Die Abteilung Kinder- und Jugendsport ist deshalb wieder an die DHfK zurückgeführt worden. Außerdem wurde an der DHfK zu Problemen des ESA-Systems, also der Talentsichtung, geforscht. Circa 1972 wurde durch einen Leistungssportbeschluss diese klare Trennung angestrebt und realisiert.

Verf.:

Erfolgte im Verlauf der Entwicklung des FKS eine wesentliche Umstrukturierung?

Gottfried Stark:

Ja, und zwar kam man im Rahmen der großen Kombinatsbildungen auf die Idee, auch für die Forschung Bereiche zu schaffen. Deshalb wurden die Großbereiche Sportmedizin/Biowissenschaften, Technik/Entwicklung und Gesellschaftswissenschaften gebildet. Auch die einzelnen Forschungsbereiche der Sportartengruppen sollten zu einem Großbereich unter meiner Leitung zusammengefasst werden. Dem Großbereich 1, den Gesellschaftswissenschaften, war vorrangig die sozialistische Erziehungswissenschaft, die Psychologie und die Zeitgeschichte zugeordnet. Diesem Bereich war noch das Zentrum für Wissenschaftsinformation angegliedert, das aber weitgehend autark arbeitete. Eine Abteilung Soziologie befand sich in diesem Bereich im Aufbau.

Der Großbereich 2, Technik und Entwicklung, bestand aus den Abteilungen Mathematik, Informatik, einer Fertigungsabteilung, die in die Arbeitsgebiete Elektronik und Mechanik unterteilt war und einer Serviceabteilung zur Betreuung der am FKS entwickelten Trainings- und Prognosegeräte.

Der Großbereich 3 bestand aus den Wissenschaftsdisziplinen Sportmedizin, Neuro- und Muskelphysiologie - später unter dem Begriff Leistungsphysiologie zusammengefasst - und der Biochemie.

Die nach Sportartengruppen strukturierten Forschungsbereiche blieben bestehen.

Die technisch-akrobatischen Sportarten Turnen, Wasserspringen und Eiskunstlauf erhielten einen eigenen Forschungsbereich, die Nummer 2. Im Forschungsbereich 3 blieben die Ausdauersportarten Schwimmen, Radsport, Leichtathletik Lauf und Gehen und der Skilanglauf. Im FB 4 verblieben die Schnellkraftsportarten Leichtathletik, Sprung-, Wurf- und Stoßdisziplinen, Gewichtheben, Skispringen und die Abteilung Biomechanik, in der die Wissenschaftler für alle Gruppen zusammengefasst waren.

In FB 5 verblieben die Zweikampfsportarten Ringen, Judo, Boxen, Fechten und eine Abteilung, die sich mit grundsätzlichen Fragen des Anschlusstrainings der Kinder und Jugendlichen in den Hochleistungssektor beschäftigte.

Am FKS wurde insgesamt an etwa 20 olympischen Sportarten gearbeitet. Aspekte für die Aufnahme der Forschung am FKS waren die Medaillenträchtigkeit und die Massenwirksamkeit der Sportarten.

Verf.:

Gab es am FKS eine Abteilung, die sich mit unterstützenden Mitteln beschäftigte?

Gottfried Stark:

Ja, die Abteilung Endokrinologie war der Hauptabteilung Sportmedizin angegliedert, genauer gesagt deren Unterabteilung Biochemie. Dort arbeiteten alles in allem circa 15 Leute, Laboranten inbegriffen. Die Institutsleitung versuchte, die Dopingforschung beim SMD zu belassen. Ich habe gehört, dass das Zentrale Dopingkontrollabor in Kreischa die Forschung allein übernehmen sollte. Da das Labor aber beim IOC akkreditiert war, wollte niemand ein Risiko eingehen. Die FKS-Leitung hat die Bildung der Abteilung, meines Wissens nach, durch Weigerung mindestens vier Jahre bis circa 1976 hinausgezögert. Aber bereits nach den Olympischen Spielen 1968 haben Trainer Ewald darauf aufmerksam gemacht, dass die Amerikaner leistungsunterstützende Mittel haben. Da kam man wohl ins Überlegen. Welche Projekte in der Abteilung bearbeitet wurden, dazu kann ich nichts sagen. Projekte und Ergebnisse unterlagen strengster Geheimhaltung.

Verf.:

Welche Konsequenzen hatte ein Leistungssportbeschluss für die Forschungsarbeit am FKS?

Gottfried Stark:

Die Leistungssportbeschlüsse waren für alle Institutionen bindend. Jede wesentliche Veränderung im Sportsystem ging von diesen Beschlüssen aus. Es wurden Vierjahrespläne für Wissenschaft, Forschung und Entwicklung (ingenieurtechnische Leistungen) am FKS auf der Grundlage der Leistungssportbeschlüsse für den jeweiligen Olympiazyklus erarbeitet. Diese wurden durch Pläne der einzelnen Forschungsgruppen für Sportarten konkretisiert. Jeder Forschungsbereich hatte zusätzlich ein oder zwei sportartübergreifende Fragestellungen, die für die Entwicklung aller Sportarten Bedeutung hatten und wissenschaftlichen Vorlauf bringen sollten, zu bearbeiten.

Verf.:

Den Forschern in der DDR, speziell in Leipzig, wurde oft ein weiter Vorsprung vor der internationalen Konkurrenz bescheinigt. Können Sie uns die Entwicklung der Forschung im sportwissenschaftlichen Bereich und seine Ausprägungen, wie die interdisziplinäre Arbeit, näher erläutern?

Gottfried Stark:

Ich möchte die historische Entwicklung der sportwissenschaftlichen Forschung in der DDR in wesentlichen Zügen charakterisieren.

Es gab meines Erachtens 1969 den ersten Beschluss zur Entwicklung des Leistungssports. Ein Beschlusspunkt war, ein Forschungsinstitut für interdisziplinäre Arbeiten zu gründen als eine Fortsetzung der ehemaligen

Forschungsstelle an der DHfK, an der nur trainingsmethodische Arbeiten für den Leistungssport durchgeführt wurden.

Es waren in der Regel problemorientierte Arbeiten, mit denen man nach Fertigstellung in den Spitzenfachverbänden **hausieren** ging und fragte: *Wer braucht das aus der Praxis?* Wir haben lange Zeit gesagt, das ist **keine** effektive Arbeit, wir arbeiten eigentlich für den Schrank. Die Bibliotheken speichern die Ergebnisse ab und der Nutzen ist, sagen wir mal, mittelmäßig bis gering.

Ab 1969 standen wir vor der Frage, so weiter zu machen oder Strukturen und Arbeitsweise des Instituts anders aufzubauen: nämlich **nicht** nach Wissenschaftsdisziplinen gegliedert, sondern in komplexen Gruppen für die Leistungsentwicklung einer Sportart. Das war der Beginn einer interdisziplinären sportartspezifischen Forschung.

Es gab eine unterschiedliche Zusammensetzung der einzelnen Gruppen, die eine **interdisziplinäre** wissenschaftliche Lösung anstrebten.

Ich sage bewusst **anstrebten**, weil das nicht so einfach zu realisieren war. Denn viele Wissenschaftsdisziplinen hatten sich aus ihrer **Geschichte** und ihrer

Mutterdisziplin unterschiedlich für die leistungssportlichen Fragestellungen entwickelt, mit ihrem Methodenapparat, mit ihren ganzen Möglichkeiten und Problemstellungen.

Wenn man mehrere Wissenschaftsdisziplinen zusammenbringt und sagt, die arbeiten nun gemeinsam für eine Sportart, zeigen sich sehr bald Probleme.

Es entstand eine folgende Etappe in diesem Prozess, in der mehrere Wissenschaftsdisziplinen **für eine Sportart** und dem Ziel arbeiteten, die **Hauptentwicklungsfaktoren** wissenschaftsdisziplinspezifisch zu erarbeiten, sozusagen als eine erste Entwicklungsstufe der interdisziplinären Arbeit.

Ein Beispiel: Die Biomechaniker im Geräteturnen sollten eigentlich neue, noch nicht realisierte Bewegungstechniken bearbeiten. Mit dem damaligen Untersuchungsverfahren war das nur äußerst zeitaufwendig möglich.

Ausschließlich mit der Kinemetrie bei dem Stand von 1969 und der damaligen Auswerttechnologie hätte man, um einem Sportler neue Lösungsmöglichkeiten zu geben, **mindestens** so lange gearbeitet, bis er das selbst mit seinem Trainer durch die Versuch und Irrtum-Methode gelöst hätte.

Wir haben deshalb gesagt: *Die Biomechaniker entwickeln als erstes zwei Verfahren weiter.* Einmal die Kinemetrie und zum anderen die Dynamometrie, einsetzbar an möglichst vielen Turngeräten, weil sich die beiden Verfahren wunderbar ergänzen: Zum ersten vom wissenschaftlichen Gegenstand der Biomechanik und zum zweiten von der Darstellung der gewonnenen Daten.

Zur **gleichen** Zeit haben wir langfristig begonnen - das hatte also gar nichts mit der sportartspezifischen Hauptrichtung zu tun - die Bewegungsmodellierung für ein Individuum vorzubereiten.

Was das für Bausteine erforderte, können sie sich vorstellen, diese Entwicklung war nicht in zwei oder drei Jahren abgeschlossen.(...)

Inzwischen hat sich die Trainingsmethodik immer wieder mit Lernfragen beschäftigt, und wir haben unter der Sicht, dass die Modellierung eines Tages kommen wird, gearbeitet. Erstens haben wir uns darauf geeinigt, die wissenschaftliche Hauptrichtung im **einsichtigen Lernen** zu sehen. Weil wir meinten, dass das einsichtige Lernen die höchste Lernform ist und beim Anspruch, in neue Leistungsdimensionen vorzudringen die einzige Möglichkeit bietet, über den **Kopf** zum Körper zu kommen. Alle anderen Lernformen liegen hierarchisch darunter und dauern länger, wie die trainingspraktische und wissenschaftliche Erfahrung zeigt.(...)

In der Sportmedizin haben wir erst viel versucht: *Was ist denn für die einzelnen Sportarten wichtig?*

Es stellte sich immer mehr unter dem Hauptaspekt einer vielseitigen sportartgerichteten Ausbildung von **der Jugend an** als ein Problem heraus, ein trainierendes Kind nicht einseitig zu be- und überlasten und irgendwann durch Training gesundheitliche Nachteile zu erzeugen. Deshalb haben wir uns den Fragen der muskulären Dysbalancen zugewandt und versucht, Schwellwerte zu erkennen. Weil wir ja mit gezieltem Training zunächst **bewusst** eine Dysbalance entwickeln. Aber die Dysbalance kann einen Schwellwert erreichen, der schädlich wird. Diese Aufgabe ist bis jetzt noch von niemandem genau gelöst worden. Wir arbeiten heute noch daran.

Dies waren damals einige Aspekte, mit denen wir wissenschaftliche Arbeitsmöglichkeiten entwickelt haben, um interdisziplinär arbeiten zu können.

Ein interdisziplinäres Ergebnis neuerer Qualität haben wir mit dem Weltmeistertitel von **SILVIO KROLL** im Pferdsprung erreicht. Zunächst hatten wir ein neues Pferd - das den internationalen Maßen entsprach - entwickelt, mit dem dynamometrische Messungen in allen Stützbereichen ermöglicht wurden. Wir hatten eine Anlaufbahn konzipiert, auf der man horizontale Endgeschwindigkeit und Kräfte beim Absprung ermitteln konnte. Wir kannten durch Studien auch den Dämpfungsfaktor der einzelnen Sprungbretter. Das war die ingenieurtechnische Leistung.

Die neue Überschlagtechnik ist biomechanisch modelliert worden. Das Ergebnis war, das eine Schultervorlage notwendig ist, damit man dem gestreckten Körper das notwendige Drehmoment geben kann. Dadurch wurde ein anderthalbfacher Überschlag mit anderthalber Längsdrehung in gestreckter Körperhaltung möglich. Das war damals die sporttechnische Weltneuheit.

Trainingsmethodisch sind wir folgendermaßen vorgegangen: Der genannte Sportler war mehrmals in der Testhalle am FKS. In der ersten Begleitungsphase sollte er die Bewegungsvorstellung zur veränderten Technik entwickeln. Die erste Frage war, ob er diesen Sprung überhaupt lernen wollte. Da er die entsprechenden Leistungsvoraussetzungen hatte, und das Ziel, eine Sprungmedaille zu erringen, verfolgte, haben wir uns zusammengesetzt und mit ihm zusammen die sporttechnischen Unterschiede zum Modell analysiert und durchgesprochen.

Er hat hier in Leipzig erste Versuche mit neuem Wissen zur Ausführung gemacht und ist am selben Tag noch nach Cottbus zum Training zurückgefahren. Wir hatten inzwischen seine Versuche analysieren können und haben ihn wenige Stunden danach vom Ergebnis in Kenntnis gesetzt. Nachdem er sich damit eine Zeit lang beschäftigt hatte, kam er wieder zum Training an das Institut. Nun sind wir einzelne, für den Bewegungsablauf dominante Bewegungsparameter durchgegangen, auf die er sich im Training konzentrieren sollte.

Beim dritten Besuch am FKS hatte er die Technik erfasst, die notwendig war, um den Sprung zu realisieren.

Von da an hat es gereicht, dem Sportler und seinem Trainer eine einfache Videovorlage aufgrund der Bewegungsmodellierung mit den Körpermaßen des Sportlers mitzugeben, nach der sie nun trainieren konnten. Wir hatten ihnen die entscheidenden Kennziffern, wie z.b. die Schultervorlage, zur Lösung des Problems genannt.

Damit wollte ich Ihnen ein Beispiel geben, wie wir versucht haben, an die Basis der Problemlösung beim Sportler heranzukommen und die interdisziplinäre Arbeit von Biomechanik, Mathematik, Ingenieurtechnik, Psychologie und Trainingsmethodik gestaltet haben.(...)

Es wurde uns nachgesagt, das die DDR-Forscher Meilen voran waren. Wir waren es nicht im Bereich der Ausrüstung, aber im Bereich des direkten Nutzens für die Trainingspraxis. Wir sind fast alle selbst Leistungssportler gewesen, haben uns alle entsprechend weitergebildet und es war unser Streben, die Leistungssportpraxis mit neuen wissenschaftlichen Arbeitsweisen zu unterstützen. Es gab keinen Wissenschaftler, der nur theoretisch am Schreibtisch gearbeitet hat.

Wir waren fast alle auch gleichzeitig in den Steuerungsgremien der Sportverbände. Viele innovative Anteile der Trainingskonzeptionen sind hier am Institut **erstmalig** entstanden. Die Leistungsanalyse der Weltspitze, die permanente Analyse des Trainings, von Entwicklungsdaten, problembezogene wissenschaftliche Verallgemeinerungen und die Erarbeitung von Trainingshypothesen waren vorauszusetzende Arbeitsfelder.(...)

Verf.:

Welche Hauptarbeitsweisen sind in der Trainingsmethodik entstanden und wie lassen sie sich charakterisieren?

Gottfried Stark:

Es haben sich **drei** wichtige Arbeitsweisen herauskristallisiert, die unsere Arbeit und die Wirkung auf die Trainingspraxis bestimmt haben.

Die erste Arbeitsweise war die **Prozessinterpretation**. Sehen Sie sich mal viele Arbeiten in den alten Bundesländern an. Es werden Daten erfasst, interpretiert und dann wird gesagt: *Trainer, mach damit, was Du willst!* Prozessinterpretation ist notwendig, man braucht z.b. eine Weltstandsanalyse. Wir haben Weltstandsanalysen von jedem Hauptwettkampf gemacht. Es waren aber auch die notwendige Anzahl Menschen dazu vorhanden, das muss man ergänzend sagen. Heute geht das bei den jetzigen Personalkosten in diesem Umfang nicht mehr.

Durch die Weltstandanalysen haben wir in fast allen Sportarten mittelfristige Leistungsprognosen erarbeiten können, die eine Sicherheit von 80% bis 85 % hatten. Das ist für **Prognosen** ein hoher Wahrscheinlichkeitswert. Die Leistungsprognosen waren für den gesamten Olympiazyklus erarbeitet worden. Von jeder Analyse eines Wettkampfhöhepunkts wurden Jahr für Jahr im Olympiazyklus die Prognosen untersetzt, dadurch ist man natürlich zu einer wesentlich höheren Sicherheit gekommen. Von der Prognose ausgehend konnten wir sagen: *Dahin geht die Entwicklung der Weltspitze. Die DDR-Sportler haben einen entsprechenden Leistungsstand. Die Differenz ergibt folgende notwendige Zuwachsrate Jetzt müssen wir für die Wissenschaft und Trainingspraxis gemeinsam überlegen, wie diese Zuwachsrate durch Training erfüllt werden kann.*

Zu diesem Zweck ist alle vier Jahre eine trainingsmethodische Grundkonzeption erarbeitet worden, und dies sowohl für die Entwicklung der Spitzenkader als auch für die Entwicklung des Nachwuchses der Sportart bzw. Disziplin. Bei der gegenwärtigen Nachwuchsarbeit merke ich die großen Defizite, die gerade die alten Bundesländer auf diesem konzeptionellen Gebiet noch haben, somit auch im Durchdenken des Problems und der Führung des langfristigen Leistungsaufbaus.

Die nächste Arbeitsweise war die **prozessbegleitende** Arbeit. Dazu wurde auf der Grundlage der Vierjahreskonzeption ein Trainingsplan für ein Jahr orientiert auf den nächsten Wettkampfhöhepunkt, wie Welt- oder Europameisterschaften, erarbeitet. Planmethodisch ist rückwärts gezählt worden, indem die Abschnitte vom Höhepunkt ab nach hinten bis zum Beginn des Trainingsjahres ausgearbeitet wurden, nicht umgekehrt, weil eine Konzeption für alle Sportarten vorlag, die wir ungefähr 1968 ausgearbeitet hatten, die sogenannte "UWV", die **Unmittelbare Wettkampfvorbereitung**. Die UWV-Planung hatte als wissenschaftliche und trainingsmethodische Aufgabe nichts anderes zum Ziel, als die erreichten Teilleistungen in einer Komplexleistung zu stabilisieren, so dass man z.b. in Sportarten wie der Leichtathletik steigerungsfähig ist oder in den technisch/akrobatischen Sportarten wie Kunstturnen, Wasserspringen usw. die Leistungen, die man durch Training erreichte, im Wettkampf demonstrieren kann. (...)

Als die Radsportler sich auf die neuen Räder umgestellt haben, musste **jeder** neue Reizmuster bewältigen. Deshalb kam es im systematischen Leistungsaufbau darauf an, zuerst **allgemein** die Bereitschaft zu entwickeln. Auch an diesem Beispiel wird demonstriert:

Jeweils das, was hauptsächlich zur Leistungsentwicklung im Vordergrund stand, ist wissenschaftlich begleitet worden. Im Turnen haben wir immer zunächst die Pflichtübung wissenschaftlich betreut, damit eine sehr hohe sporttechnische Ausprägung erreicht wurde. Dies war für die Benotung sehr wichtig, mit der Pflicht bereits auf die Leistung der Mannschaft aufmerksam zu machen und auch, um günstige Platzierungen zu erreichen. Die letzten interdisziplinären Arbeiten im Turnen galten vor allem Problemkreisen des Erlernens komplizierter Flugbewegungen.

In der Bearbeitung unterstützt die dritte Arbeitsweise, die **Prozessführung**.

Wenn eine Grundmethodik für eine sportartliche Entwicklung durch die vielen Arbeiten, die ich bereits angedeutet habe, vorlag, kristallisierte sich immer klarer heraus - und immer mehr Mitarbeiter wussten Bescheid - , wie man mit einem bestimmten System der Entwicklungsmöglichkeiten Leistungen ausprägt.

Wir hatten in vielen Sportarten eine Grundmethodik - in der Belastung, in der Reihenfolge von bestimmten Trainingsinhalten, in der Lernmethodik grundsätzlicher Bewegungen usw. - und in die Vervollkommnung dieser Grundmethodik hat die Wissenschaft prozessführend eingegriffen und hat durch Beratungstraining wesentliche Aspekte mitentwickelt.

Durch diese drei Arbeitsweisen war die Nähe an der trainingspraktischen Ausbildung gewährleistet. Das war meiner Ansicht nach ein ganz großer Vorteil in der wissenschaftlichen Arbeit, weil immer eine ganze Gruppe von Menschen das Ziel hatte, eine Leistungsentwicklung zu schaffen. Die Konkurrenz untereinander war auch da, war aber nicht das **Wesentliche** und war der Leistungsentwicklung der Sportler untergeordnet.

Wenn ich heute mit einem Trainer über wissenschaftliche Ergebnisse spreche, sagt der mir **gleich**: *Was wir hier besprochen haben, bleibt aber unter uns, sonst arbeiten wir nicht mehr zusammen.*

Das ist ein bedeutender Unterschied in den Bedingungsfeldern. Deshalb werden auch die prozessbegleitenden und die prozessführenden Arbeiten andere Akzente bekommen müssen. Als Wissenschaftler muss ich mich mit einzelnen Trainern verbinden und kann das nicht mehr mit einer ganzen Mannschaft machen. Die Antwort zur Effizienz können Sie sich selbst geben. (...)

Verf.:

Sie erwähnten den Begriff der UVW. Was zog ein Leistungssportbeschluss an konkreten wissenschaftlich-trainingsmethodischen Konzepten nach sich?

Gottfried Stark:

Nach der Erläuterung des Leistungssportbeschlusses wurde auf der Sportverbandsebene ein Perspektivplan ausgearbeitet, der die Richtlinien des Beschlusses vom Politbüro auf den einzelnen Verband bzw. die Sportart auslegte.

Der nächste Schritt war die Ausarbeitung einer "Trainingsmethodischen Grundkonzeption" für die Gesamtheit des langfristigen Leistungsaufbaus, einschließlich der Etappe des Hochleistungstrainings, die ebenfalls Gültigkeit für den Olympiazyklus hatte.

Die Trainingsmethodische Grundkonzeption wurde von den Verbandstrainern, der jeweiligen Forschungsgruppe und dem wissenschaftlichen Zentrum des Verbandes erarbeitet. Ein Orientierungspunkt war die vom FKS erstellte Weltstandsanalyse. Auf dieser Basis wurden von den Verbandstrainern die "Rahmentrainingspläne" erstellt. Die RTP's für den Hochleistungssektor wurden jährlich erstellt und hatten zum Ziel, Bestleistungen bei internationalen Wettkampfhöhepunkten wie Olympische Spiele, Welt- oder Europameisterschaften zu erreichen. Wenn es für Sportarten oder Sportler erforderlich war, wurde zusätzlich ein "Individueller Trainingsplan" erarbeitet, der auch jeweils ein Jahr Gültigkeit hatte. Vor einem dieser internationalen Wettkampfhöhepunkte wurde zusätzlich ein UWV-Plan, je nach Möglichkeit, für mehrere oder nur einen Sportler ausgearbeitet. Es gab auch individuelle UWV-Pläne. Die Grundlagen der UWV-Planung sind vom FKS erarbeitet worden. Nach 1960 wurde am Institut zu dieser Thematik Forschung betrieben, weil bei den Wettkämpfen der Olympischen Spiele 1960 in Rom viele DDR-Sportler nicht das Leistungsniveau der Ausscheidungswettkämpfe erreichten. Die Planerarbeitung für den jeweiligen Wettkampf verantwortete der Verbandstrainer. Die jeweilige Forschungsgruppe und das Wissenschaftliche Zentrum des Verbands leisteten Beiträge. Durch diese Arbeitsteilung wurden Trainingserfahrungen, aktuelle sportartspezifische Forschungsergebnisse und generell gültige Trainingsprinzipien zusammengeführt und die Planung verbessert. Dieser Plan für die unmittelbare Wettkampfvorbereitung hatte eine Gültigkeit von zwei Monaten. In der Regel setzte die UWV nach den Ausscheidungs- bzw. Nominierungswettkämpfen für eine Sportart ein.

Die RTP´s und UWV-Pläne mussten von den 1968 gegründeten Arbeitskreisen des DTSB angenommen, d.h. diskutiert und bestätigt werden.

Für die Etappe des Anschlusstrainings hatten die RTP´s eine Gültigkeit von zwei Jahren. Auch für die Anschlusskader wurden ITP´s und UWV-Pläne mit derselben zeitlichen Gültigkeit wie in der Hochleistungsetappe erstellt.

Auf der Grundlage der RTP´s planten die Sportklubs ihre Vergleichswettkämpfe, die medizinischen Kontrollen, Klimalager, Höhentrainingslager usw..

Die Rahmentrainingspläne für die Etappe des Aufbautrainings waren vier Jahre gültig.

Im Grundlagentraining hatte der RTP teilweise eine Gültigkeit bis zu acht Jahren. Wenn in der Trainingmethodischen Grundkonzeption eine Erneuerung des Trainingssystems - abgeleitet aus der internationalen Leistungsentwicklung - nötig war, wurde für die Etappe des Grundlagen- und Aufbautrainings ein Korrekturplan erstellt. Für Grundlagen- und Aufbautraining wurden keine ITP´s oder UWV-Pläne angestrebt.

Als Planungsmaterial dominierten Gruppentrainingspläne.

Die Leistung- und Trainingsplanung für die Etappe des Aufbautrainings wurde 1962 begonnen, die des Hochleistungstrainings schon 1960.

Manche zentrale Vorgaben, die aus den Leistungssportbeschlüssen kamen und in die RTP´s aufgenommen werden mussten, hatten teilweise schädliche Auswirkungen. Für den Olympiazyklus 1972-1976 wurde vorgegeben - nur aus Analysen von Ausdauersportarten begründet - , die Trainingsintensität aller Sportarten fast zu verdoppeln. Das hatte zur

Folge, dass Nichtausdauersportarten falsch orientiert wurden und die Trainingsdokumentationen von vielen Trainern, durch besseres Wissen, nicht den Realitäten entsprachen.

Verf.:

Die Entwicklung von technisch hochwertigen Sportgeräten war auch ein Bestandteil der Leistungssportförderung. Wie und wo erfolgten diese Entwicklungen?

Gottfried Stark:

Es gab und gibt eine Forschungs- und Entwicklungsstelle in Berlin, die sich speziell mit der Entwicklung von leistungsfördernden Sportgeräten beschäftigt hat und heute noch beschäftigt. Bei dieser Hauptaufgabe entstanden z.b. im Radsport oder auch im Bobsport immer wieder gerätetechnische Neuheiten. An der FES hat man sich zusammengesetzt und den bisherigen Forschungsstand in der Geräteentwicklung analysiert. Man hat überlegt, wie die Geräte unter Berücksichtigung der internationalen Vorschriften noch leistungsfördernder sein könnten.

Die Umsetzungen von technischen Lösungen waren zeitaufwendig und originär. Die Techniker mussten in den internationalen Vorgaben Lücken finden und technologisch lösen. (...)

Die Techniker an der FES haben unter anderem das Fahrrad mit der vollen Scheibe entwickelt. Im Training merkte man dann, das die volle Scheibe eine spezielle Kraftstruktur benötigte. Dann folgte die Überlegung: *Welche Muskelgruppen sind beteiligt, und welche Muskelgruppen sind in der Wirkungskette schwach?*

Durch die Einheit von allgemeinem und speziellem Training sind die Defizite ausgeglichen worden. Es wurde somit nicht nur ein neues Rad gebaut. Diese Arbeitsweise war in vielen Sportarten üblich, nämlich ein leistungsförderndes Sportgerät zu entwickeln und die Bewältigungsanforderungen vorausschauend zu bestimmen. (...)

Verf.:

Können Sie uns ein Beispiel für die Zusammenarbeit zwischen den einzelnen Instituten in der Praxis geben?

Gottfried Stark:

Ab 1958 hat man z.b. ständig Erhebungen zur Leistungsfähigkeit der Schuljugend durchgeführt. Solche Erhebungen liegen von keinem alten Bundesland vor. Viele Lehrer haben nach einem exakten Konzept für Rückschlüsse auf die Grundgesamtheit getestet. Die Erhebung ist von der DHfK organisiert worden. Hier liegt der interessante Aspekt vor, dass unsere beiden Institutionen auch eine Form der Arbeitsteilung verfolgten. Die DHfK hatte sich hauptsächlich auf Forschungsvorhaben zum Kinder- und Jugendsport konzentriert. Die Mitarbeiter des FKS hatten sich hauptsächlich auf die Leistungsentwicklung der C- bis A-Kader spezialisiert. Es gab allerdings die spezielle Kinder- und Jugendabteilung im FKS, die Arbeiten zum Anschlusstraining realisierte.

Die Sektionen Sportwissenschaft einiger Universitäten bearbeiteten Forschungsschwerpunkte nach gleichem Rahmenkonzept der interdisziplinären Arbeit in einzelnen Sportarten. Die Sektion Sportwissenschaft der Friedrich-Schiller-Universität Jena hat besondere Arbeiten im Bereich Bob- und Schlittensport geleistet, Berlin war führend in der Ruderforschung. In Potsdam ist der Bereich Kanu mitbearbeitet worden, weil das Kanuzentrum des ASK Potsdam in der Nähe war. Es sind somit auch territoriale Akzente gesetzt worden. Das hat Vor- und Nachteile gehabt. Die Jenenser waren 20 Jahre lang vorrangig Bobsportforscher. Das war die andere Seite der Medaille.(...)

Verf.:

Hat die frühe Sichtung für bestimmte Sportarten im Kinder- und Jugendbereich in der Praxis nicht genau das Gegenteil von dem bewirkt, was Sie eingangs erwähnt haben? Da erfolgte ja eine sehr frühe Spezialisierung.

Gottfried Stark:

Ich will folgendes sagen. Die Frage des Kindertrainings ist, von Wissenschaftlern befürwortet und entwickelt, in **bestimmten** Bereichen in Frage gestellt worden. Auf der einen Seite war das erfolgreiche Nachwuchsentwicklungssystem: Alle Sportarten sind im Nachwuchsbereich vorangekommen, es boten sich immer wieder Nachwuchssportler mit ausbaufähigen Leistungen an. Die Kaderpyramide, die auf solche Entwicklungen aufgebaut hat, war in etwa so: aus 200 bis 300 gesichteten und 50 ausgewählten Kindern sind z.b. im Wasserspringen **maximal eins** in die Nationalmannschaft gekommen. Es gab Jahrgänge, in denen **niemand** im Spitzenleistungsbereich ankam, weil auch andere Faktoren als nur die Begabung eine Rolle spielen. Eltern sind umgezogen oder haben gesagt: Wir *machen die Einschränkungen der Ferien, der Freizeit etc. nicht mehr mit.* Es wurde zwar mit den Eltern geredet, es gab Funktionärskader, die sich speziell um solche Fragen bemüht haben. Aber wenn ein Elternteil seine Entscheidung getroffen hatte, blieb es meist dabei.

In **bestimmten** Sportarten gab es eine Zunahme der Verletzungsanfälligkeit. Gerade im Frauenturnen war es mit der Konzeption, die bis ungefähr 1980 noch einigermaßen erfolgreich war, nicht mehr möglich, den hohen Anforderungen in Form der internationalen Leistungstrends gerecht zu werden und die Ausfälle wurden größer. Wir haben ja jetzt das Ergebnis in Gesamtdeutschland. Es ist aber in einer neuen Konzeption aus diesem Haus versucht worden, in Anlehnung an internationale Erfahrungen etwas anders zu machen. Trainingsmethodisch mehr die Leistungsvoraussetzungen zu trainieren, mehr auf die koordinative Seite zu setzen und nicht schon das komplexe Wettkampfprogramm von Kindheit an zu trainieren. Die Realisierung des neuen Konzepts war 1989 gerade in den Anfängen begriffen und hat sich durch den Weggang der Mitarbeiter nicht mehr verwirklichen lassen.

In vielen leichtathletischen Disziplinen traten gerade im Fußbereich hohe verletzungsbedingte Ausfälle auf und es zeigte sich wieder eine negative Wirkung der einseitigen wissenschaftlichen Betrachtungsweise. Da wir und andere vielfach eine Gesetzmäßigkeit bewiesen hatten - durch Belastungssteigerung erfolgt Leistungssteigerung - ist das von verschiedenen Sportfunktionären aber immer ganz **hart** aufgenommen worden, und die Trainer mussten jeden Monat und jedes Jahr nachweisen, wie viel Stunden sie im Vergleich zum Vorjahr mehr trainierten, wie viel Kilometer mehr gemacht wurden, wie viel Sprünge die Sportler mehr realisiert hatten und so fort.

Dies war das Eingreifen der Sportfunktionäre in einen labilen Prozess. Was letztlich dazu führte, dass wir in unseren Forschungsgruppen keine Trainingsdokumentation mehr analysiert haben. Weil wir sagten: *Jetzt schreiben die Trainer rein, was sie sollen und nicht mehr das, was sie tatsächlich realisiert haben.*

Es gab auch, ich würde sagen, berechtigten Betrug, weil die Trainer vor Ort besser wussten, wie sie mit ihren Leuten trainieren mussten. Dieser Konflikt wurde in den letzten Jahren immer stärker. Es hing von den Menschen oder bestimmten Menschengruppen ab, was sie daraus gemacht haben.

Ein Beispiel: Während man immer von der zentrale Förderung des Sports in der ehemaligen DDR spricht, war die Auswahl und Sichtung vollständig Sache der Bezirke.

Dafür waren DTSB-Angestellte in den Bezirken verantwortlich. Sie erhielten sogenannte "Prämien" für Kader, die die Aufnahmenormen erfüllten. Nachdem sie (die Kinder, Anm. d. Verf.) über das ESA-System in die erste Förderung kamen - ein oder zwei Jahre - bekamen die Funktionäre Prämien, wenn sie Kinder in die Kinder- und Jugendsportschule durch erfüllte Aufnahmenormen delegieren konnten. Die Prämien erhielten sie natürlich nur, wenn die Kinder schon politisch konform waren **und** die Leistung stimmte. Keine Kinder- und Jugendsportschule hat meines Erachtens am Ende mit der Stasi zusammengearbeitet. Die Überprüfung fing offensichtlich schon mit den Aufnahmeempfehlungen an: *Also, **die** Eltern sind aber...* und so weiter.

Wenn aber die Auswahlkriterien nicht erfüllt waren, z.b. in der Vielseitigkeit, dann hatten die Kinder sich schon Nachteile antrainiert. Hier sehen Sie die Vor- und Nachteile von solchen zentralen Systemen.

Die Sportverbände haben immer wieder versucht, andere Inhalte einzubringen. Dann kam von den Bezirken: *Das ist zu schwer!* Weil sie wussten, dass mit den eigenen Normativen leichter die Prämien zu erhalten waren. Diesen Sachverhalt muss man auch im Wechselspiel sehen. So kann sich ein gut gedachtes System ganz schnell ins Gegenteil umkehren. Der Gerechtigkeit wegen muss man sagen, dass es Leistungszentren gab, die diesen Quatsch nicht mitgemacht haben.(...)

Zum Beispiel Cottbus beim Turnen, beim Radsport und im Boxen. Sie haben die sogenannten delegierten Kinder in den Ferien drei Wochen bei sich trainieren lassen - und natürlich das Umfeld interessant als Ferien gestaltet - und haben dann ihre Entscheidung aus Trainingsbeobachtungen und sportartgerechter Vielseitigkeit getroffen und sich nicht darauf verlassen, was die Kinder alles schon für Normenerfüllungen bescheinigt bekommen hatten. Cottbus war einer der Clubs, der immer wieder eigene Spitzenkader aus dem Nachwuchs hervorbrachte.(...)

Schädlich für die Nachwuchsentwicklung war auch die olympische Nationenwertung nach Bezirken bei der Spartakiade. Denn der Bezirk, der die meisten Nationenwertungspunkte hatte, wurde **auch noch** ausgezeichnet. Da fing die gute Spartakiadeidee an, faul zu werden, weil zunehmend mehr hochspezifisch für den aktuellen Erfolg trainiert wurde.

Die Spartakiade war eine sehr gute Sache zur Mobilisierung der Kinder und Jugendlichen für den Sport. Denn die Spartakiadebewegung fing in der Schule an. Es wurde die Schulspartakiade organisiert, dann die Kreisspartakiade, die Bezirksspartakiade und zuletzt die Gesamtspartakiade. Die Spartakiade war also eine riesige jährliche Bewegung in der sportlichen Vorbereitung und der sportlichen Leistungsbewährung.

Als aber das Politbüro die Bezirksverantwortlichen zur Rechenschaft zog, wenn sie schlechte Spartakiadeergebnisse hatten, ging natürlich das Hetzen um zahlreiche Siege los und die Forderung nach Steigerungsfähigkeit der Nachwuchssportler wurde teilweise zur Makulatur. Es ging diesen Funktionären vorrangig um die Punktwertungen, weil die Spartakiade nach derselben Punktwertung wie die olympischen Spiele gehandhabt wurde. Das war ein gefährlicher Einfluss. Die Wissenschaft hat unter diesen Bedingungen darauf reagiert, indem gesagt wurde: *Weg von der ausschließlichen sportartspezifischen Leistung in der Disziplin und weg von Übertragung der Methoden aus dem Hochleistungssport auf das Nachwuchstraining.*

Wir veränderten die Wettkampfinhalte und nahmen Leistungsvoraussetzungen in die Wettkampfprogramme auf.

Wir haben mit dazu beigetragen, das zum Wettkampfsieg nicht nur die Disziplinleistung z.b. im Turnen, sondern bestimmte Kontrollleistungen der Beweglichkeit und der Kraftvoraussetzung sowie der sporttechnischen Grundlagen mitentscheidend für die Wettkampfplatzierung waren. Damit hat der Wettkampfinhalt einen anderen Charakter für den langfristigen Leistungsaufbau bekommen.(...)

Verf.:

Von den Leistungssportlern war ja bekannt, das sie materielle oder finanzielle Vergünstigungen hatten. Wie sah die Situation bei den Wissenschaftlern aus?

Gottfried Stark:

Am FKS ist man genauso bezahlt worden wie jeder andere wissenschaftliche Mitarbeiter einer Hochschuleinrichtung auch. Es galt für alle das gleiche Vergütungsreglement, ob er nun Psychologe oder Physiologe war. Es gab lediglich bei höheren wissenschaftlichen Leistungen, die zu Sportlermedaillen geführt haben, Jahresendprämien. Wir haben im Osten kein Urlaubsgeld bekommen und auch kein dreizehntes Monatsgehalt. Die Jahresendprämie lag in der Regel bei wissenschaftlichen Leitern zwischen 1.500 bis 2.000 Mark.(...) Wenn einer meiner Assistenten die Promotion erfolgreich abschloss, hatte ich Schwierigkeiten, ihn in einer Gehaltsklasse von 1.300 Mark unterzubringen, weil das für die Leute, die das Geld geben mussten, zu hoch für einen war, der wegen abschließender Arbeiten weniger Anteile an der praktischen Umsetzung wissenschaftlicher Leistungen hatte. Bei mir haben insgesamt 17 junge Wissenschaftler promoviert. Ich habe bei einem Einzigen dieser 17 die vierte Gehaltsstufe durchsetzten können. Der Erwähnte hat dann ein Gehalt von 1.430 Mark bekommen. Ein Hochschuldozent musste habilitiert haben, sonst wäre er nicht berufen worden. Lange Jahre lag das Gehalt der Hochschuldozenten bei 1.500 Mark, erst in den achtziger Jahren ist es auf 2.000 Mark erhöht worden. Ein neuberufener Professor hat mit einem Gehalt von 2.450 Mark begonnen. Er konnte sich über eine jahrzehntelange erfolgreiche Arbeit maximal auf 4.000 Mark steigern.

Verf.:

Welche Personen bzw. Institutionen haben aus Ihrer Sicht den Leistungssport entscheidend geprägt?

Gottfried Stark:

Da ist zum einen sicher die Leistungssportkommission zu nennen, die das oberste Gremium im Hochleistungsbereich war. Die wirklich entscheidenden Personen waren allerdings **EWALD**, **ERBACH** und **HELLMANN**. Ewald wandelte das aus 1946 dem sowjetischen Sport übernommene Sportsystem ab, in dem er die Verbandsstrukturen einführte.

Das war für die Effektivität des Sports und die Zusammenarbeit zwischen Sportlern, Trainern und Wissenschaftlern ein entscheidender Schritt. Das System mit der Vormachtstellung des Staatlichen Komitees und den Betriebssportgemeinschaften war ja eine exakte Kopie des sowjetischen Sportaufbaus. Die Gründung von Sportfachverbänden war entscheidend, und zwar nicht nur für die erwähnte Zusammenarbeit, sondern auch im Hinblick auf die Bildung einer gesamtdeutschen Olympiamannschaft. Es mussten die Strukturen angeglichen werden, um sowohl internationale als auch nationale Verhandlungen führen zu können. Ewald hat diese notwendige Entwicklung mit der Gründung des DTSB forciert betrieben. Weg vom Betriebssport, hin zu ähnlichen Strukturen, wie international und im DSB üblich. Ewald baute einen Apparat auf, der für viele unliebsam war, weil eine Menge Instanzen kontrollierten, verglichen und angepasste Vorschläge unterbreiteten. Letztlich gingen alle leistungssportlichen Entscheidungen über Ewalds Tisch. Er hatte auch international große Beziehungen. Ein entscheidender Fakt für die DDR-Leistungssportentwicklung war Ewalds Durchsetzungsstrategie im Politbüro. Er hatte ein besonderes Geschick, seine Anliegen politisch zu untersetzen. So stellten sich jedenfalls uns Ergebnisse dar, die im Leistungssport gelangen und in der Wirtschaft ausblieben. Gegen den Willen von Volksbildungsministerin Frau Honecker versuchte Manfred Ewald z.b. lange, Schwimmer und Turner früher als mit zehn Jahren in die KJS aufzunehmen, damit speziell ausgebildete Trainer das Grundlagentraining realisieren konnten. Übungsleiter sind in ausbildungsintensiven Sportarten einfach überfordert.

Er lud dann die Mitglieder des Politbüros zur Besichtigung eines Hochleistungs-Schwimmtrainings ein und demonstrierte Fachkompetenz. Das machte den nötigen Eindruck.

Verf.:

Können Sie genauere Angaben über die Zusammensetzung der Leistungssportkommission machen?

Gottfried Stark:

Nicht exakt. Auf jeden Fall waren leitende Vertreter des DTSB, der GST, der Armeesportvereinigung "Vorwärts" und der Sportvereinigung des Innenministeriums "Dynamo" sowie Mitglieder der Ministerien für Gesundheit und Volksbildung in der Kommission.

Verf.:

Dort waren aber auch führende Mitglieder der DHfK und des FKS vertreten..

Gottfried Stark:

Das mag sein. Ich kann mir allerdings nicht vorstellen, dass außer den oben genannten staatlichen Gremien und dem DTSB-Präsidenten jemand ernsthaft mit zu entscheiden hatte. Die anderen Vertreter hatten meiner Meinung nach eher beratende Funktion.

Verf.:

Welche Rolle spielte der Wissenschaftliche Rat noch nach der Entstehung der LSK?

Gottfried Stark:

Der Wissenschaftliche Rat war ein ordentliches ehrenamtliches Gremium innerhalb der sportwissenschaftlichen Struktur. Es gab zwar turnusmäßige Versammlungen des Rats. Impulse, die der Rat gesetzt hat, habe ich nicht sofort parat.

Verf.:

Welche Perspektiven würden Sie für die Nachwuchsarbeit im gesamtdeutschen Sport sehen?

Gottfried Stark:

Wenn der deutsche Sport vom Nachwuchs her gesunden will, muss es - wie international üblich - wieder sportbetonte Schulen zur Vereinbarung von Schule und Training für bestimmte Sportarten geben. Wenn man das Tauberbischoffsheimer Modell im Fechten nimmt: dann ist es doch eigentlich eine hocheffektive KJS mit Sportclub und der Nutzung vieler Möglichkeiten, die es noch zur Finanzierung, der Ausstattung, der Trainer usw. gibt. Die Leichtathletik - als ein weiteres Beispiel - kann die Nachwuchsentwicklung nicht derartig lösen. Wenn die Leichtathletik in der Bundesrepublik nur ein Zentrum hätte, würde die Sportart in sich kaputt gehen. Die Leichtathletik braucht für ihre große Anzahl von Disziplinen Zentren der Nachwuchsarbeit. Vielleicht wäre ein brauchbares Modell, überregionale Nachwuchszentren für Disziplingruppen zu bilden.

Man muss jetzt, meiner Ansicht nach, eine Mischung vom Positiven der alten Systeme und von positiv wirkenden Faktoren des Systems finden und nutzen, in dem wir uns jetzt bewegen. Ein großes Defizit liegt in der Ausbildung der Trainer für den Nachwuchs. In Schweden sind fast ausschließlich akademisch ausgebildete Trainerkräfte in den Sportgymnasien tätig. Das war eine erste schwedische Konsequenz zur Entwicklung des Nachwuchssports. Ich glaube, diese Entscheidung ist richtig. In der alten Sowjetunion war der Trainer ebenso gut ausgebildet. Wenn in Russland von den 128 Kinder- und Jugendsportschulen, die heute noch nur in Weißrussland bestehen, bloß die Hälfte oder ein Viertel erhalten werden kann, sind sie uns noch lange Zeit hinsichtlich der Nachwuchs-entwicklungsbedingungen überlegen. Man muss die Entwicklung der Eigenständigkeit von Nationen realistisch einschätzen. Viele denken, die Sowjetunion bricht sowieso zusammen und dann kommt sportlich nichts mehr. Das erwachte Nationalbewusstsein wird sich zuerst im Sport mit Effizienz verwirklichen lassen. Bei den Ukrainern z.b. kommt ein großes Feld neuer Leute mit internationalen Sportambitionen. Gerade weil in diesen Ländern wieder angefangen wird, Nationalität zu pflegen, ist der Leistungssport ein zweckmäßiges, weil leicht realisierbares Mittel in diesem Konzept, am Beispiel DDR erkennbar.(...)

Anlage 5:
Aufteilung der an den KJS geförderten Sportarten (Stand: 1989)

(Becker/Helfritsch, 1993, S. 20/21)

Ort	Name	Sportarten[1]														
		LA	TU	RG	SW	KS	HB	VB	FB	RS	GR	BO	RI	J	FE	SC
Dresden	"A. Becker"	x	x		x	x			x		x				x	
Berlin	"E. Grube"	x	x		x	x	x	x		x	x	x				
Halle	"F. Engels"	x	x	x	x	x			x				x	x		
Leipzig	"E. Thälmann"	x	x		x	x				x						x
Rostock	-	x	x		x	x	x		x		x					
Potsdam	"F.L. Jahn"	x	x		x										x	
Berlin	"W. Seelenbinder"	x			x			x	x			x		x		x
Erfurt	"F. Noack"	x			x				x	x						
Frankfurt/O.	"F. Lesch"								x	x	x	x	x	x		x
Magdeburg	"G. Steinig"	x			x		x		x							
Chemnitz	"E. Wollner"	x	x		x				x	x	x					
Leipzig	"R. Friedrich"		x	x			x	x	x				x	x	x	
Jena	"W. John"	x	x						x	x		x	x		x	
Berlin	"H. Rau"		x				x			x					x	
Berlin	"F. Gesche"								x							
Schwerin	"H. Matern"	x						x				x				
Oberhof	"L. Karr"										x		x			
Cottbus	"W. Kosmror"	x	x													
Neubrandenburg	"W. Pieck"	x														
Chemnitz	Eislauf															
Oberwiesenthal	"S. Jäha"															
Klingenthal	"F. Dzierzynski"															
Luckenwalde	-				x								x			
Altenberg	"R. Sorge"												x			
Zella-Mehlis	"F. Harras"												x			x
	insgesamt	14	11	2	11	5	5	4	11	8	5	7	7	3	5	6

224

		Sportarten (2)										Zahl	Schülerzahl
Ort	Name	BO	KA	SE	EK	ES	SL	SS	BI	EH	RO		
Dresden	"A. Becker"	x	x		x	x						11	735
Berlin	"E. Grube"				x	x						11	714
Halle	"F. Engels"	x										9	690
Leipzig	"E. Thälmann"	x	x									8	650
Rostock	-	x	x	x								10	638
Potsdam	"F.L. Jahn"	x	x									6	592
Berlin	"W. Seelenbinder"											7	586
Erfurt	"F. Koeck"				x	x						8	510
Frankfurt/O.	"F. Lesch"											7	687
Magdeburg	"G. Steinig"	x	x									6	654
Chemnitz	"E. Vallner"											8	655
Leipzig	"R. Friedrich"											8	451
Jena	"W. John"											7	451
Berlin	"H. Rau"				x	x				x		7	443
Berlin	"P. Gesche"	x	x	x								4	321
Schwerin	"H. Matern"			x								4	317
Oberhof	"K. Marx"						x	x	x		x	4	304
Cottbus	"W. Komarow"											4	286
Neubrandenburg	"W. Pieck"		x									2	162
Chemnitz	Eisleuf				x	x						2	156
Oberwiesenthal	"S. Jähn"						x	x			x	3	149
Klingenthal	"F. Dzierzynski"						x	x				2	135
Luckenwalde	-											2	124
Altenberg	"R. Sorge"								x		x	2	111
Zella-Mehlis	"F. Barras"											2	102
	insgesamt	7	7	3	5	5	3	3	2	1	3		10053

Legende:

LA - Leichtathletik
TU - Turnen
RG - Rhythmische Gymnastik
SW - Schwimmen
WS - Wasserspringen
HB - Handball
VB - Volleyball
FB - Fußball
RS - Radsport
GH - Gewichtheben
BO - Boxen
RI - Ringen

J - Judo
FE - Fechten
SC - Schießen
RU - Rudern
KA - Kanu
SE - Segeln
EK - Eiskunstlauf
ES - Eisschnellauf
SL - Skilanglauf
SS - Skispringen
BI - Biathlon
EH - Eishockey
RO - Rodeln

Anlage 6: Auszüge aus Planvorgaben des DTSB

Institut für Angewandte Trainingswissenschaft e.V.　　　　　　　Leipzig, 10.02.1993
Fachgruppe Trainingswissenschaft
Prof. Stark

Auszüge aus Planvorgaben des DTSB, Abt. Sportmethodik, Sektor "Technische Sportarten"

1.　Einordnung der Rahmentrainingspläne (RTP) in die Gesamtplanung der Sportverbände

- Grundlage für RTP:　Perspektivplan des Sportverbandes für den Olympiazyklus
  v.: Generalsekretär des Sportverbandes

  Trainingsmethodische Grundkonzeption für den Olympiazyklus
  v.: Vorsitzender des Trainerrates - meist VT

- Laufzeit der RTP:　Hochleistungstraining (HLT): 1 Jahr
  v.: VT

  Anschlußtraining (ANT): 1-2 Jahre
  v.: VT Nachwuchs

  Aufbautraining (AT): 4 Jahre
  v.: VT Nachwuchs (ein Jahr versetzt zum Olympiazyklus nach Bestätigung des Perspektivplans)

  Grundlagentraining (GT): 6-8 Jahre
  v.: VT - GT (ein bis zwei Jahre versetzt zum Olympiazyklus)

- Die RTP HLT und ANT waren Grundlage für die individuellen Pläne und die UWV-Pläne (Pläne der unmittelbaren Wettkampfvorbereitung auf den internationalen Wettkampfhöhepunkt)
- Die RTP AT und GT waren Grundlage für die Gruppentrainingspläne der SC und Trainingszentren

2.　Gliederungen für RTP

2.1.　RTP-Gliederung (HLT) Stand 1979/80

1.　Charakteristik der Ausgangssituation
1.1.　Einschätzung der Leistungsentwicklung
1.2.　Schlußfolgerungen aus der Analyse der Periodenzyklen

2.　Zielstellungen
2.1.　Prognose der Leistungsentwicklung
2.2.　Leistungsziele des Verbandes und der Sportclubs

3.　Kaderkreise und Nominierungsprinzipien
3.1.　Nominierungsmodus und Nominierungsnormen
3.1.1.　Spezielle Nominierungsanforderungen für die KK I und II

4.　Periodisierung, Wettkampf- und Lehrgangsplanung des Jahres
4.1.　Periodisierung
4.2.　Wettkampfplanung
4.3.　Lehrgangsplanung
4.4.　KLD-Termine

226

2.2.　RTP-Gliederung (AT) 1989-1993

---

1)　An dieser Stelle waren die von der Abt. Kultur des DTSB erarbeiteten zentralen Aufgaben der ideologischen Erziehung und Bildung aufgeführt.

www.ingramcontent.com/pod-product-compliance
Lightning Source LLC
Chambersburg PA
CBHW021942220326
41599CB00013BA/1492